国家卫生健康委员会"十四五"规划教材

广东广西海南中等卫生职业教育规划教材

供药学类专业用

# 药物分析技术

主　审　蔡自由　张　力

主　编　黄国稠　李婷菲

副主编　李敏红　万爱萍

编　者　（以姓氏笔画为序）

U0391071

万爱萍　珠海市卫生学校

李敏红　广州市医药职业学校

李婷菲　广东省食品药品职业技术学校

杨　周　广东省湛江卫生学校

邹穗峰　河源市卫生学校

黄进元　汕头市卫生学校

黄国稠　广州市医药职业学校

蔡　欧　广东省潮州卫生学校

廖华丽　广东省食品药品职业技术学校

人民卫生出版社

·北　京·

图书在版编目（CIP）数据

药物分析技术 / 黄国稠,李婷菲主编 . — 北京：
人民卫生出版社,2024.1
ISBN 978-7-117-35825-5

Ⅰ. ①药…　Ⅱ. ①黄…②李…　Ⅲ. ①药物分析 – 医
学院校 – 教材　Ⅳ. ①R917

中国国家版本馆 CIP 数据核字（2024）第 018616 号

| 人卫智网 | www.ipmph.com | 医学教育、学术、考试、健康， |
| | | 购书智慧智能综合服务平台 |
| 人卫官网 | www.pmph.com | 人卫官方资讯发布平台 |

药物分析技术
Yaowu Fenxi Jishu

主　　编：黄国稠　李婷菲
出版发行：人民卫生出版社（中继线 010-59780011）
地　　址：北京市朝阳区潘家园南里 19 号
邮　　编：100021
E - mail：pmph @ pmph.com
购书热线：010-59787592　010-59787584　010-65264830
印　　刷：北京铭成印刷有限公司
经　　销：新华书店
开　　本：850 × 1168　1/16　印张：22
字　　数：455 千字
版　　次：2024 年 1 月第 1 版
印　　次：2024 年 2 月第 1 次印刷
标准书号：ISBN 978-7-117-35825-5
定　　价：72.00 元
打击盗版举报电话：010-59787491　E-mail：WQ @ pmph.com
质量问题联系电话：010-59787234　E-mail：zhiliang @ pmph.com
数字融合服务电话：4001118166　E-mail：zengzhi @ pmph.com

# 前　言

　　《药物分析技术》是广东广西海南中等卫生职业教育药学类专业区域规划教材之一，本教材"以促进就业和适应产业发展需求为导向，以能力为本位"作为设计的核心理念，教材内容以"适用、实用、够用"为原则。教材设计时，充分考虑学情、学校软硬件设施设备、试剂的采购及使用、环境保护、产教融合、校企合作、中高衔接教育、课程思政等因素。采用理实一体化教学法，促进课堂的有效实施，提高学生分析和解决问题的能力。

　　本教材在编写上，注重内容的知识性、实用性和基础性，提高学生对岗位的认知，深化实践技能训练。教材内容设四个模块共十五个项目，模块一包括项目一和项目二，着重介绍药物分析技术的基础知识，加深学生对课程的性质、任务、药品质量标准等的理解；模块二包括项目三至项目七，深入介绍药物的性状、鉴别、杂质检查、制剂常规检查和含量测定，内容具有知识性和基础性的特点，增强学生的药品质量观；模块三包括项目八至项目十三，深化学生对药物分析技术知识与技能的应用，该模块涵盖了原料药、片剂、溶液剂、注射剂、胶囊剂、颗粒剂等药品的分析检验，为树立完整药品质量观打下良好的基础；模块四包括项目十四和项目十五，为拓展学习部分。各项目学习目标明确，内容紧扣现行药品质量标准，遵循药品检验工作的规则和流程，学做教结合。此外，还设计有情景导入、知识链接、课堂活动、例题、知识小结、目标检测等，拓宽药品质量检验的相关知识，调动学生的参与性，帮助学生对所学内容进行归纳、总结，查漏补缺。此外，教材在模块一和模块二附有相应的实训内容，重点加强和提高学生单项技能的训练，模块三是在前期获得相应技能基础上加以整合应用提升学生对知识和技能的综合应用能力，做到理论和实践的结合与统一。

　　本教材由黄国稠和李婷菲担任主编，参加教材编写的老师具体分工如下（按章节先后顺序排列）：黄国稠负责编写项目一和项目七，黄进元负责编写项目二，李婷菲负责编写项目三、项目十和项目十二，廖华丽负责编写项目四，万爱萍负责编写项目五和项目六，邹穗峰负责编写项目八，蔡欧负责编写项目九，杨周负责编写项目十一，李敏红负责编写项目十三、项目十四和项目十五。

　　本教材在编写过程中，得到了广东省食品药品职业学院蔡自由教授、广州白云山敬修堂药业股份有限公司的张力和李晓蓉、广州市药品检验所栗建明等专家给予的大力支持和帮助,广州市医药职业学校骆东、刘志莹老师给予编写建议,在此表示感谢!

鉴于编者水平所限,教材难免存在不当和疏漏之处,恳请广大师生和读者批评指正。

黄国稠

2023 年 12 月

# 目 录

模 块 一

# 基础知识部分

# 项目一
# 药物分析技术概况

项目一
课件

## 学习目标

**知识目标**

1. 掌握药物分析技术的概念、性质及任务。
2. 熟悉药品检验工作的依据和基本程序。
3. 了解药品检验的类型、药品检验工作岗位。

**技能目标**

1. 熟练掌握药物分析技术基本操作技能。
2. 能正确计算取样量。
3. 能正确填写检验记录和检验报告。

**素质目标**

1. 培养药品质量对用药安全和有效的重要性意识。
2. 培养科学规范的药品质量检验意识。

## 情景导入

《中华人民共和国药品管理法》第三十三条规定:"药品上市许可持有人应当建立药品上市放行规程,对药品生产企业出厂放行的药品进行审核,经质量受权人签字后方可放行。不符合国家药品标准的,不得放行。"第四十七条规定:"药品生产企业应当对药品进行质量检验。不符合国家药品标准的,不得出厂。"第五十六条规定:"药品经营企业购进药品,应当建立并执行进货检查验收制度,验明药品合格证明和其他标识;不符合规定要求的,不得购进和销售。"

药品是特殊的商品。药品的质量关系到无数患者的健康和生命安全,也关系到药品生产企业的生存与发展。药品的质量是在生产过程中形成的。从原辅料的进厂到生产各工序的质量控制,直至产品的出厂把关都贯穿着质量检验工作的实施。质量检验工作只有达到了科学性、公正性、准确性、权威性,才能有效地保障公众用药的安全和合法权益,保护和促进公众健康。药品生产企业承担着保证药品质量的首要责任,因此,企业的质检工作应严格执行药品质量标准,制定出可靠的检验操作规程、科学的抽样程序,做好标准物质的管理,配备检验工作必需的仪器设施、训练有素的质检人员,对质检工作实行规范化管理,强化质量管理意识。

# 任务一  药物分析技术的性质和任务

## 一、药物分析技术的性质

药物是指预防、治疗、诊断疾病,有目的地调节人体生理机能的物质。药品通常是指由药物经一定的处方和工艺制备而成的制剂产品,是可供临床使用的商品。药物的内涵通常要比药品更广泛。《中华人民共和国药品管理法》规定,药品是指用于预防、治疗、诊断人的疾病,有目的地调节人的生理机能并规定有适应证或者功能主治、用法和用量的物质,包括中药、化学药和生物制品等。药品作为特殊商品只有合格品或不合格品,只有符合法定质量标准的合格药品才能保证疗效,否则,疗效不能得到保证。不合格药品低于规定的药品质量标准要求,可能降低甚至失去药品的作用,不得使用。药品的质量优劣,既直接影响预防与治疗的效果,又密切关系到人民的健康和生命安全。因此,药品必须有严格的质量标准和科学合理的分析测定方法。同时对药品的研制、生产、储存、经营、使用和监管等环节实行全程的质量跟踪与管理,及时解决药品生产过程中的质量问题,加强监督管理,才能保障人体用药的安全、有效和合理。

药品的质量要求,首先考虑药品本身的安全性和有效性。药品的安全性是指保证药品充分发挥作用,对人体起到保护或改善作用,而又减少损伤和不良影响的因素。药品的有效性是发挥治疗效果的必要条件,疗效不确切或无效,即失去其作为药品的基本条件。

药物分析技术是利用药物的物理、化学或物理化学性质,研究检测药物的性状,鉴定药物的真伪,检查药物的杂质限量和测定药物组分含量的一门方法和技术。

## 二、药物分析技术的任务

药物分析技术研究的对象是药物,主要包括:

（1）化学结构已经明确的天然药物。

（2）合成药物及其制剂。

（3）合成药物的原料、中间体、副产品。

（4）各种制剂的赋形剂和附加剂。

（5）药物的降解产物和体内代谢产物等。

药物分析技术主要任务是根据药品质量标准的规定及药品生产质量管理规范的有关规定，采用各种有效分析方法，对药品进行严格的分析检验，从各个环节上全面地保证、控制与研究药品质量，保证药品的质量稳定与可控，保障药品使用的安全、有效和合理。从药学研究的全局来看，在新药的研制、药品的生产质量控制和生产工艺的改进、药品稳定性的考察，以及在研究药物的吸收、分布、代谢和排泄过程中，在研究药物的作用特性和作用机制时，都会对药物分析提出各种各样的任务和要求，也都需要药物分析工作者的密切协作和配合。从方法学的角度看，不断改进和提高药物分析技术，创立新的药物分析方法，以满足生产和科研的需求。

药物分析技术旨在培养学生强烈的药品质量观念，使其掌握药物分析技术的方法和技能，胜任药物分析检验工作，保证人民用药的安全、有效和合理。

# 任务二　药品检验岗位认知

药品与人的生命和健康密切相关，药品质量的好坏、是否合理使用，都将直接影响到人的生命和健康。药品从原料、辅料的进厂和生产各工序的质量控制到出厂，贯穿了质量检验工作的实施。

质量检验是药品在开发研究、生产、经营、贮存、使用和监督过程中必不可少的重要环节，是保证药品质量的重要手段。加强质量检验工作，进行严格的质量把关，是保障人民用药安全、有效的必要途径。

## 一、药品质量监督检验

药品质量监督检验是国家药品检验机构按照药品标准，对需要进行质量监督的药品进行抽样、检查和验证并发出质量检验报告的药物分析活动，是药品质量监督的重要组成部分。药品质量监督检验根据其目的和处理方法不同，可分为抽查检验、委托检验、注册检验、进口药品检验、国家检定、复验等类型（表 1-1）。出厂检验系药品生产企业对放行出厂的产品按企业药品质量标准进行的质量检验，不属于药品质量监督检验。

表 1-1　药品质量监督检验的类型

| 类型 | 定义 |
| --- | --- |
| 抽查检验 | 国家依法对生产、经营和使用的药品按照国家药品质量标准进行抽查检验，分为评价抽查和监督抽查 |

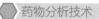

续表

| 类型 | 定义 |
|---|---|
| 委托检验 | 行政、司法等部门涉案样品的送检,或药品生产企业、经营企业和医疗机构因不具备检验技术和检验条件,可委托具有相应检验能力并通过实验室资质认定的检验机构进行检验 |
| 注册检验 | 包括样品检验和药品标准复核。药品注册检验由中国食品药品检定研究院或省、自治区、直辖市药品检验所承担 |
| 进口药品检验 | 按照《药品进口管理办法》及相关规定,对法律规定必须检验的进口药品品种进行检验;国家设立口岸药品检验所,由口岸药品检验所检验。检验合格的,发放药品通关单,由海关放行 |
| 国家检定 | 又称指定检验,是由国家法律或药品监督管理部门规定的某些药品,如首次在中国销售的药品和药品监督管理部门规定的生物制品等,在销售或进口前必须经过药品监督管理部门指定的药品检验机构检验,合格的才准予销售或进口 |
| 复验 | 是指药品被抽检者对药品检验机构的检验结果有异议而向药品检验机构提出要求复核的检验。复验是公正判定、裁决有质量争议的药品,保护当事人正当权益的举措,也是法制监管的重要组成部分。如中国食品药品检定研究院对有异议的药品进行的再次抽验 |

## 二、药品检验工作岗位

药品检验工作岗位及工作内容见表 1-2。

表 1-2　药品检验工作岗位及工作内容

| 岗位 | 工作内容 |
|---|---|
| 1. 取样员 | 收到仓库的请验单后,按照"取样标准操作程序"取好样品,交给分样员,填写取样指令 |
| 2. 分样员 | 核对样品、请验单,填写成品检验台账。<br>编制检验单号,并分别填写在成品检验台账和请验单上;准备检验规程、空白检验记录、空白检验报告;将样品、检验规程、空白检验记录、空白检验报告、请验单发给检验员。<br>当检验合格后,将剩余样品交留样员。<br>最后完成所有工作任务时,分样员将检验记录和检验报告装订,存档 |
| 3. 检验员 | 收到样品和文件后依据检验规程进行检测,检验完毕,将剩余样品、检验规程、检验记录、报告书、请验单交复核员 |

续表

| 岗位 | 工作内容 |
|------|----------|
| 4. 复核员 | 对检验记录进行核对,核对无误后在复核栏内签字或盖章,并注明日期,以示对测试数据负责,然后交给上一级领导审核签字,最后将剩余样品、检验规程、检验记录、报告书、请验单交分样员 |
| 5. 留样员 | 根据"样品留样制度"将剩余样品放入样品柜中保存,填写留样记录 |

# 任务三　药品检验工作的依据和程序

## 一、药品检验工作的依据

国内生产的药品进行常规检验时,以《中国药典》(2020 年版)和药品标准为依据。生产企业为了保证产品质量,提高产品的竞争力,往往以自订内控质量标准为依据。新药临床试验期间以临床研究用药品质量标准为依据。医疗单位自制的制剂按药品监督管理部门批准的质量标准进行检验。进出口药品应由口岸药品检验所按有关质量标准或合同规定进行检验。

## 二、药品检验工作的程序

药品检验工作是药品质量控制的重要组成部分,其检验程序一般分为取样、性状观测、鉴别、检查和含量测定,并完成检验记录和检验报告书。

1. **取样**　分析任何药品都要从取样开始。要从大量的样品中取出能代表样本整体质量的少量样品进行分析,必须按照国家药品检验操作标准中有关取样的规定进行操作,要考虑取样的科学性、真实性、代表性,并填写药品检验卡。

（1）基本原则:均匀、合理。

（2）特殊装置:如固体原料药用取样探子取样。

（3）取样量:设样品总件数为 $x$,当 $x \leqslant 3$ 时,每件取样;当 $3 < x \leqslant 300$ 时,按 $\sqrt{x}+1$ 随机取样;当 $x > 300$ 时,按 $\sqrt{x}/2+1$ 随机取样。

例题 1-1:某药厂生产企业 I 生产同一批的药品 256 件,按取样要求应随机抽取多少件样品进行检验?

解:由于样品总件数 $x$ 为 256 件,当 $3 < x \leqslant 300$ 时,应按 $\sqrt{x}+1$ 随机取样;

$$\sqrt{x}+1=\sqrt{256}+1=17$$

答:应随机抽取 17 件样品进行检验。

例题 1-2:某药厂生产企业Ⅱ生产同一批的药品 576 件,按取样要求应随机抽取多少件药品进行检验?

解:由于样品总件数 $x$ 为 576 件,当 $x>300$ 时,应按 $\sqrt{x}/2+1$ 随机取样;

$$\sqrt{x}/2+1=\sqrt{576}/2+1=13$$

答:应随机抽取 13 件样品进行检验。

2. **性状观测**  根据药品质量标准中有关性状的规定,性状项下记载药品的外观、臭、味、溶解度以及物理常数等。外观性状是对药品的色泽和外表感观的规定,其中臭与味指药品本身所固有的,可供制剂开发时参考。溶解度是药品的一种物理性质。物理常数包括相对密度、馏程、熔点、凝点、比旋度、折光率、黏度、吸收系数、碘值、皂化值和酸值等;其测定结果不仅对药品具有鉴别意义,也可反映药品的纯度,是评价药品质量的主要指标之一。

3. **鉴别**  药品质量标准中鉴别项下规定的试验方法,系根据反映该药品某些物理、化学或生物学等特性所进行的药物鉴别试验,不完全代表对该药品化学结构的确证。应逐项检验,结合性状观测结果对药品的真伪作出结论;采用一组(两个或几个)试验项目全面评价一个药物。

4. **检查**  供试品的性状观测和鉴别结果符合规定后,根据药品质量标准中检查项下规定的检查项目,逐项地进行检查,并作出结论。检查项下的内容包括反映药品的安全性与有效性的试验方法和限度、均一性与纯度等制剂工艺要求。对于规定中的各种杂质检查项目,系指该药品在按既定工艺进行生产和正常贮藏过程中可能含有或产生并需要控制的杂质(如残留溶剂、有关物质等);改变生产工艺时需另考虑增修订有关项目。纯度要求即药物的杂质检查,亦称限度检查、纯度检查。

5. **含量测定**  供试品通过性状观测、鉴别、检查符合规定后,根据药品质量标准中规定的含量测定方法,测定原料药及制剂中有效成分的含量。判断一个药物的质量是否符合要求,必须全面考虑鉴别、检查与含量测定三者的检验结果。含量测定项下规定的试验方法,一般可采用化学、仪器或生物测定方法。本书只讲授化学测定法和常用仪器分析测定法。

6. **填写检验报告书**  根据上述检验结果,按照药品检验报告书的规定逐项填写,详细列出检验项目、检验数据、标准规定和项目结论,并对供试品质量作出明确的技术鉴定结论。必须有检验人员、复核人员及部门负责人签名或盖章,必要时由检验单位盖章。其具体要求如下。

(1)检验原始记录:检验人员在检验过程中必须做好原始记录,因为检验记录是出具检验报告的依据。检验记录必须真实、完整、清晰。应及时填写检验记录,严禁事后补记或转抄,检验记录不得任意涂改。检验记录应保存至药品有效期后 1 年。检验记录应符合以下要求：

　　1）供试品情况（名称、批号、生产日期、有效期、规格、数量、来源、外观、包装等）。

　　2）日期（取样、检验、报告等）。

　　3）检验情况（依据、项目、操作步骤、数据、计算结果、结论等）。

　　4）无涂改，若需改正，只可画线，重写后要签名。

修改方式：画两条细斜线，在右上角写正确数字，并签名和写上日期。

例1：$8.1758-7.2563=0.919\cancel{6}^{5}$

例2：$0.10\cancel{17}^{8}$

| 张山 |
| --- |
| 2022.3.12 |

| 张山 |
| --- |
| 2022.3.12 |

例3：消耗 $21.5\cancel{6}^{12}$ ml

| 张山 |
| --- |
| 2022.3.12 |

　　5）记录完成后，需复核。检验人员和复核人员签名。

　　（2）检验报告书：检验报告是对药品质量作出的技术鉴定，是具有法律效力的技术文件，要求依据准确、数据完整、结论明确、文字简洁、书写清晰、格式规范。必须有检验人员、复核人员及部门负责人签名或盖章，必要时由检验单位盖章。复核人和审核人均应在原始记录或检验报告书上签字，并对复核和审核结果负全部责任。

　　除无操作步骤外，其他内容同原始记录，如表1-3所示。

表1-3　维生素C注射液药品检验报告示例

品名：维生素C注射液　　　　　　　　　　　　　　　　　　　　　编号：2022010004

| 规　　　格 | 2ml：0.1g | 批　　　量 | 100万支 | 抽样日期 | 2022年01月04日 |
|---|---|---|---|---|---|
| 批　　　号 | A4050018 | 检品数量 | 20盒 | 报告日期 | 2022年01月23日 |
| 来　　　源 | ×××车间 | 检验项目 | 全检 | 检验依据 | 《中国药典》（2020年版）二部1482页 |

| 检验项目 | 标准规定 | | 检验结果 |
|---|---|---|---|
| 性状 | 本品为无色或微黄色的澄明液体。 | | 符合规定 |
| 鉴别 | 鉴别1：应呈正反应。 | | 呈正反应 |
| | 鉴别2：供试品溶液所显主斑点的颜色和位置应与对照品溶液的主斑点相同。 | | 与对照品色谱图一致 |
| 检查 | 溶液的颜色：吸光度不得过0.06。 | | 0.004 |
| | pH：应为5.0~7.0。 | | 6.0 |
| | 草酸：供试品溶液产生的浑浊不得浓于对照溶液（0.3%）。 | | 符合规定 |

续表

| 项目 | 内容 | 结果 |
|---|---|---|
| | 细菌内毒素：每1mg维生素C中含内毒素量应小于0.020EU。 | 符合规定 |
| | 装量：每支装量均不得少于其标示装量。 | 符合规定 |
| | 可见异物检查：应符合规定。 | 符合规定 |
| 含量测定 | 本品含维生素C应为标示量的93.0%～107.0% | 98.7% |
| 结论 | 本品按《中国药典》(2020年版)二部标准检验上述项目，结果符合规定 | |

审核员：×××　　　复核者：×××　　　检验者：×××

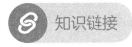 知识链接

## 有关样品和取样的规定

中华人民共和国专业标准 ZBC10001~10007—89《药品检验操作通则》中有关药品和取样的规定如下：

1. 取样系指从一批产品中，按取样规则抽取一定数量具有代表性的样品；样品系指为了检验药品的质量，从整批产品中采取足够检验用量的部分。

2. 药品生产所抽取的样品，应包括进厂原料、中间体(半成品)及成品。

3. 取样量　按批取样。设批总件数(桶、袋、箱)为 $x$，当 $x \leqslant 3$ 时逐件取样；当 $x \leqslant 300$ 时按 $\sqrt{x}+1$ 取样量随机取样；当 $x > 300$ 时按 $\sqrt{x}/2+1$ 取样量随机取样。取样要有代表性(全批取样、分部位取样)，一次取得的样品最少可供3次化验用量。(注意：取样件数应以整数计算)

4. 取样时应先检查品名、批号、数量及包装情况等，确认无误后方可取样。取样用容器应清洁、干燥，在使用或贮藏过程中能防止受潮和异物混入。

5. 取样时必须填写取样记录，内容应包括品名、规格、批号、数量、来源、编号、检验日期，必要的取样说明和取样人签名等。每件取样容器和被取样包装上都应贴有取样标志。

6. 样品处理　一般样品不经制备，等量混合后直接用于检验。

7. 样品保管　凡检验后的样品，必须按规定要求按批留样。每批药品的留样数量，至少应能满足两次全检量。留样应贴好标签，写清品名、批号、日期、留样人等，并根据药品性质特点，分别在不同贮存条件下保存。一般药品留样保存期限至少为1年，有"失效期"或有"厂负责期"的药品保存至失效期或"厂负责期"为止。

## 知 识 小 结

| 药物分析技术的性质和任务 | 药物分析技术的性质 | 药品作为特殊商品只有合格品或不合格品。<br>药品的质量要求,首先考虑药品本身的安全性和有效性。<br>药物分析技术是利用药物的物理、化学或物理化学性质,研究检测药物的性状,鉴定药物的真伪,检查药物的杂质限量和测定药物组分含量的一门方法和技术 |
|---|---|---|
| | 药物分析技术的任务 | 全面地保证、控制与研究药品质量,保证药品的质量稳定与可控,保障药品使用的安全、有效和合理 |
| 药品检验岗位认知 | 药品检验的类型 | 药品检验的类型可分为抽查检验、委托检验、注册检验、进口药品检验、国家检定、复验等类型 |
| | 药品检验工作岗位 | 药品检验工作岗位包括取样员、分样员、检验员、复核员、留样员 |
| 药品检验工作的依据和程序 | 药品检验工作的依据 | 药品检验工作的依据是《中国药典》(2020年版)和药品标准 |
| | 药品检验工作的程序 | 药品检验工作的程序一般分为取样、性状观测、鉴别、检查和含量测定,并完成检验记录和检验报告书 |

## 目 标 检 测

**一、填空题**

1. 药物分析技术是利用药物的物理、化学或物理化学性质,研究检测药物的_____,鉴定药物的_____,检查药物的_____和测定药物_____的一门方法和技术。

2. 药品检验工作是药品质量控制的重要组成部分,其检验程序一般分为_____、_____、_____、_____和_____,并完成检验记录和检验报告书。

3. 药品质量监督检验可分为_____检验、_____检验、_____检验、_____检验、国家检定、复验等类型。

**二、单项选择题**

1. 药物分析学科研究的目的是(    )

    A. 提高药物分析学科的研究水平    B. 提高药物的经济效益

    C. 保证药物的绝对纯净    D. 保证用药的安全、有效与合理

2. 药物分析技术的根本目的是(    )

A. 保证药品的安全有效    B. 保证用药的合理有效

C. 保证检验方法的适用性    D. 保证药物的稳定性

3. 药物分析技术研究的对象是（ ）

  A. 辅料         B. 原料

  C. 药品包装材料      D. 药物

4. 药品质量检验的内容一般包括性状观测、（ ）、检查和含量测定等项目

  A. 前处理   B. 鉴别   C. 定量   D. 预处理

5. 国家依法对生产、经营和使用的药品按照国家药品质量标准进行的检验属于（ ）

  A. 委托检验       B. 抽查检验

  C. 复验         D. 注册检验

6. 药品检验工作岗位有取样员、分样员、检验员、（ ）、留样员

  A. 复核员   B. 审核员   C. 核对员   D. 校对员

7. 核对样品、请验单，填写成品检验台账，编制检验单号为哪个岗位的工作（ ）

  A. 取样员   B. 分样员   C. 检验员   D. 留样员

8. 从大量样品中取少量样品进行分析，要求取样的基本原则是（ ）

  A. 真实、合理      B. 均匀、合理

  C. 科学、均匀      D. 科学、真实

9. 取样系指从一批产品中，按取样规则抽取一定数量具有（ ）的样品

  A. 代表性   B. 完整性   C. 客观性   D. 具体性

10. 反映药品的安全性与有效性的试验方法和限度、均一性与纯度等制剂工艺要求，属于药品检验程序的哪项工作（ ）

  A. 性状观测      B. 检查

  C. 鉴别       D. 含量测定

## 三、多项选择题

1. 对药品的质量要求，首先要考虑药品本身的（ ）

  A. 代表性    B. 科学性     C. 稳定性

  D. 安全性    E. 有效性

2. 属于药物分析技术研究的对象是（ ）

  A. 化学结构已经明确的天然药物

  B. 合成药物及其制剂

  C. 合成药物的原料、中间体、副产品

  D. 药物对机体的作用

  E. 各种制剂的赋形剂和附加剂

3. 对药物分析技术任务的描述正确的是（ ）

  A. 全面地保证、控制与研究药品质量

  B. 保证药品的质量稳定与可控

  C. 保障药品使用的安全、有效和合理

  D. 创立新的药物分析方法

  E. 研究药物的吸收、分布、代谢和排泄过程

 4. 从大量的样品中取出能代表样本整体质量的少量样品进行分析,要考虑取样的（　　）

  A. 安全性　　　　　　　B. 有效性　　　　　　　C. 科学性

  D. 真实性　　　　　　　E. 代表性

 5. 属于药品质量监督检验的是（　　）

  A. 委托检验　　　　　　B. 抽查检验　　　　　　C. 国家检定

  D. 注册检验　　　　　　E. 进口药品检验

## 四、简答题

 1. 某药厂某批次产品总件数为 400 箱,则该批次产品的取样量为多少?

 2. 写出药物分析技术的主要任务。

项目一
自测题

# 实训一　药物分析基本操作技能训练

## 一、实训目的

 1. 熟练掌握电子天平等常用仪器设备的使用。

 2. 熟练掌握试剂的配制方法。

## 二、实训准备

### 1. 仪器

（1）电子天平（感量 0.1mg）、托盘天平、砝码。

（2）滴定管、容量瓶、移液管、锥形瓶、玻璃棒、试剂瓶、称量瓶、小烧杯、称量纸、烧杯、聚乙烯塑料瓶。

**2. 试剂** 无水 $Na_2CO_3$、盐酸、NaOH、酚酞、亚硝酸钠、甲基红、溴甲酚绿、乙醇、甲醇、磷酸、磷酸二氢钾、乙酸乙酯。

## 三、实训内容

**1. 称量**

（1）电子天平的使用：精密称定无水碳酸钠 0.15g，至锥形瓶中。

（2）托盘天平的使用：称取氢氧化钠 4.3g，置烧杯中。

**2. 溶液的配制**

（1）百分浓度溶液的配制：用托盘天平称取 4g 氢氧化钠，置烧杯中，加水 1 000ml 溶解，即得 0.4% NaOH 溶液。

（2）试液的配制：①氢氧化钠试液的配制，取氢氧化钠 4.3g，加水使溶解成 100ml，即得。②稀盐酸试液的配制，取盐酸 234ml，加水稀释至 1 000ml，即得。本液含 HCl 应为 9.5%~10.5%。

（3）一般性溶液的配制：取盐酸 9.0ml，置烧杯中，用水稀释到 1 000ml，即得盐酸溶液（9→1 000）。

**3. 滴定液的配制**

（1）盐酸滴定液（0.1mol/L）的配制与标定

1）配制：取盐酸 9ml，加水适量使成 1 000ml，摇匀。

2）标定：取在 270~300℃ 干燥至恒重的基准无水碳酸钠约 0.15g，精密称定，加水 50ml 使溶解，加甲基红 - 溴甲酚绿混合指示液 10 滴，用盐酸滴定液滴定至溶液由绿色转变为紫红色时，煮沸 2 分钟，冷却至室温，继续滴定至溶液由绿色变为暗紫色。每 1ml 盐酸滴定液（0.1mol/L）相当于 5.30mg 的无水碳酸钠。根据本液的消耗量与无水碳酸钠的取用量，算出本液的浓度，即得。

（2）氢氧化钠滴定液（0.1mol/L）的配制：取氢氧化钠适量，加水振摇使溶解成饱和溶液，冷却后，置聚乙烯塑料瓶中，静置数日，澄清后备用。取澄清的氢氧化钠饱和溶液 5.6ml，加新沸过的冷水使成 1 000ml，摇匀。

（3）亚硝酸钠滴定液（0.1mol/L）的配制：取亚硝酸钠 7.2g，加无水碳酸钠 0.10g，加水适量使溶解成 1 000ml，摇匀。

**4. 指示液的配制**

（1）酚酞指示液的配制：取酚酞 1g，加乙醇 100ml 使溶解，即得。变色范围 pH 8.3~10.0（无色→红）。

（2）甲基红 - 溴甲酚绿混合指示液的配制：取 0.1% 甲基红的乙醇溶液 20ml，加 0.2% 溴甲酚绿的乙醇溶液 30ml，摇匀，即得。

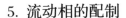

**5. 流动相的配制**

（1）高效液相色谱法测定萘普生含量时流动相的配制：甲醇 -0.01mol/L 磷酸二氢钾溶液（75：25，用磷酸调节 pH 至 3.0）为流动相，即取 750ml 的甲醇与 250ml 的 0.01mol/L 的磷酸二氢钾溶液混合成 1 000ml，并用磷酸调节 pH 至 3.0 即可。

（2）薄层色谱法鉴别维生素 C 泡腾颗粒时展开剂的配制：取 50ml 的乙酸乙酯、40ml 的乙醇和 10ml 的水混合成 100ml，即得乙酸乙酯 - 乙醇 - 水（5：4：1）展开剂。

## 四、实训记录

检验编号：　　　　　　　　　　　　　检验日期：　　年　　月　　日

| 检验依据 | |
| --- | --- |
| 检验项目 | 检验记录 |
| 1. 称量 | |
| 2. 溶液的配制 | |
| 3. 滴定液的配制 | |
| 4. 指示液的配制 | |
| 5. 流动相的配制 | |

## 五、实训思考

1. 盐酸溶液和盐酸滴定液浓度的表示方法有何不同？请正确书写 0.1mol/L 的以上两种溶液。

2. 当用强碱滴定强酸时，选用何种指示剂比较合适？用强酸滴定强碱应如何选择指示剂？

15

# 实训二 检验报告书写练习

## 一、实训目的

能正确填写药品检验报告。

## 二、实训准备

以头孢拉定胶囊为例。

## 三、实训内容

某药业有限公司于 2022 年 1 月 10 日生产规格为 0.25g 头孢拉定胶囊一批,批号为 220102,共 1 万盒,取样员于当天完成抽检任务,并编号为 22011001。检验员于第二天完成检验工作,检验结果如下。

1. **性状** 去除胶囊壳后,内容物呈米白色粉末。

2. **鉴别**

(1)薄层色谱法:取供试品溶液与对照品溶液各 5μl,分别点于同一薄层板上,展开,取出,于 105℃加热 5 分钟,立即喷以用展开剂制成的 0.1% 茚三酮溶液,在 105℃加热 15 分钟后,检视。供试品溶液所显主斑点的位置和颜色与对照品溶液所显主斑点的位置和颜色一致。

(2)高效液相色谱法:在含量测定项下记录的色谱图中,供试品溶液主峰的保留时间与对照品溶液主峰的保留时间一致。头孢拉定胶囊样品与对照品溶液的高效液相色谱图见实训图 2-1。

3. **检查**

(1)高效液相色谱法检查头孢氨苄:按外标法以峰面积计算,含头孢氨苄为头孢拉定和头孢氨苄总量的 5.0%。

《中国药典》(2020 年版)规定,含头孢氨苄小于头孢拉定和头孢氨苄总量的 6.0%。

(2)高效液相色谱法检查有关物质:7- 氨基去乙酰氧基头孢烷酸按外标法以峰面积计算,为标示量的 0.7%;其他单个杂质峰面积为对照溶液主峰面积的 1.5%;其他各杂质峰面积的和小于对照溶液主峰面积的 2.0%。

《中国药典》(2020 年版)规定,7- 氨基去乙酰氧基头孢烷酸按外标法以峰面积计算,小于标示量的 1.0%;其他单个杂质峰面积不得大于对照溶液主峰面积的 2.5%;其他各杂质峰面积的和小于对照溶液主峰面积的 3.0%。

（3）含水分量为6.0%。

《中国药典》（2020年版）规定，取本品内容物适量，照水分测定法（通则0832第一法1）测定，含水分不得过7.0%。

（4）溶出度测定，6粒的平均溶出量为81.5%。

《中国药典》（2020年版）规定，照溶出度与释放度测定法（通则0931第一法）测定，限度80%，应符合规定。

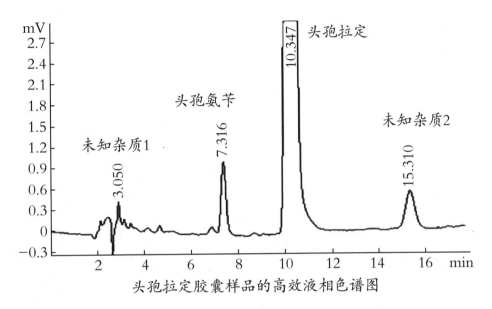

头孢拉定胶囊样品的高效液相色谱图

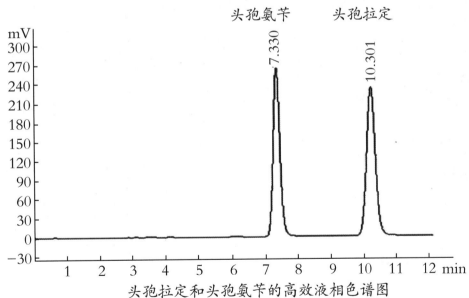

头孢拉定和头孢氨苄的高效液相色谱图

实训图2-1 头孢拉定胶囊样品与对照品溶液的高效液相色谱图

4. **含量测定** 照高效液相色谱法测得的标示百分含量为98.4%。

《中国药典》（2020年版）规定，本品含头孢拉定（$C_{16}H_{19}N_3O_4S$）应为标示量的90.0%~110.0%。

## 四、实训记录

根据实训内容的描述,正确书写药品检验报告。

药品检验报告

| 品名 | | | | 检验编号 | | |
|---|---|---|---|---|---|---|
| 规格 | | 批量 | | | 抽样日期 | |
| 批号 | | 检品数量 | | | 报告日期 | |
| 来源 | | 检验项目 | | | | |
| 检验依据 | | | | | | |

| 检验项目 | 标准规定 | 检验结果 |
|---|---|---|
| 性状 | | |
| 鉴别 | | |
| 检查 | | |
| 含量测定 | | |
| 结论 | | |

审核员: 复核员: 检验员:

## 五、实训思考

1. 取样员取样的依据是什么?

2. 如在检验项目中出现某一项目不符合规定,该药品是否可以给患者使用?

# 项目二
# 药品质量标准

## 学习目标

**知识目标**

1. 掌握《中国药典》(2020年版)的基本结构和凡例中的有关规定。

2. 熟悉我国药品质量标准的组成。

3. 了解几部国外药典的基本情况。

**技能目标**

能熟练查阅《中国药典》(2020年版),并获取所需药品质量标准的相关信息。

**素养目标**

1. 培养依据药品质量标准实施药品质量控制的意识。

2. 培养药品质量观的国际视野。

## 情景导入

2022年10月24日,广东、河北、重庆药品监督管理局发布了药品质量抽查检验结果通告,共13批次药品抽检不符合规定(广东5批、河北1批、重庆7批),不合规项目为水分、含量测定、装量差异等,其中频繁出现的制剂装量差异不合格值得关注和思考。对抽检不符合规定药品,药品监督管理部门已要求相关企业和单位采取暂停销售使用、召回等风险控制措施。

学前导语:《中华人民共和国药典》(简称《中国药典》)是我国国家药品标准,具有法律约束力。企业在生产过程中的各环节,包括处方、工艺、检验,均应符合《中国药典》的规定。

# 任务一 药品质量标准概述

## 一、概述

药品质量标准是国家对药品的质量、规格、检验方法等所作的技术规定,是药品研制、生产、使用、检验和管理部门共同遵循的法定依据。法定的药品质量标准具有法律的效力。生产、销售、使用不符合药品质量标准的药品是违法的行为。国家药品标准的制定,在提高我国药品质量、保障公众用药安全、促进医药产业健康发展、提升《中国药典》国际影响力等方面发挥着重要作用。

《中华人民共和国药品管理法》规定,药品应当符合国家药品标准。经国务院药品监督管理部门核准的药品质量标准高于国家药品标准的,按照经核准的药品质量标准执行;没有国家药品标准的,应当符合经核准的药品质量标准。

## 二、国家药品标准

国务院药品监督管理部门颁布的《中国药典》和药品标准,为国家药品标准,具有等同的法律效力。国家药品监督管理局组织制定、公布国家药典,并监督实施。国务院药品监督管理部门会同国务院卫生健康主管部门组织药典委员会,负责国家药品标准的制定和修订。药品应当符合国家药品标准或经核准的药品质量标准,否则不准出厂、不准销售、不准使用。已出厂销售的药品,如发现不符合质量标准时,应立即停止使用,收回处理。

## 三、企业标准

由药品生产企业研究制定并用于控制相应药品质量的标准,称为企业标准或企业内部标准。企业标准仅用于控制本企业产品的质量,它不属于法定药品质量标准。企业标准通过增加检测项目和提高要求使其质量标准高于法定药品质量标准。企业标准通常不对外公开。企业标准在提高产品的质量、增加产品竞争力、优质产品自身保护和严防假冒等方面发挥了重要作用。

# 任务二 《中国药典》

## 一、《中国药典》的沿革

中华人民共和国成立以来,党和政府高度重视医药卫生事业。1953 年颁布了第一版《中国药典》。此后陆续颁布了 1963 年版、1977 年版、1985 年版、1990 年版、1995 年版、

2000年版、2005年版、2010年版、2015年版、2020年版,共11版。历版《中国药典》均客观地反映了我国不同历史时期医药产业和临床用药的水平,对提升我国药品质量控制水平发挥着不可替代的重要作用。现行药典是《中国药典》(2020年版),其英文名称为Pharmacopoeia of the People's Republic of China(2020),英文简称为Chinese Pharmacopoeia(2020);英文缩写为ChP(2020)。《中国药典》目前为每5年修订一次,其版次用出版的年份表示。

## 二、《中国药典》(2020年版)的基本结构和内容

《中国药典》是国家关于药品质量标准的法典。《中国药典》自1963年版至2000年版均分为两部出版,《中国药典》2005年版和2010年版分为三部出版,《中国药典》2015年版和2020年版由一部、二部、三部、四部及其增补本组成,《中国药典》(2015年版)首次将《中国药典》(2010年版)附录整合为通则,并与药用辅料单独成卷作为四部。《中国药典》(2020年版)由国家药典委员会编写,一部收载中药,二部收载化学药品,三部收载生物制品及相关通用技术要求,四部收载通用技术要求和药用辅料。该版药典持续完善了以凡例为基本要求、通则为总体规定、指导原则为技术引导、品种正文为具体要求的药典架构,不断健全以《中国药典》为核心的国家药品标准体系;贯彻药品全生命周期的管理理念,强化药品研发、生产、流通、使用等全过程质量控制;紧跟国际先进标准发展的趋势,密切结合我国药品生产实际,不断提升保证药品安全性和有效性的检测技术要求,充分发挥药典对促进药品质量提升、指导药品研发和推动医药产业高质量发展的导向作用。

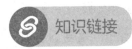 知识链接

### 《中国药典》(2020年版)修订情况

《中国药典》(2020年版)收载品种5 911种,新增319种,修订3 177种,不再收载10种,因品种合并减少6种。一部中药收载2 711种,其中新增117种、修订452种。二部化学药品收载2 712种,其中新增117种、修订2 387种。三部生物制品收载153种,其中新增20种、修订126种;新增生物制品通则2个、总论4个。四部收载通用技术要求361个,其中制剂通则38个(修订35个)、检测方法及其他通则281个(新增35个、修订51个)、指导原则42个(新增12个、修订12个);药用辅料收载335种,其中新增65种、修订212种。

《中国药典》(2020年版)的内容有前言、国家药典委员会委员名单、目录、中国药典沿革、新增品种名单、未收载上版药典品种名单、新老药品名称变更对照、凡例、品名目次、品种正文和索引等部分。通用技术要求、原子量表和药用辅料收载于《中国药典》(2020年

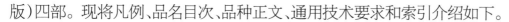

版)四部。现将凡例、品名目次、品种正文、通用技术要求和索引介绍如下。

**(一)凡例**

《中国药典》(2020年版)主要由凡例、通用技术要求和品种正文构成。凡例是为正确使用《中国药典》(2020年版),对品种正文、通用技术要求以及药品质量检验和检定中有关共性问题的统一规定和基本要求。凡例中的有关规定具有法定的约束力。

**1. 名称与编排**　品种正文收载的药品中文名称通常按照《中国药品通用名称》收载的名称及其命名原则命名,《中国药典》(2020年版)收载的药品中文名称均为法定名称;《中国药典》(2020年版)收载的原料药英文名除另有规定外,均采用国际非专利药名(International Nonproprietary Name,INN)。

品种正文按药品中文名称笔画顺序排列,同笔画数的字按起笔笔形一丨丿、一的顺序排列;单方制剂排在其原料药后面;放射性药品集中编排;索引按汉语拼音顺序排序的中文索引、英文名和中文名对照的索引排列。

**2. 项目与要求**

性状项下记载药品的外观、臭、味、溶解度以及物理常数等。

(1)外观性状是对药品的色泽和外表感官的规定,其中臭与味指药品本身所固有的,可供制剂开发时参考。

(2)溶解度是一种物理性质。各品种项下选用的部分溶剂及其在该溶剂中的溶解性能,可供精制或制备溶液时参考;对在特定溶剂中的溶解性能需作质量控制时,在该品种检查项下另作具体规定。

(3)物理常数包括相对密度、馏程、熔点、凝点、比旋度、折光率、黏度、吸收系数、碘值、皂化值和酸值等,其测定结果不仅对药品具有鉴别意义,也可反映药品的纯度,是评价药品质量的主要指标之一。

鉴别项下规定的试验方法,系根据反映该药品某些物理、化学或生物学等特性所进行的药物鉴别试验,不完全代表对该药品化学结构的确证。

检查项下包括反映药品的安全性与有效性的试验方法和限度、均一性与纯度等制备工艺要求等内容;对于规定中的各种杂质检查项目,系指该药品在按既定工艺进行生产和正常贮藏过程中可能含有或产生并需要控制的杂质(如残留溶剂、有关物质等);改变生产工艺时需另考虑增修订有关项目。

含量测定项下规定的试验方法,用于测定原料药及制剂中有效成分的含量,一般可采用化学、仪器或生物测定方法。

类别系按药品的主要作用与主要用途或学科的归属划分,不排除在临床实践的基础上作其他类别药物使用。

制剂的规格,系指每一支、片或其他每一个单位制剂中含有主药的重量(或效价)或含量(%)或装量。注射液项下,如为"1ml：10mg",系指1ml中含有主药10mg;对于列有

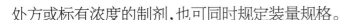

处方或标有浓度的制剂,也可同时规定装量规格。

贮藏项下的规定,系为避免污染和降解而对药品贮存与保管的基本要求。相关名词术语如表 2-1 所示。

表 2-1　贮藏项下各类术语及定义

| 术语 | 定义 |
| --- | --- |
| 遮光 | 指用不透光的容器包装,例如棕色容器或适宜黑色包装材料包裹的无色透明、半透明容器 |
| 避光 | 指避免日光直射 |
| 密闭 | 指将容器密闭,以防止尘土及异物进入 |
| 密封 | 指将容器密封,以防止风化、吸潮、挥发或异物进入 |
| 熔封或严封 | 指将容器熔封或用适宜的材料严封,以防止空气与水分的侵入并防止污染 |
| 阴凉处 | 指不超过 20℃ |
| 凉暗处 | 指避光并不超过 20℃ |
| 冷处 | 指 2~10℃ |
| 常温(室温) | 指 10~30℃ |

除另有规定外,贮藏项下未规定贮藏温度的一般系指常温。

由于注射剂与眼用制剂等的包装容器均直接接触药品,可视为该制剂的组成部分,因而可写为"密闭保存"。

**3. 检验方法和限度**　药典品种正文收载的所有品种,均应按规定的方法进行检验。采用药典规定的方法进行检验时,应对方法的适用性进行确认。如采用其他方法验证,并与规定的方法比对,根据试验结果选择使用,但应以药典规定的方法为准。

药典中规定的各种纯度和限度数值以及制剂的重(装)量差异,系包括上限和下限两个数值本身及中间数值,规定的这些数值不论是百分数还是绝对数字,其最后一位数字都是有效位。

试验结果在运算过程中,可比规定的有效数字多保留一位数,而后根据有效数字的修约规则进舍至规定有效位。计算所得的最后数值或测定读数值均可按修约规则进舍至规定的有效位,取此数值与标准中规定的限度数值比较,以判断是否符合规定的限度。

原料药的含量(%),除另有注明者外,均按重量计。如规定上限为 100% 以上时,系指用药典规定的分析方法测定时可能达到的数值,它为药典规定的限度或允许偏差,并非真实含有量;如未规定上限时,系指不超过 101.0%。

**4. 标准品与对照品**　标准品与对照品系指用于鉴别、检查、含量或效价测定的标准物质。标准品系指用于生物检定或效价测定的标准物质,其特性量值一般按效价单位(或μg)计,以国际标准物质进行标定;对照品系指采用理化方法进行鉴别、检查或含量测定时所用的标准物质,其特性量值一般按纯度(%)计。

5. 计量

(1)试验用的计量仪器均应符合国务院技术监督部门的规定。

药典中所使用的法定计量单位见表2-2。

表2-2　药典中所使用的法定计量单位

| 物理量 | 法定计量单位 |
|---|---|
| 长度 | 米(m)　分米(dm)　厘米(cm)　毫米(mm)　微米($\mu$m)　纳米(nm) |
| 体积 | 升(L)　毫升(ml)　微升($\mu$l) |
| 质(重)量 | 千克(kg)　克(g)　毫克(mg)　微克($\mu$g)　纳克(ng)　皮克(pg) |
| 物质的量 | 摩尔(mol)　毫摩尔(mmol) |
| 压力 | 兆帕(MPa)　千帕(kPa)　帕(Pa) |
| 温度 | 摄氏度(℃) |
| 动力黏度 | 帕秒(Pa·s)　毫帕秒(mPa·s) |
| 运动黏度 | 平方米每秒($m^2$/s)　平方毫米每秒($mm^2$/s) |
| 波数 | 厘米的倒数($cm^{-1}$) |
| 密度 | 千克每立方米(kg/$m^3$)　克每立方厘米(g/$cm^3$) |
| 放射性活度 | 吉贝可(GBq)　兆贝可(MBq)　千贝可(kBq)　贝可(Bq) |

(2)药典使用的滴定液和试液的浓度,以mol/L(摩尔/升)表示者,其浓度要求精密标定的滴定液用"XXX滴定液(YYYmol/L)"表示;作其他用途不需精密标定其浓度时,用"YYYmol/L XXX溶液"表示,以示区别。

例如氢氧化钠滴定液的浓度以mol/L表示为"氢氧化钠滴定液(0.1mol/L)"。

试液的浓度不需准确标定,应将其浓度写在试液名称前面,如0.1mol/L氢氧化钠溶液。

又如,药典正文中的醋酸是指浓度为36%~37%(g/g)$C_2H_4O_2$的溶液,而不是冰醋酸。配制4%(g/ml)醋酸溶液1 000ml的正确方法是:取醋酸[即含36%~37%(g/g)$C_2H_4O_2$的溶液]105ml,加水稀释至1 000ml,摇匀,即得。

再如药典中乙醇、稀乙醇、盐酸、稀盐酸等,均有固定含义。

药典中所有溶液的专用名称、特定含义及其表示方法和其他书刊的用法不尽相同,进行药品检验时,必须遵照药典规定执行。

（3）药典凡例中规定温度以摄氏度（℃）表示；有关的温度描述，一般以下列名词术语表示，如表 2-3 所示。

表 2-3　各种实验温度的定义

| 术语 | 定义 |
| --- | --- |
| 水浴温度 | 除另有规定外，均指 98~100℃ |
| 热水 | 70~80℃ |
| 微温或温水 | 40~50℃ |
| 室温（常温） | 10~30℃ |
| 冷水 | 2~10℃ |
| 冰浴 | 约 0℃ |
| 放冷 | 放冷至室温 |

（4）符号"%"表示百分比，系指重量的比例；溶液的百分比，除另有规定外，系指溶液 100ml 中含有溶质若干克；乙醇的百分比，系指在 20℃时容量的比例。若有需要，可采用下列符号：

%（g/g）表示溶液 100g 中含有溶质若干克；

%（ml/ml）表示溶液 100ml 中含有溶质若干毫升；

%（ml/g）表示溶液 100g 中含有溶质若干毫升；

%（g/ml）表示溶液 100ml 中含有溶质若干克。

（5）缩写"ppm"表示百万分比，"ppb"表示十亿分比，均系指重量或体积的比例。

（6）液体的滴，系在 20℃时，以 1.0ml 水为 20 滴进行换算。

（7）溶液后标示的"（1 → 10）"等符号，系指固体溶质 1.0g 或液体溶质 1.0ml 加溶剂使成 10ml 的溶液；未指明用何种溶剂时，均指水溶液，如盐酸（9 → 1 000）；两种或两种以上液体的混合物，名称间用半字线"-"隔开，其后括号内所示的"："符号，系指各液体混合时的体积（重量）比例，如正丁醇 - 乙酸 - 水（4：1：5）。

乙醇未指明浓度时，均系指 95%（ml/ml）的乙醇。

**6. 精确度**　《中国药典》（2020 年版）二部凡例规定取样量的准确度和试验精密度。

（1）试验中供试品与试药等"称重"或"量取"的量，均以阿拉伯数码表示，其精确度可根据数值的有效数位来确定。如称取"0.1g"，系指称取重量可为 0.06~0.14g；称取"2g"，系指称取重量可为 1.5~2.5g；称取"2.0g"，系指称取重量可为 1.95~2.05g；称取"2.00g"，系指称取重量可为 1.995~2.005g。"精密称定"系指称取重量应准确至所取重量的千分之一，例如"取阿司匹林约 0.4g，精密称定"，系指称重的准确度为 0.4g×1/1 000=0.000 4g。"称定"系指称取重量应准确至所取重量的百分之一。"精密量取"系指量取体积的准确度应符合国家标准中对该体积移液管的精密度要求,例如精密量取续滤液2ml,系指用符合国家标准的2ml移液管准确量取2.00ml续滤液。"量取"系指可用量筒或按照量取体积的有效数位选用量具。取用量为"约"若干时,系指取用量不得超过规定量的±10%,例如"取阿司匹林约0.4g",系指取用量不得超过0.4g±0.4g×10%。

(2)恒重,除另有规定外,系指供试品连续两次干燥或炽灼后称重的差异在0.3mg以下的重量;干燥至恒重的第二次及以后各次称重均应在规定条件下继续干燥1小时后进行;炽灼至恒重的第二次称重应在继续炽灼30分钟后进行。

(3)试验中规定"按干燥品(或无水物,或无溶剂)计算"时,除另有规定外,应取未经干燥(或未去水,或未去溶剂)的供试品进行试验,并将计算中的取用量按检查项下测得的干燥失重(或水分,或溶剂)扣除。

(4)试验中的"空白试验",系指在不加供试品或以等量溶剂替代供试液的情况下,按同法操作所得的结果;含量测定中的"并将滴定的结果用空白试验校正",系指按供试品所耗滴定液的量(ml)与空白试验中所耗滴定液的量(ml)之差进行计算。

(5)试验时的温度,未注明者,系指在室温下进行;温度高低对试验结果有显著影响者,除另有规定外,应以25℃±2℃为准。

**7. 试药、试液、指示剂** 试验用的试药,除另有规定外,均应根据通则试药项下的规定,选用不同等级并符合国家标准或国务院有关行政主管部门规定的试剂标准。如乙醇、醋酸、无水碳酸钠、氯化钠、盐酸、硫酸、硝酸、酚酞等为试药。试液、缓冲液、指示剂与指示液、滴定液等,均应符合通则的规定或按照通则的规定制备。如乙醇制氢氧化钾试液、亚铁氰化钾试液、亚硝酸钠试液、稀盐酸(9.5%~10.5%)、稀乙醇(49.5%~50.5%)、稀硫酸(9.5%~10.5%)等为试液;邻苯二甲酸盐缓冲液(pH 5.6)、醋酸盐缓冲液(pH 3.5)、磷酸盐缓冲液等为缓冲液;铬黑T指示剂、钙黄绿素指示剂、钙紫红素指示剂、甲基红指示液、甲基橙指示液、结晶紫指示液、酚酞指示液等为指示剂与指示液;氢氧化钠滴定液(1mol/L、0.5mol/L或0.1mol/L)、盐酸滴定液(1mol/L、0.5mol/L、0.2mol/L或0.1mol/L)、亚硝酸钠滴定液(0.1mol/L)、高氯酸滴定液(0.1mol/L)、硫代硫酸钠滴定液(0.1mol/L或0.05mol/L)等为滴定液。试验用水,除另有规定外,均系指纯化水。酸碱度检查所用的水,均系指新沸并放冷至室温的水。酸碱性试验时,如未指明用何种指示剂,均系指石蕊试纸。

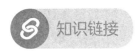 知识链接

## 常用的化学试剂的等级分类

我国试剂标准规定,一般常用的化学试剂规格有四个等级:

1. 优级纯试剂,亦称保证试剂,为一级品。纯度高,杂质极少,主要用于精密分析和科学研究,常以 GR 表示。基准试剂相当或高于优级纯试剂。

2. 分析纯试剂,亦称分析试剂,为二级品。纯度略低于优级纯,杂质含量略高于优级纯,适用于重要分析和一般性研究工作,常以 AR 表示。

3. 化学纯试剂为三级品。纯度较分析纯差,但高于实验试剂,适用于工厂、学校一般性的分析工作,常以 CP 表示。

4. 实验试剂为四级品。纯度比化学纯差,但比工业品纯度高,主要用于一般化学实验,不能用于分析工作,常以 LR 表示。

《中国药典》(2020 年版)一般常用的化学试剂分为基准试剂、优级纯、分析纯与化学纯四个等级,选用时可参考下列原则。

(1)标定滴定液用基准试剂。

(2)制备滴定液可采用分析纯或化学纯试剂,但不经标定直接按称重计算浓度者,则应采用基准试剂。

(3)制备杂质限度检查用的标准溶液,采用优级纯或分析纯试剂。

(4)制备试液与缓冲液等可采用分析纯或化学纯试剂。

### (二)品名目次

该目次位于凡例之后,按中文名称笔画顺序排列,同笔画的字按起笔笔形一丨丿、一顺序排列。在《中国药典》(2020 年版)二部中单方制剂排在原料药后面,如阿司匹林片等制剂排阿司匹林后面。药品中有多种制剂时,注射用无菌粉末排在其他制剂之后并在名称前端空一格。《中国药典》(2020 年版)一、二部的品名目次能检索品种正文的药品质量标准。《中国药典》(2020 年版)三部列有生物制品通则目次、总论目次和各论目次。《中国药典》(2020 年版)四部分别单列通用技术要求目次及药用辅料品名目次。

### (三)品种正文

品种正文是药典的主要内容,收载了不同药品、制剂的质量标准。《中国药典》(2020年版)二部品种正文分为两部分:第一部分收载药品及其制剂的质量标准,第二部分收载放射性药品的质量标准。品种正文内容根据品种和剂型的不同,按顺序可分别列有:①品名(包括中文名、汉语拼音与英文名);②有机药物的结构式;③分子式与分子量;④来源或有机药物的化学名称;⑤含量或效价限度;⑥处方;⑦制法;⑧性状;⑨鉴别;⑩检查;⑪含量或效价测定;⑫类别;⑬规格;⑭贮藏;⑮制剂;⑯标注;⑰杂质信息等。现以《中国药典》(2020 年版)二部品种正文中收载的盐酸二甲双胍为例。

# 盐酸二甲双胍

Yansuan Erjiashuanggua

Metformin Hydrochloride

$$C_4H_{11}N_5 \cdot HCl \qquad 165.63$$

本品为 1,1-二甲双胍盐酸盐。按干燥品计算,含 $C_4H_{11}N_5 \cdot HCl$ 不得少于 98.5%。

【性状】本品为白色结晶或结晶性粉末;无臭。

本品在水中易溶,在甲醇中溶解,在乙醇中微溶,在三氯甲烷或乙醚中不溶。

熔点　本品的熔点(通则 0612)为 220~225℃。

吸收系数　取本品适量,精密称定,加水溶解并定量稀释制成每 1ml 中约含 5μg 的溶液,照紫外-可见分光光度法(通则 0401),在 233nm 的波长处测定吸光度,吸收系数($E_{1cm}^{1\%}$)为 778~818。

【鉴别】(1)取本品约 10mg,加水 10ml 溶解后,加 10% 亚硝基铁氰化钠溶液-铁氰化钾试液-10% 氢氧化钠溶液(等体积混合,放置 20 分钟使用)10ml,3 分钟内溶液呈红色。

(2)本品的红外光吸收图谱应与对照的图谱(光谱集 631 图)一致。

(3)本品显氯化物的鉴别反应(通则 0301)。

【检查】

有关物质　照高效液相色谱法(通则 0512)测定。

供试品溶液　取本品适量,精密称定,加流动相溶解并定量稀释制成每 1ml 中约含 5mg 的溶液。

对照溶液　精密量取供试品溶液 1ml,置 200ml 量瓶中,用流动相稀释至刻度,摇匀。

对照品溶液　取双氰胺对照品适量,精密称定,加水溶解并定量稀释制成每 1ml 中约含 0.1mg 的溶液,精密量取适量,用流动相定量稀释制成每 1ml 中约含 1μg 的溶液。

系统适用性溶液　取盐酸二甲双胍与三聚氰胺适量,加水溶解并稀释制成每 1ml 中含盐酸二甲双胍 0.25mg 与三聚氰胺 0.1mg 的溶液,取 1ml,置 50ml 量瓶中,用流动相稀释至刻度,摇匀。

色谱条件　用磺酸基阳离子交换键合硅胶为填充剂;以 1.7% 磷酸二氢铵溶液(用磷酸调节 pH 至 3.0)为流动相;检测波长为 218nm;进样体积 10μl。

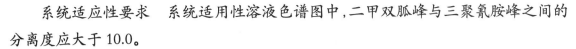

系统适应性要求 系统适用性溶液色谱图中,二甲双胍峰与三聚氰胺峰之间的分离度应大于10.0。

测定法 精密量取供试品溶液、对照溶液与对照品溶液,分别注入液相色谱仪,记录色谱图至二甲双胍峰保留时间的2倍。

限度 供试品溶液色谱图中如有与双氰胺保留时间一致的色谱峰,按外标法以峰面积计算,不超过0.02%,其他单个杂质峰面积不得大于对照溶液主峰面积的0.2倍(0.1%),其他杂质峰面积的和不得大于对照溶液主峰面积(0.5%)。

干燥失重 取本品,在105℃干燥至恒重,减失重量不得过0.5%(通则0831)。

炽灼残渣 不得过0.1%(通则0841)。

重金属 取本品1.0g,依法检查(通则0821第一法),含重金属不得超过百万分之二十。

【含量测定】取本品约60mg,精密称定,加无水甲酸4ml使溶解,加醋酐50ml,充分混匀,照电位滴定法(通则0701),用高氯酸滴定液(0.1mol/L)滴定,并将滴定的结果用空白试验校正。每1ml高氯酸滴定液(0.1mol/L)相当于8.282mg的$C_4H_{11}N_5 \cdot HCl$。

【类别】降血糖药。

【贮藏】密封保存。

【制剂】①盐酸二甲双胍片;②盐酸二甲双胍肠溶片;③盐酸二甲双胍肠溶胶囊;④盐酸二甲双胍胶囊。

在对药品进行质量检验时,应严格按照正文中各药品的检验项目进行逐项检验,有关规定及检验方法可按照凡例及通用技术要求中通则的有关规定执行。

### (四)通用技术要求

通用技术要求包括通则和指导原则。通则主要包括制剂通则、其他通则、通用检测方法。制剂通则系为按照药物剂型分类,针对剂型特点所规定的基本技术要求。通用检测方法系为各品种进行相同项目检验时所应采用的统一规定的设备、程序、方法及限度等。通用检测方法包括一般鉴别试验、光谱法、色谱法、物理常数测定法、其他测定法、限量检查法、特性检查法、分子生物检查法、生物检查法、生物活性测定法、中药其他方法、生物制品相关检查方法、含量测定法、化学残留物测定法、微生物检查法、生物测定法、生物活性/效价测定法、药包材检测方法等。另外,还收载特定生物原材料/动物及辅料、生物制品国家标准物质目录、试剂与标准物质等。指导原则系为规范药典执行,指导药品标准制定和修订,提高药品质量控制水平所规定的非强制性、推荐性技术要求。生物制品通则是对生物制品生产和质量控制的基本要求;总论是对某一类生物制品生产和质量控制的相关技术要求。

## （五）索引

《中国药典》(2020 年版)二部除在正文前收载品名目次外,还在书末分列中文索引和英文索引以便快速查阅有关内容。中文索引按汉语拼音顺序排序;英文索引按英文名称第一个英文字母顺序排列,以英文名和中文名对照的形式排列。

# 任务三　主要国外药典简介

世界上已有数十个国家和地区编制出版药典。对我国药品的生产和质量管理具有参考价值的主要国外药典有《美国药典／国家处方集》(USP/NF)、英国药典(BP)、《日本药局方》(JP)、《欧洲药典》(EP)。

## 一、《美国药典》

《美国药典》(United States Pharmacopoeia,缩写为 USP)由美国药典委员会编制出版,现和《国家处方集》(National Formulary,缩写为 NF)合并出版,缩写为 USP/NF。USP/NF 中所收载的大多数标准,为美国食品药品管理局(FDA)授权的符合联邦"食品、药品和化妆品法案"的法定标准。USP 自 2002 起每年修订出版 1 次。《美国药典》从第 43 版(2020 年版)起只提供互联网在线版,不再提供印刷版。

USP 标准正文主要包括:①有效成分或制剂的药品名称及其化学结构特征;②成分及含量限度要求;③包装、贮藏和标签等要求;④ USP 标准物质;⑤质量指标和限度规定等内容。质量指标和限度规定由一系列通用的和专属的检查与测定所构成,内容包括性状分析、鉴别试验、检查测定与含量测定,以及相应的限度规定等。

## 二、《英国药典》

《英国药典》(British Pharmacopoeia,缩写为 BP)由英国药典委员会编制出版,收载英国药物原料、制剂和其他医药产品的法定标准。BP 每年 8 月修订出版,次年 1 月实施。最新的版本为 2023 版。2023 年 1 月实施。

《英国药典》(2023 版)分为 6 卷。第 1 卷和第 2 卷收载原料药物、药用辅料。第 3 卷收载制剂通则、药物制剂。第 4 卷收载植物药物和辅助治疗药品、血液制品、免疫制品、放射性药品以及手术用品。第 5 卷收载标准红外光谱、附录方法、辅助性指导原则和索引。第 6 卷为兽药典。

## 三、《日本药局方》

《日本药局方》(Japanese Pharmacopoeia,英文缩写为 JP)由日本药典委员会编制,日本厚生劳动省颁布实施。JP 每 5 年出版一次。最新的版本为 JP(18),于 2021 年 6 月 7 日发布。

《日本药局方》收载的内容主要包括凡例、动植物原料药及生物制品通则、制剂通则、通用试验方法、正文、红外光谱集、紫外-可见光谱集、一般信息、附录等。

## 四、《欧洲药典》

《欧洲药典》(European Pharmacopoeia,缩写为 Ph.Eur. 或 EP)由欧洲药品质量理事会编辑出版。《欧洲药典》是药品研发、生产和销售使用过程中用于控制质量的、科学的,并在欧盟 27 个成员国范围内具有法律效力的标准。最新的版本为 EP(11),于 2022 年 7 月出版,2023 年 1 月生效。

《欧洲药典》收载的内容包括凡例、附录方法、制剂通则、指导原则、药品标准等。在附录中,不仅包括药品标准中的通用检测方法,还对于药品质量密切相关的项目和内容作了规定。

## 知 识 小 结

| | | |
|---|---|---|
| 药品质量标准概述 | 概述 | 药品质量标准是国家对药品的质量、规格、检验方法等所作的技术规定,是药品研制、生产、使用、检验和管理部门共同遵循的法定依据 |
| | 国家药品标准 | 国务院药品监督管理部门颁布的《中国药典》和药品标准,为国家药品标准,具有等同的法律效力 |
| | 企业标准 | 由药品生产企业自己制定并用于控制相应药品质量的标准,企业标准高于国家标准 |
| 《中国药典》 | 中国药典沿革 | 从 1953 年颁布第一版《中国药典》到 2020 年版《中国药典》,共发行了 11 版。<br>《中国药典》目前为每 5 年修订一次,其版次用出版的年份表示 |
| | 《中国药典》(2020 年版)的基本结构和内容 | 2020 年版由一部、二部、三部、四部及其增补本组成。<br>2020 年版药典主要由凡例、通用技术要求和品种正文构成。<br>(一)凡例由总则、通用技术要求、品种正文、名称与编排、项目与要求、检验方法和限度、标准品与对照品、计量、精密度、[试药、试剂、指示剂]、动物试验、[说明书、包装与标签]等十二项组成。<br>(二)药典一、二部的品名目次能检索品种正文的药品质量标准。药典三部列有生物制品通则目次、总论目次和各论目次。药典四部分别单列通用技术要求目次及药用辅料品名目次。 |

续表

| 《中国药典》 | 《中国药典》（2020年版）的基本结构和内容 | （三）品种正文是药典的主要内容，收载了不同药品、制剂的质量标准。<br>（四）通用技术要求包括通则和指导原则。通则主要包括制剂通则、其他通则、通用检测方法。<br>（五）索引包括中文索引和英文索引 |
| --- | --- | --- |
| 主要国外药典简介 | 《美国药典/国家处方集》 | 缩写为 USP/NF |
| | 《英国药典》 | 缩写为 BP |
| | 《日本药局方》 | 英文缩写为 JP |
| | 《欧洲药典》 | 缩写为 Ph.Eur. 或 EP |

# 目 标 检 测

## 一、填空题

1. 现行使用的《中国药典》是_____版。其英文缩写为_____。

2.《中国药典》主要由_____、_____和_____构成。品种正文的内容一般包括_____、_____、_____、_____、_____和_____等。

3. 目前药物分析工作中常用于参考的国外药典主要有_____、_____、_____、_____，其英文缩写分别为_____、_____、_____、_____。

4. 检查项下包括反映药品的_____与_____的实验方法和_____、_____与_____等制备工艺要求等内容。

## 二、单项选择题

1.《中国药典》品种正文中收载的内容为（　　）

　　A. 药物的质量标准　　　　　　　　B. 含量测定方法

　　C. 药典标准方法　　　　　　　　　D. 片剂通则

2. 关于《中国药典》的叙述，最确切的是（　　）

　　A. 是收载所有药品的法典

　　B. 是我国制定的药品质量标准的法典

　　C. 是一部药物词典

　　D. 药厂可以自行改动《中国药典》的内容

3.《中国药典》(2020 年版)规定,除另有规定外,热水是指(    )

   A. 40~50℃                    B. 50~60℃

   C. 70~80℃                    D. 98~100℃

4. 检索《中国药典》(2020 年版)中关于片剂的常规检查项目,应在药典的(    )中检索

   A. 凡例                        B. 索引

   C. 品种正文                    D. 通用技术要求

5. 按《中国药典》(2020 年版)的规定,精密标定氢氧化钠滴定液,正确的表示是(    )

   A. 氢氧化钠滴定液(0.10mol/L)

   B. 氢氧化钠滴定液(0.103mol/L)

   C. 0.103mol/L 氢氧化钠滴定液

   D. 氢氧化钠滴定液(0.103 8mol/L)

6.《中国药典》(2020 年版)规定,液体的滴系指 1.0ml 水在 20℃下可换算为(    )

   A. 10 滴                       B. 20 滴

   C. 30 滴                       D. 40 滴

7. 表示"百万分之一"的缩写是(    )

   A. ppm          B. ppb          C. ppt          D. ppp

8.《中国药典》(2020 年版)规定,除另有规定外,恒重系指供试品连续两次干燥或炽灼后称重的差异在(    )的重量

   A. 0.1mg 以下                  B. 0.2mg 以下

   C. 0.3mg 以下                  D. 0.4mg 以下

9.《中国药典》(2020 年版)规定,称取"2g",下列哪个数值可以接受(    )

   A. 1.9g                        B. 2.3g

   C. 1.8g                        D. 以上都可以

10. 精密量取乙醇溶液 50ml,所用的量具应该是(    )

   A. 50ml 移液管                 B. 50ml 量筒

   C. 50ml 烧杯                   D. 50ml 锥形瓶

## 三、多项选择题

1.《中国药典》(2020 年版)的构成主要有(    )

   A. 凡例          B. 品名目次          C. 品种正文

   D. 通用技术要求          E. 索引

2.《中国药典》(2020 年版)对凡例的描述正确的是(    )

   A. 凡例是药典总的说明

   B. 凡例是解释和使用药典、正确进行质量检定的基本原则

C. 凡例是对品种正文、通用技术要求以及药品质量检验和检定中有关共性问题的统一规定和基本要求

D. 凡例中的有关规定具有法定的约束力

E. 凡例是药典的主要内容，收载了不同药品、制剂的质量标准

3. 下列试剂中属于试液的是（　　）

A. 稀盐酸
B. 稀硫酸
C. 醋酸盐缓冲液
D. 甲基橙指示液
E. 氢氧化钠滴定液

4. 属于药品性状项下记载的内容是（　　）

A. 外观
B. 臭
C. 味
D. 溶解度
E. 物理常数

5. 凡例中规定，密封是指（　　）

A. 避免日光直射
B. 防止风化
C. 防吸潮
D. 防挥发
E. 防异物进入

## 四、配伍选择题

【1~5】

A. 称定
B. 精密称定
C. 量取
D. 精密量取
E. 称取"约"

1. 取用量不得超过规定量的 ±10%（　　）

2. 称取重量应准确至所取重量的千分之一（　　）

3. 称取重量应准确至所取重量的百分之一（　　）

4. 用符合国家标准规定的移液管量取（　　）

5. 可用量筒或按照量取体积的有效数位选用量具（　　）

【6~10】

A. 凡例
B. 品名目次
C. 正文
D. 通则
E. 索引

6. "水分测定法"在《中国药典》（2020 年版）的（　　）

7. 甲基橙指示液的配制在《中国药典》（2020 年版）的（　　）

8. 有关"精密度"的规定在（　　）

9. 有关党参的含量测定在《中国药典》（2020 年版）一部的（　　）

10. 要以"A"来查找阿司匹林应查找（　　）

## 五、简答题

1. 什么是药品质量标准？我国现行的药品质量标准有哪些？

2. 我国药品质量标准由什么部门制定和修订？

3. 凡例在药典中起什么作用？

4.《中国药典》(2020 年版)对运算过程和结果的试验数据有何规定？

项目二
自测题

# 实训三　查阅《中国药典》(2020 年版)

## 一、实训目的

能熟练查阅《中国药典》(2020 年版)，并获取所需药品质量标准的相关信息。

## 二、实训准备

《中国药典》(2020 年版)，纸质版或电子版。

## 三、实训内容

1.《中国药典》(2020 年版)的基本结构。

2. 凡例的规则。

3. 正文药品质量标准。

4. 通用技术要求的通用检测方法。

## 四、实训记录

| 检验依据 | |
| --- | --- |
| 检验项目 | 内容 |
| 基本结构 | |
| 凡例的规则(节选 2~3 个) | |
| 目标药品<br>(确定检索药品名称) | |

| 品名目次<br>（药品的笔画顺序及页码） | |
|---|---|
| 正文<br>（写出药品检索项目：如性状、鉴别等） | |
| 通用技术要求<br>（如分光光度法中对光源或检测器的技术要求，试液、试药，如乙醇及无水乙醇等的技术要求） | |
| 结论 | |

## 五、实训思考

1. 请说明试药与试液的区别。

2. 请说出分析实验室对试验用水有何要求？

3. 如何理解"称定"与"精密称定"？举例说明。

模 块 二

# 专业知识与技能部分

# 项目三
# 药物的性状

———◇ 学 习 目 标 ◇———

**知识目标**

1. 掌握药物性状及其检验项目的概念。

2. 熟悉药物的外观性状和常用物理常数的测定与记录方法。

3. 了解药物在不同溶剂中的溶解性能及物理常数测定的注意事项。

**技能目标**

1. 能按《中国药典》(2020 年版)的要求观测药物的外观性状及溶解度,记录结果并作出判断。

2. 会使用相关仪器测定药物的物理常数,记录结果并作出判断。

**素养目标**

1. 培养观察和判断能力,提升药品质量观念。

2. 培养遵纪守法、依法检验的法制意识。

———◇ 情 景 导 入 ◇———

## 药物的性状

　　《中国药典》(2020 年版)中【性状】项目下记载了药物外观、臭、味、溶解度以及物理常数等内容,在一定程度上反映药品的质量特性。

　　每一种原料药、每一种剂型都有自己独有的外观特征和物理性质,在质量标准中有明确的规定,当药物受到外在或内在的因素影响,产生物理和化学变化,使正常外观性状变为不正常,如变色、产生异臭异味、吸潮、风化、发霉生虫等,此时药物的有效成分可能受到影响,严重的甚至产生毒副作用,所以药物性状的检测必不可少。

药物的性状反映了药物特有的物理性质,包括外观、臭、味、溶解度以及物理常数等,是药物质量的重要指标之一,性状观测是药物检验的首项工作,也是不可忽略的重要一步。只有性状符合规定的供试品,才能继续进行鉴别、检查及含量测定等项目的检验。性状可因生产条件的不同而出现差异,只要这些差异没有超出质量标准的规定是可以允许的。若药物的色、臭、溶解度及物理常数与药品质量标准中性状项下的描述不相符合时,则可判断该药物性状不符合规定,不必再进行鉴别、检查和含量测定等项目检测。

# 任务一　药物的外观性状

外观性状是对药物的色泽和外表感观的规定,包括药物的颜色、臭、味、状态、稳定性和溶解度。在进行药物检验时,要充分重视对外观性状的检测。

## 一、外观、臭、味与稳定性

### (一)外观

药物的外观包括状态、晶型、色泽等。状态是指药物呈固体、半固体、液体还是气体;晶型是指固体药物呈结晶型还是无定型,结晶型药物呈不同的晶态,如乙酰唑胺为针状结晶或结晶性粉末,头孢拉定为结晶性粉末,亚叶酸钙为结晶或无定形粉末,亚甲蓝为柱状结晶或结晶性粉末,西吡氯铵为鳞片状结晶或结晶性粉末;色泽是指药物的颜色,大多数药物都是白色或无色的,只有少数药物呈现颜色,如二氧化碳为无色气体,甘油为无色、澄清的黏稠液体,阿司匹林为白色结晶或结晶性粉末,盐酸金霉素为金黄色或黄色结晶,硫酸亚铁为淡蓝绿色柱状结晶或颗粒。

对包衣片或胶囊,除去包衣层或胶囊壳,观察其片芯或内容物的颜色。如阿司匹林肠溶片除去包衣后显白色;头孢拉定胶囊内容物为白色至淡黄色粉末或颗粒。

### (二)臭

臭是指液态或低熔点的固态药物本身所固有的特殊之臭。如萘普生无臭或几乎无臭,阿司匹林无臭或微带醋酸臭,乙酰半胱氨酸有类似蒜的臭气,布洛芬稍有特异臭。

### (三)味

味是药品本身具有特殊味道,《中国药典》(2020 年版)不对毒、剧、麻药进行"味"的描述。

### （四）稳定性

稳定性是指药物是否具有引湿、风化、遇光变质等与贮藏条件有关的性质。如阿司匹林遇湿气即缓缓水解；甘油有引湿性；盐酸金霉素遇光色渐变暗；硫酸亚铁在干燥空气中有风化性，在湿空气中迅速氧化变质，表面生成黄棕色的碱式硫酸铁。

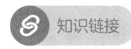 知识链接

## 青霉素钠原料药的外观性状

《中国药典》（2020年版）青霉素钠原料药的外观性状：本品为白色结晶性粉末；无臭或微有特异性臭；有引湿性；遇酸、碱或氧化剂等即迅速失效，水溶液在室温放置易失效。

## 二、溶解度

溶解度是药物的一种物理性质，制备溶液时可作为参考，在一定程度上也反映了药物的纯度。一般情况下，溶解度不是药物必须检验的项目，但注册检验的原料药或有异常情况时，需进行溶解度检验。

### （一）溶解度的描述

《中国药典》（2020年版）采用极易溶解、易溶、溶解、略溶、微溶、极微溶解、几乎不溶或不溶来描述药物在不同溶剂中的溶解性能，如表3-1所示。

表3-1 各类溶解度的术语及其定义

| 术语 | 定义 |
| --- | --- |
| 极易溶解 | 系指溶质1g（ml）能在溶剂不到1ml中溶解 |
| 易溶 | 系指溶质1g（ml）能在溶剂1~不到10ml中溶解 |
| 溶解 | 系指溶质1g（ml）能在溶剂10~不到30ml中溶解 |
| 略溶 | 系指溶质1g（ml）能在溶剂30~不到100ml中溶解 |
| 微溶 | 系指溶质1g（ml）能在溶剂100~不到1 000ml中溶解 |
| 极微溶解 | 系指溶质1g（ml）能在溶剂1 000~不到10 000ml中溶解 |
| 几乎不溶或不溶 | 系指溶质1g（ml）在溶剂10 000ml中不能完全溶解 |

### （二）试验法

除另有规定外，称取研成细粉的供试品或量取液体供试品（准确度为±2%），于25℃±2℃一定容量的溶剂中每隔5分钟强力振摇30秒钟；观察30分钟内的溶解情况，

如无目视可见的溶质颗粒或液滴时,即视为完全溶解。

检查时应详细记录供试品取样量、溶剂种类及用量、温度、溶解的情况等。

**案例1** 布洛芬在乙醇中溶解度的测定:取布洛芬粉末 0.8g,加入到 10ml 温度为 25℃±2℃的乙醇中,每隔 5 分钟强力振摇 30 秒钟(或置于恒温水浴振荡器中),30 分钟内看不到溶质颗粒,属易溶。

**案例2** 普鲁卡因青霉素在水中溶解度的测定:取普鲁卡因青霉素粉末 0.2g,加入到 50ml 温度为 25℃±2℃的水中,每隔 5 分钟强力振摇 30 秒钟(或置于恒温水浴振荡器中),30 分钟内观察溶解情况。一般看不到溶质颗粒时,用电位滴定法测定已溶解的普鲁卡因青霉素的量,其在水中溶解度为 1:250,属微溶。

**案例3** 甘油与水或乙醇能任意混溶,在丙酮中微溶,在三氯甲烷或乙醚中均不溶。

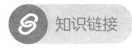 知识链接

## 纯 化 水

纯化水为饮用水经蒸馏法、离子交换法、反渗透法或其他适宜的方法制备的制药用水。不含任何附加剂,其质量应符合纯化水项下的规定。

纯化水可作为配制普通药物制剂用的溶剂或试验用水;可作为中药注射剂、滴眼剂等灭菌制剂所用饮片的提取溶剂;口服、外用制剂配制用溶剂或稀释剂;非灭菌制剂用器具的精洗用水。也用作非灭菌制剂所用饮片的提取溶剂。纯化水不得用于注射剂的配制与稀释。

纯化水有多种制备方法,应严格监测各生产环节,防止微生物污染。

《中国药典》(2020 年版)规定,试验用水,除另有规定外,均系指纯化水。酸碱度检查所用的水,均系指新沸并放冷至室温的水。

# 任务二 物理常数测定法

物理常数是表示药物物理性质的特征常数,在一定条件下是一个定值,其测定结果不仅对药物具有鉴别意义,还可反映药物的纯度,是判断药物质量的重要指标之一。《中国药典》(2020 年版)收载的物理常数有相对密度、馏程、熔点、凝点、比旋度、折光率、黏度、吸收系数、碘值、皂化值和酸值等。

一般固体药品须按要求测定熔点、吸收系数等。液体药品要按要求测定馏程、相对密度、黏度、折光率等。具有手性中心的药品,如天然物提取的单体或合成拆分得到的单一旋光物,应测定比旋度并证明其光学纯度。凝点用来测定某些在室温范围附近或为固体

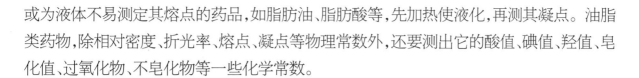

或为液体不易测定其熔点的药品,如脂肪油、脂肪酸等,先加热使液化,再测其凝点。油脂类药物,除相对密度、折光率、熔点、凝点等物理常数外,还要测出它的酸值、碘值、羟值、皂化值、过氧化物、不皂化物等一些化学常数。

# 一、相对密度测定法

## (一)概述

相对密度又称比重,是指在相同的温度、压力条件下,某物质的密度与水的密度之比。纯物质的相对密度在特定的条件下为不变的常数,如硝酸甘油溶液的相对密度为0.835~0.850,当其组分或纯度变更,相对密度亦随之改变。因此,测定相对密度可用于鉴别药品的真伪或检查药品的纯度。相对密度通常用 $d_t^t$ 表示,除另有规定外,温度为 20℃,即 $d_{20}^{20}$。

相对密度的数值范围应书写至小数点后第 3 位;需明确指定通则中所载方法之一时,或测定温度不同于通则所规定的 20℃时,应加以注明。对某些没有含量测定而以相对密度控制其含量的药物,其数值可根据需要书写至小数点后第 4 位。

案例 1　氟烷的相对密度(通则 0601)为 1.871~1.875。

案例 2　麻醉乙醚的相对密度(通则 0601 韦氏比重秤法)为 0.713~0.718。

案例 3　甘油的相对密度(通则 0601),在 25℃时为 1.258~1.268。

案例 4　乙醇的相对密度(通则 0601)不大于 0.812 9,相当于含 $C_2H_6O$ 不少于 95.0%(ml/ml)。

## (二)测定方法

液体药品的相对密度,一般用比重瓶(图 3-1)测定,用比重瓶测定时的环境(指比重瓶和天平的放置环境)温度应略低于 20℃或各品种项下规定的温度,此法供试品用量少,较为常用。易挥发液体可用韦氏比重秤(图 3-2)测定,如麻醉乙醚。液体药品的相对密度也可采用振荡型密度计法测定。现介绍比重瓶法和韦氏比重秤法。

### 1. 比重瓶法

(1)比重瓶重量的称定:将比重瓶洗净并干燥,称定其重量,准确至毫克(mg)数。

(2)供试品重量的测定:取上述已称定重量的比重瓶,装满供试品(温度应低于 20℃或各品种项下规定的温度),插入中心有毛细孔的瓶塞,用滤纸将从塞孔溢出的液体擦干,置 20℃(或各品种项下规定的温度)的恒温水浴中,放置若干分钟,随着供试液温度的升高,过多的液体不断从塞孔溢出,随时用滤纸将瓶塞顶端擦干,待液体不再由塞孔溢出,即此时温度已平衡,迅速将比重瓶自水浴中取出,再用滤纸擦净比重瓶外的水,迅速称定重量,准确至毫克(mg)数。减去比重瓶的重量,即得供试品重量。

(3)水重量的测定:按上述求得供试品重量后,将比重瓶中的供试品倾去,洗净比重瓶,装满新沸过的冷水,再照供试品重量的测定法测定同一温度时水的重量。

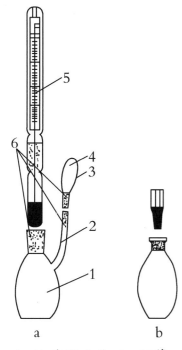

1. 比重瓶主体；2. 侧管；

3. 侧孔；4. 罩；5. 温度计；

6. 玻璃磨口

图 3-1 比重瓶

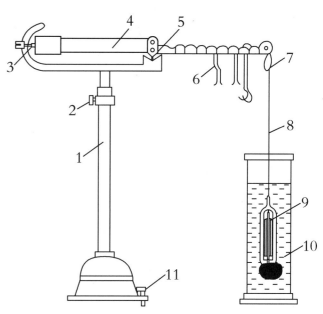

1. 支架；2. 调节器；3. 指针；4. 横梁；5. 刀口；

6. 游码；7. 小钩；8. 细铂丝；9. 玻璃锤；

10. 玻璃圆筒；11. 调整螺丝

图 3-2 韦氏比重秤

（4）记录与计算：应记录测定用比重瓶类型、天平型号、测定温度、室温、各项称量数据等。计算公式如下：

$$供试品的相对密度 = \frac{供试品重量}{水重量}$$

（5）结果与判定：计算结果按各品种项下规定限度的精度要求，对测定值进行修约；再根据各品种项下规定限度的范围，判定"符合规定"或"不符合规定"。

例题 3-1：测定苯甲醇相对密度，检验记录如下。

仪器：电子天平（ME204T/02），比重瓶（附温度计比重瓶）

测定温度：20℃；室温：19℃

比重瓶重量：21.610g

比重瓶 + 供试品重量：32.050g

比重瓶 + 水重量：31.598g

计算：

$$苯甲醇的相对密度 = \frac{苯甲醇重量}{水重量} = \frac{32.050 - 21.610}{31.598 - 21.610} = 1.045$$

判断：符合规定（规定应为 1.043~1.050）

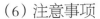

（6）注意事项

1）比重瓶必须洁净、干燥（所附温度计不能采用加温干燥），操作顺序为先称量空比重瓶重，再装供试品称重，最后装水称重。

2）装过供试品的比重瓶必须冲洗干净，如供试品为油剂，测定后应尽量倾去，连同瓶塞可先用石油醚和三氯甲烷冲洗数次，等油完全洗去，再以乙醇、水冲洗干净，再依法测定水重。

3）供试品及水装瓶时，应小心沿壁倒入比重瓶内，避免产生气泡，如有气泡，应稍放置待气泡消失后再调温称重；供试品如为糖浆剂、甘油等黏稠液体，装瓶时更应缓慢沿壁倒入，因黏稠度大产生的气泡很难逸去而影响测定结果。

4）将比重瓶从水浴取出时，应用手指拿住瓶颈，而不是拿瓶肚，以免液体因手温影响体积膨胀外溢。

5）测定有腐蚀性供试品时，为避免腐蚀天平，可在称量时用表面皿放置在天平盘上，再放比重瓶称量。

6）当室温高于20℃或各品种项下规定的温度时，必须设法调节环境温度至略低于规定的温度。否则，易造成比重瓶内的液体在称重过程中因环境温度高于规定温度而膨胀外溢，从而导致误差。

### 2. 韦氏比重秤法

（1）仪器的调整：将20℃时相对密度为1的韦氏比重秤，安放在操作台上，放松调节器螺丝2，将托架升至适当高度后拧紧螺丝，横梁4置于托架玛瑙刀座上，将等重游码挂在横梁右端的小钩7上，调整水平调整螺丝11，使指针3与支架左上方另一指针对准即为平衡，将等重游码取下，换上玻璃锤，此时必须保持平衡（允许有±0.005g的误差），否则应予以校正。

（2）用水校准：取洁净的玻璃圆筒，将新沸过的冷水装至八成满，置20℃（或各品种项下规定的温度）的水浴中，搅动玻璃圆筒内的水，调节温度至20℃（或各品种项下规定的温度），将悬于秤端的玻璃锤浸入圆筒内的水中，秤臂右端悬挂游码于1.000 0处，调节秤臂左端平衡用螺旋使平衡。

（3）供试品的测定：将玻璃圆筒内的水倾去，拭干，装入供试品至相同的高度，并用上述相同的方法调节温度后，再把拭干的玻璃锤浸入供试品中，调节秤臂上游码的数量与位置使平衡，读取数值至小数点后4位，即为供试品的相对密度。

如使用4℃时相对密度为1的比重秤测定20℃时供试品的相对密度，则用水校准时的游码应悬挂于0.998 2处，并应将在该温度测得的数据除以该温度水的相对密度。

（4）结果与判定：根据各品种项下规定限度的范围，判定"符合规定"或"不符合规定"。

（5）注意事项：①韦氏比重秤应安装在固定平放的操作台上，避免受热冷、气流及振动的影响;②玻璃圆筒应洁净,在装水及供试品时的高度应一致,使玻璃锤浸入液面的深度前后一致;③玻璃锤应全部浸入液体内。

## 二、熔点测定法

### (一)概述

熔点是指在 101.3kPa 的压力下,由固态变为液态时的温度,是物质的一项物理常数。通常情况下,物质的熔点是相对恒定的,纯的结晶性药物熔点十分敏锐,熔距(固体从开始熔化到完全熔化会有一个温度范围,称为熔距)一般不超过 0.5℃。物质若含有其他物质或杂质,会导致熔点下降,熔距增大,所含杂质越多,物质熔点则越低且熔距越长。因此,依法测定熔点,可以鉴别或检查药品的纯杂程度。

### (二)测定方法

根据被测物质的不同性质,在《中国药典》(2020 年版)收载了三种测定方法:第一法用于测定易粉碎的固体药品,第二法测定不易粉碎的固体药品(如脂肪、脂肪酸、石蜡、羊毛脂等),第三法测定凡士林及其类似物质。由于因测定方法、受热条件和判断标准的不同,常导致测得的结果有明显的差异,因此在测定时,必须根据各品种项下的规定选用方法,并严格遵照该方法中规定的操作条件和判定标准进行测定,才能获得准确的结果。各品种未注明方法时,均是指第一法。第一法根据传温介质的不同,又分为传温液加热法和电热块空气加热法。

#### 1. 传温液加热法

(1)供试品预处理:取供试品适量,研成细粉,除另有规定外,应按照各品种项下干燥失重的条件进行干燥。若该药品为不检查干燥失重、熔点范围低限在 135℃以上、受热不分解的供试品,可采用 105℃干燥;熔点在 135℃以下或受热分解的供试品,可在五氧化二磷干燥器中干燥过夜或用其他适宜的干燥方法干燥。

(2)装样:将毛细管开口的一端插入上述预处理后的供试品中,再反转毛细管,并将熔封一端轻叩桌面,使供试品落入管底,再借助长短适宜(约 60cm)的洁净玻璃管,垂直放在表面皿或其他适宜的硬质物体上,将上述装有供试品的毛细管放入玻璃管上口使其自由落下,反复数次,使供试品粉末紧密集结在毛细管的熔封端。装入供试品的高度应约为 3mm。

(3)安装装置:将玻璃温度计放入盛装传温液的容器中,使温度计汞球部的底端处于距离容器的底部 2.5cm 以上。加入传温液,使传温液受热后的液面在温度计的分浸线处。

(4)测定熔点:将传温液加热,待温度上升至低于供试品规定熔点下限约 10℃时,将装有供试品的毛细管浸入传温液,用橡皮圈或毛细管夹固定在温度计上,须使毛细管的内容物贴在温度计汞球中部(图 3-3)。调节升温速率为每分钟上升 1.0~1.5℃,加热时须不断搅拌使传温液温度保持均匀,观察毛细管内供试品的变化情况,记录供试品在毛细管内开始局部液化并出现明显液滴时的温度作为初熔温度,全部液化时的温度作为全熔温度,估读到 0.1℃。重复测定 3 次,取其平均值。

测定熔融同时分解的供试品时,调节升温速率使每分钟上升 2.5~3.0℃。供试品开始局部液化时(或开始产生气泡时)的温度作为初熔温度,供试品固相消失全部液化时的温度作为终熔温度。若固相消失不明显时,应以供试品分解物开始膨胀上升时的温度作为终熔温度。某些药品无法分辨其初熔、终熔时,可以将发生突变时的温度作为熔点。

(5)结果与判定:结果应按标准规定的熔点或熔距范围进行修约。修约后的初熔、全熔或分解突变时的温度均在各品种"熔点"项下规定的范围内时,判为"符合规定"。如出现下列情况之一,即判为"不符合规定":①初熔温度低于规定范围的低限;②全熔温度超过规定范围的高限;③分解点或熔点温度处于规定范围之外;④初熔前出现严重的"发毛""收缩""软化""出汗"现象,如图 3-4 所示,且其过程较长,并与正常的该供试品作对照比较后有明显的差异者。

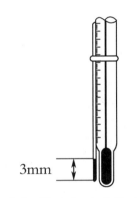

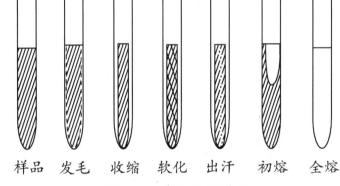

图 3-3　毛细管附在温度计上的位置　　　　图 3-4　药品融化过程

 知识链接

## 供试品初熔前的现象

供试品初熔之前,毛细管内的供试品可能出现"发毛""收缩""软化""出汗"等现象,均不作初熔判断。但如上述现象严重,过程较长或因之影响初熔点的观察时,应视为供试品纯度不高的标志而予以记录,并设法与正常的该品种作对照测定,以便于最终判断。

"发毛"系指毛细管内的供试品因受热而在其表面呈现毛糙。

"收缩"系指供试品向其中心聚集紧缩,或贴在某一边壁上。

"软化"系指供试品在收缩后变软,而形成软质柱状物,并向下弯塌。

"出汗"系指供试品收缩后在毛细管内壁出现细微液滴,但尚未出现局部液化的明显液滴和持续的熔融过程。

（6）注意事项：①温度计应为分浸型，具有 0.5℃ 刻度，经熔点测定用对照品校正。②传温液需按规定选用，熔点在 80℃ 以下的样品用水；熔点在 80℃ 以上的样品用硅油或液体石蜡。③传温液的升温速率，毛细管的内径和壁厚及其洁净与否，以及供试品的粒度大小、装入毛细管内的样品量及其紧密程度，均将影响测定结果，因此必须严格按照规定进行操作。

**2. 电热块空气加热法**　本法采用自动熔点仪测定熔点。

（1）将供试品预处理及装样（同传温液加热法）。

（2）将自动熔点仪加热块加热至温度低于供试品规定熔点下限约 10℃ 时，将装有供试品的毛细管插入加热块中，继续加热，调节升温速率为每分钟上升 1.0~1.5℃（测定熔融同时分解的供试品时，调节升温速率使每分钟上升 2.5~3.0℃），观察毛细管内供试品的变化情况，记录初熔和终熔的温度。重复测定 3 次，取其平均值。

（3）结果与判定：同"传温液加热法"。

（4）注意事项：①自动熔点仪要定期采用熔点标准品校正温度示值；②若对该法测定结果持有异议，应以传温液加热法测定结果为准。

案例　以《中国药典》（2020 年版）二部品种正文熔点测定为例。

（1）羊毛脂的熔点（通则 0612 第二法）为 36~42℃。

（2）磺胺甲噁唑的熔点（通则 0612）为 168~172℃。

（3）布洛芬的熔点（通则 0612 第一法）为 74.5~77.5℃。

（4）炔诺酮的熔点（通则 0612）为 202~208℃。

（5）法莫替丁的熔点（通则 0612 第一法）为 160~165℃，熔融时同时分解。

## 三、旋光度测定法

### （一）概述

有机化合物分子中含有手性碳原子时，具有光学活性。当平面偏振光通过具有光学活性化合物的液体或溶液时，能引起旋光现象，使偏振光的平面向左或向右发生旋转，旋转的度数，称为旋光度，用 $\alpha$ 表示。使偏振光向右旋转者（顺时针方向）称为右旋，以符号"+"表示；使偏振光向左旋转者（反时针方向）称为左旋，以符号"−"表示。

影响物质旋光度的因素很多，除化合物的特性外，还与测定波长、使用的溶剂、供试液浓度、液层的厚度以及测定时的温度有关。当偏振光透过长 1dm、每 1ml 中含有旋光性物质 1g 的溶液，在一定波长与温度下测定的旋光度称为该物质的比旋度，用 $[\alpha]_D^t$ 表示，$t$ 为测定时的温度，$D$ 为钠光谱的 D 线。比旋度为物质的物理常数，可以用于鉴别或检查光学活性药品的纯杂程度，亦可用于测定光学活性药品的含量。

### （二）测定方法

药物的旋光度用旋光仪（又称旋光计）进行测定。旋光仪根据仪器工作方式分为目视旋光仪和自动旋光仪两类。早期旋光仪用人眼观测,误差较大,读数精度为 0.05°,20 世纪 80 年代出现了全自动旋光仪(图 3-5),仪器的读数精度提高至 0.01° 和 0.001°。《中国药典》(2020 年版)规定,测定旋光度应使用读数精度至 0.01° 并经过计量检定的旋光仪。

除另有规定外,《中国药典》(2020 年版)采用钠光谱的 D 线(589.3nm)测定旋光度,测定管为 1dm(如使用其他管长,应进行换算)(图 3-6),测定温度为 20℃。

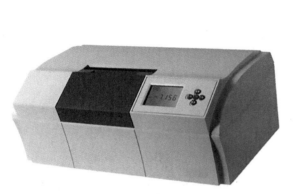

图 3-5　全自动旋光仪

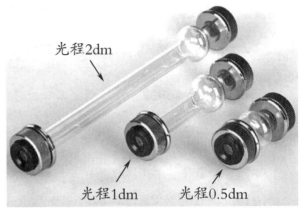

图 3-6　旋光管

1. **开启旋光仪**　至少提前 20 分钟启动钠光灯,待发光稳定后进行测定。

2. **空白校正**　测定液体样品时以干燥的空白测定管校正仪器零点,溶液样品则用空白溶剂进行校正。每次测定前应校正仪器零点,测定后再校正一次,以确定在测定时零点有无变动。如第二次测定时发现零点差值超过 ±0.01° 则应重新调零。

3. **旋光度测定**　旋光度测定一般应在溶液配制 30 分钟内进行测定。测定时,用待测样品将测定管冲洗数次,缓缓注入待测样品适量,注意勿使其产生气泡,如有气泡,应使其移至光路之外。两端的玻璃窗用滤纸吸干并用镜头纸擦拭干净。将旋光管置于旋光仪内,记录读数,即得供试液的旋光度。旋光度读数应重复 3 次,取其平均值。

4. **比旋度计算**　按下列公式计算比旋度。

液体样品

$$[\alpha]_D^t = \frac{\alpha}{ld}$$

固体样品

$$[\alpha]_D^t = \frac{100\alpha}{lc}$$

式中,$[\alpha]_D^t$ 为比旋度;$D$ 为钠光谱的 D 线;$t$ 为测定时的温度,℃;$l$ 为测定管长度,dm;$\alpha$ 为测得的旋光度;$d$ 为液体的相对密度;$c$ 为每 100ml 溶液中含有被测物质的重量(按干燥品或无水物计算),g/100ml。

**5. 结果与判定** 根据上述计算公式得出供试品的比旋度,与各品种项下规定比旋度限度的范围进行比较,判定"符合规定"或"不符合规定"。

例题 3-2:氯霉素的比旋度测定。取本品,精密称定,加无水乙醇溶解并定量稀释制成每 1ml 中约含 50mg 的溶液,依法测定(通则 0621),比旋度为 +18.5° 至 +21.5°。

检验记录:测定温度 20℃,测定管为 2dm,氯霉素样品 5.450 0g,置 100ml 量瓶中,按要求配制溶液,测得旋光度为 +2.196°。

$$[\alpha]_D^t = \frac{100\alpha}{lc} = \frac{100 \times 2.196}{2 \times 5.450\ 0} = 20.1°$$

判断:符合规定。

**6. 注意事项**

(1)每次测定前应以溶剂作空白校正。

(2)配制溶液及测定时,均应调节温度至 20.0℃ ± 0.5℃(或各品种项下规定的温度)。

(3)供试的液体或固体物质的溶液应充分溶解,供试液应澄清。不澄清时,应预先滤过,并弃去初滤液。

(4)物质的旋光度与测定光源、测定波长、溶剂、浓度和温度等因素有关。因此,表示物质的旋光度时应注明测定条件。

(5)当已知供试品具有外消旋作用或旋光转化现象,则应相应地采取措施,对样品制备的时间以及将溶液装入旋光管的间隔测定时间进行规定。

(6)测定旋光度时,供试液与空白溶剂应用同一测定管,每次测定应保持测定管方向、位置不变。

(7)测定管使用后应洗净晾干。不可置干燥箱中加热干燥,避免造成损坏。

(8)钠光灯使用时间勿过久,一般控制在 2 小时内,在连续使用时,不宜经常开关,以免影响寿命。

案例 以《中国药典》(2020 年版)二部品种正文比旋度测定为例。

(1)乙酰谷酰胺的比旋度:取本品,精密称定,加水溶解并定量稀释制成每 1ml 中约含 20mg 的溶液,依法测定(通则 0621),比旋度为 −11.5° 至 −13.5°。

(2)二盐酸奎宁的比旋度:取本品适量,精密称定,加 0.1mol/L 盐酸溶液溶解并定量稀释制成每 1ml 中约含 30mg 的溶液,依法测定(通则 0621),比旋度为 −223° 至 −229°。

(3)十一酸睾酮的比旋度:取本品,精密称定,加二氧六环溶解并定量稀释制成每 1ml 中约含 14mg 的溶液,依法测定(通则 0621),比旋度为 +68° 至 +72°。

(4)马来酸噻吗洛尔的比旋度:取本品,精密称定,加 1mol/L 盐酸溶液溶解并定量稀释制成每 1ml 中约含 0.1g 的溶液,依法测定(通则 0621),比旋度为 −5.7° 至 −6.2°。

（5）葡萄糖的比旋度：取本品约 10g，精密称定，置 100ml 量瓶中，加水适量与氨试液 0.2ml，溶解后，用水稀释至刻度，摇匀，放置 10 分钟，在 25℃时，依法测定（通则 0621），比旋度为 +52.6° 至 +53.2°。

## 四、折光率测定法

### （一）概述

当光线从一种透明介质进入另一种透明介质时，如果两种介质的密度不同，则光线在这两种介质中的传播速度不同，传播方向就会发生改变，使光线在两种介质平滑界面上发生折射，如图 3-7 所示。

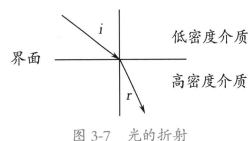

图 3-7 光的折射

常用的折光率指光线在空气中进行的速度与其在供试品中进行速度的比值。根据折射定律，折光率 $n$ 是光线入射角 $i$ 的正弦与折射角 $r$ 的正弦的比值。

$$n = \frac{\sin i}{\sin r}$$

物质的折光率与温度及入射光波长有关。透光物质的温度升高，折光率变小；入射光的波长越短，折光率越大。折光率用 $n_D^t$ 表示，$D$ 为钠光谱的 D 线（589.3nm），$t$ 为测定时的温度，除另有规定外，供试品温度为 20℃。

折光率是反映药物光学性质的参数，药物结构不同，折光率也不同，可用于区别不同的油类或检查某些药品的纯杂程度。

### （二）测定方法

测定折光率的仪器称为折光计。折光计按性能分类有阿培折光计、浸入式折光计、手持折光计、全自动数显折光计、在线折光计等。药物分析检测中，折光率常使用阿培折光计（图 3-8）进行测定，其优点是所需样品量少，精密度高。《中国药典》（2020 年版）规定，测定用的折光计须能读数至 0.000 1，测量范围 1.3~1.7。

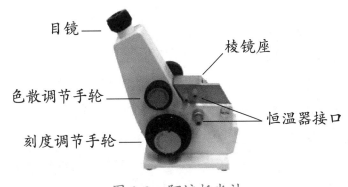

图 3-8 阿培折光计

51

**1. 仪器的准备**　测定时先将仪器置于有充足光线的平台上,装上温度计,置 20℃恒温室中至少 1 小时,或连接 20℃恒温水浴至少半小时,以保持稳定的温度。使折射棱镜上透光处朝向光源,将镜筒拉向观察者,使成一适当倾斜度,对准反射镜,使视野内光线最明亮为止。

**2. 折光计的校准**　测定供试品前,应用水或校正用棱镜进行校正,以保证测定结果的准确度。水的折光率在 20℃时为 1.333 0,25℃时为 1.332 5,40℃时为 1.330 5。

**3. 供试品的测定**

（1）将上下折射棱镜拉开,用乙醇清洁棱镜表面,乙醇挥干后,用滴管取供试品 1~2 滴,滴于下棱镜面上,注意滴管尖不要触及棱镜,避免棱镜出现划痕。供试品加入量要适中,使其在棱镜上生成均匀的薄层。

（2）然后将上棱镜盖上并拉紧扳手,稍待使温度与棱镜一致。

（3）观察目镜,同时转动刻度调节手轮,使读数在供试品折光率附近,旋转色散调节手轮,使视野内虹彩消失,并有清晰的明暗分界线。再转动刻度调节手轮,使视野的明暗区域分界线准确位于镜筒视野内十字交叉处(图 3-9)。记下刻度尺上的读数,再重复读数 2 次,取 3 次读数的平均值,即为供试品的折光率。

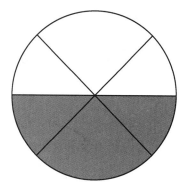

图 3-9　视野明暗分界线位于十字交叉处

**4. 结果与判定**　按各品种项下规定限度的精度要求,对上述平均值进行修约,作为供试品的折光率。再根据各品种项下规定限度的范围,判定"符合规定"或"不符合规定"。

**5. 注意事项**

（1）仪器必须置于有充足光线和干燥的房间,但不可受日光直射,不可在有酸碱气或潮湿的实验室中使用,更不可放置于高温炉或水槽旁。

（2）多数供试品的折光率受温度影响较大,因此在测定时温度恒定至少半小时。

（3）折光计不可用于强酸、强碱或有腐蚀性供试品的测定。

（4）测定时供试品的加入量要适中,若供试品过多,会流出棱镜外部,供试品太少,会使视野模糊不清。加样时避免产生气泡。

（5）测定结束,用能溶解供试品的溶剂如水、乙醇或乙醚将上下棱镜擦拭干净,晾干,放入仪器箱内,并放入硅胶防潮。

案例　以《中国药典》(2020 年版)二部品种正文折光率测定为例。

（1）二甲硅油:本品折光率(通则 0622)为 1.400~1.410。

（2）十一烯酸:本品折光率(通则 0622)在 25℃时为 1.448~1.450。

（3）大豆油(供注射用):本品的折光率(通则 0622)为 1.472~1.476。

（4）甘油:本品的折光率(通则 0622)为 1.470~1.475。

## 五、pH 测定法

### （一）概述

pH 测定法是测定水溶液中氢离子活度的一种方法。pH 定义为水溶液中氢离子活度（$\alpha_{H^+}$）的负对数，即 $pH=-\lg\alpha_{H^+}$，但氢离子活度却难以由实验准确测定。为使用方便，溶液的 pH 由下式测定：

$$pH=pH_S-\frac{E-E_S}{k}$$

式中，$E$ 为含有待测溶液（pH）的原电池电动势，V；$E_S$ 为含有标准缓冲液（$pH_S$）的原电池电动势，V；$k$ 为与温度（$t$，℃）有关的常数，$k=0.059\ 16+0.000\ 198(t-25)$。

由于待测物的电离常数、介质的介电常数等因素均可影响 pH 的准确测量，所以实验测得的数值只是溶液的近似 pH，它不能作为溶液氢离子活度的严格表征。尽管如此，只要待测溶液与标准缓冲液的组成足够接近，由上式测得的 pH 与溶液的真实 pH 是较为接近的。

### （二）测定方法

溶液的 pH 使用 pH 计（酸度计）测定。

1. **电极** 测定 pH 时需选择适宜的指示电极（对氢离子敏感的电极）与参比电极（具有稳定的已知电位）组成电池。水溶液的 pH 通常以玻璃电极为指示电极、饱和甘汞电极或银 - 氯化银电极为参比电极进行测定。复合 pH 玻璃电极是将玻璃电极和甘汞电极组装在一起构成的电极（图 3-10），由于具有体积小、使用方便等优点，已逐渐取代常规的玻璃电极和甘汞电极，广泛用于 pH 的测定。

 知识链接

### 复合 pH 玻璃电极

复合 pH 玻璃电极是将玻璃电极和参比电极甘汞电极组装在一起构成的电极。由于具有体积小、使用方便等优点，已逐渐取代常规的玻璃电极和甘汞电极，广泛用于 pH 的测定。

复合 pH 玻璃电极的结构是由内外两个同心玻璃管构成，内管为常规的玻璃电极，内置 Ag/AgCl 参比电极（内参比电极）和 0.1mol/L 的 HCl 溶液，为指示电极；外管为参比电极（如甘汞电极），内置 Ag/AgCl 参比电极（外参比电极）和 KCl 溶液，参比电极通过多孔的陶瓷塞与未知 pH 的待测液相接触，构成一个化学电池而实现了对待测液 pH 的测定。复合 pH 玻璃电极使用后清洗完毕，应浸在以 AgCl 饱和的 KCl 溶液中，否则会使外参比电极银丝表面的 AgCl 层溶解脱落，暴露出纯银表面，使

内参比电极和外参比电极的电位差不稳,测定时产生测得值漂移,并使电极的使用寿命缩短。例如,我国生产的 E201 型复合式 pH 玻璃电极,使用后要求浸入 3mol/L KCl 溶液中,其使用寿命仅约 1 年。

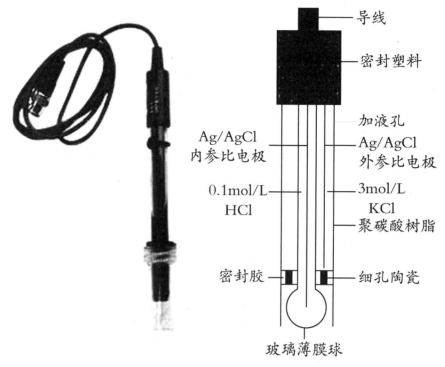

图 3-10  复合 pH 玻璃电极

**2. 酸度计**  酸度计应定期进行计量检定,并符合国家有关规定。测定前,应采用标准缓冲液校正仪器,也可用国家标准物质管理部门发放的标示 pH 准确至 0.01pH 单位的各种标准缓冲液校正仪器。

**3. 测定法**  由于各种酸度计的精度和操作方法不同,应严格按各 pH 计说明书与注意事项进行操作,并遵从以下规范。

(1)测定前,应按各品种项下的规定,选择两种标准缓冲液对仪器进行校正(自动校准需选择三种)。标准缓冲液 pH 相差约 3 个 pH 单位,使供试品溶液的 pH 在它们之间。不同温度时各种标准缓冲液的 pH 如表 3-2 所示。

表 3-2  不同温度时各种标准缓冲液的 pH

| 温度 /℃ | 草酸盐标准缓冲液 | 邻苯二甲酸盐标准缓冲液 | 磷酸盐标准缓冲液 | 硼砂标准缓冲液 | 氢氧化钙标准缓冲液(25℃饱和溶液) |
|---|---|---|---|---|---|
| 0 | 1.67 | 4.01 | 6.98 | 9.46 | 13.43 |
| 5 | 1.67 | 4.00 | 6.95 | 9.40 | 13.21 |
| 10 | 1.67 | 4.00 | 6.92 | 9.33 | 13.00 |

| 温度/℃ | 草酸盐标准缓冲液 | 邻苯二甲酸盐标准缓冲液 | 磷酸盐标准缓冲液 | 硼砂标准缓冲液 | 氢氧化钙标准缓冲液（25℃饱和溶液） |
|---|---|---|---|---|---|
| 15 | 1.67 | 4.00 | 6.90 | 9.27 | 12.81 |
| 20 | 1.68 | 4.00 | 6.88 | 9.22 | 12.63 |
| 25 | 1.68 | 4.01 | 6.86 | 9.18 | 12.45 |
| 30 | 1.68 | 4.01 | 6.85 | 9.14 | 12.30 |
| 35 | 1.69 | 4.02 | 6.84 | 9.10 | 12.14 |
| 40 | 1.69 | 4.04 | 6.84 | 9.06 | 11.98 |
| 45 | 1.70 | 4.05 | 6.83 | 9.04 | 11.84 |
| 50 | 1.71 | 4.06 | 6.83 | 9.01 | 11.71 |
| 55 | 1.72 | 4.08 | 6.83 | 8.99 | 11.57 |
| 60 | 1.72 | 4.09 | 6.84 | 8.96 | 11.45 |

（2）开机，通电预热，并将所选用的标准缓冲液平衡至室温。

（3）仪器的校正：必要时调节零点与温度补偿（有些仪器不需调零或自动进行温度补偿），选择与供试品溶液 pH 较接近的标准缓冲液进行校正（定位），使仪器读数与标准缓冲液标示 pH 一致。再用另一种标准缓冲液进行核对，偏差应不大于 ±0.02pH 单位，若超过此偏差，应调节斜率，使仪器读数与第二种标准缓冲液的标示 pH 相同。重复上述操作，直至仪器读数与两种标准缓冲液的标示 pH 相差不大于 ±0.02pH 单位。

或者采用上述两种标准缓冲液对仪器进行自动校正，使斜率为 90%～105%，漂移值在 0mV±30mV 或 ±0.5pH 单位之内，再用 pH 介于两种校正缓冲液之间且尽量与供试品接近的第三种标准缓冲液验证，至仪器示值与验证缓冲液的规定数值相差不大于 ±0.05pH 单位。

（4）测定时，按规定取供试品溶液，置于小烧杯中，将电极浸入供试品溶液中，轻摇供试品溶液，当酸度计显示的 pH 稳定后，读数。每次更换标准缓冲液或供试品溶液前，应用纯化水充分洗涤电极，再用所换的标准缓冲液或供试品溶液洗涤，或者用纯化水充分洗涤电极后将水吸尽，再进行测定。平行测定供试品溶液若干次，取平均值。

（5）测定结束后，关闭电源；用纯化水冲洗电极，将水吸尽，并按要求保管玻璃电极、甘汞电极或复合 pH 玻璃电极。

（6）结果与判定：按各品种项下规定限度的精度要求，对上述平均值进行修约，作为供试品的 pH，并判定"符合规定"或"不符合规定"。

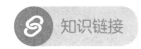

## Starter 3C 酸度计操作规程

1. 开机　接通电源后,按⊙开关键,屏幕亮;预热30分钟。

2. 切换 pH/mV 键(pH测量功能键/mV测量功能键),切换至pH的测量模式。

3. 电极使用　取下电极保存瓶,用蒸馏水清洗电极球泡部分,用吸水纸吸干,旋转电极红色安全锁,打开(保证电极内部的压力和环境压力平衡)。

4. 校准　按 校准 键,屏幕显示"cal 1"图标闪烁,把经过蒸馏水清洗的电极放入pH 6.86标准缓冲溶液中,晃动缓冲溶液容器,等待30秒,按 校准 键,仪器自动判断pH 6.86标准缓冲溶液并显示。屏幕显示"cal 2"图标闪烁,把经过蒸馏水清洗的电极放入第二种pH 4.00缓冲溶液中,晃动缓冲溶液容器,等待30秒,按 校准 键,仪器自动判断pH 4.00标准缓冲溶液并显示,现时仪器已完成两点校准。按 读数 键退出校准过程,进入pH测量模式。

5. 测量　把清洗过的电极放入待测溶液中,晃动待测溶液容器,等待30秒,当屏幕显示"Γ"图标闪烁(表示测量值已达稳定状态),按 读数 键,仪器即锁定测量值,此时即可读取测量值。

6. 清洁　测量完毕,用蒸馏水清洗电极,旋转电极红色安全锁(关闭),套上电极保存瓶。

7. 关机　按⊙键,关机。

4. **注意事项**　测定pH时,应严格按仪器的使用说明书操作,并注意下列事项。

(1)玻璃电极应在水或缓冲液中浸泡24小时以上后使用,不使用时也应浸泡在水或缓冲液中。甘汞电极不使用时用橡胶帽套住甘汞电极的下端玻璃管。复合pH玻璃电极不使用时应浸在以AgCl饱和的KCl溶液中。

(2)配制标准缓冲液与供试品溶液的水,应是新沸放冷的纯化水(pH 5.5~7.0),并尽快使用以免二氧化碳重新溶入造成测量误差。

(3)标准缓冲液在不同温度下的pH是不同的。在测定前,应尽量使标准缓冲液的温度和供试品溶液的温度保持一致,或者在用标准缓冲液校正pH时,调节pH计面板上的温度补偿,使其与供试品溶液的温度一致。

(4)每次更换标准缓冲液或供试品溶液前,应用纯化水充分洗涤电极,再用所换的标准缓冲液或供试品溶液洗涤,或者用纯化水充分洗涤电极后将水吸尽。

(5)若供试品溶液的pH超出规定的标准缓冲液的pH范围,选择pH接近供试品的三种或两种标准缓冲液进行校正。

（6）在强碱溶液中,或溶液中钠离子或锂离子浓度较高时,会产生碱误差现象,显示结果会偏低,必要时选用适当的玻璃电极测定,如低钠玻璃电极。

（7）对弱缓冲液或无缓冲作用溶液的 pH 测定,除另有规定外,先用邻苯二甲酸氢钾标准缓冲液校正仪器后测定供试品溶液,并重取供试品溶液再测,直至 pH 的读数在 1 分钟内改变不超过 0.05 为止;然后再用硼砂标准缓冲液校正仪器,再如上法测定;两次 pH 的读数相差应不超过 0.1,取两次读数的平均值为其 pH。

（8）标准缓冲液在抗化学腐蚀、密闭的容器中一般可保存 2~3 个月,如发现浑浊、发霉或沉淀等现象,不能继续使用。

在只需测量大致 pH 的情况下,也可采用指示剂法或试纸法。

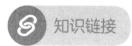 知识链接

## 仪器校正用的标准缓冲液

校正 pH 计应采用下列标准缓冲液,标准缓冲液必须用 pH 基准试剂进行配制。

（1）草酸盐标准缓冲液:精密称取在 54℃±3℃干燥 4~5 小时的草酸三氢钾 12.71g,加水使溶解并稀释至 1 000ml。

（2）邻苯二甲酸盐标准缓冲液:精密称取在 115℃±5℃干燥 2~3 小时的邻苯二甲酸氢钾 10.21g,加水使溶解并稀释至 1 000ml。

（3）磷酸盐标准缓冲液:精密称取在 115℃±5℃干燥 2~3 小时的无水磷酸氢二钠 3.55g 与磷酸二氢钾 3.40g,加水使溶解并稀释至 1 000ml。

（4）硼砂标准缓冲液:精密称取硼砂 3.81g(注意避免风化),加水使溶解并稀释至 1 000ml,置聚乙烯塑料瓶中,密塞,避免空气中二氧化碳进入。

（5）氢氧化钙标准缓冲液:于 25℃,用无二氧化碳的水和过量氢氧化钙经充分振摇制成饱和溶液,取上清液使用。因本缓冲液是 25℃时的氢氧化钙饱和溶液,所以临用前需核对溶液的温度是否在 25℃,否则需调温至 25℃再经溶解平衡后,方可取上清液使用。存放时应防止空气中二氧化碳进入。一旦出现浑浊,应弃去重配。

## 知 识 小 结

| 外观性状 | 外观 | 药物的外观包括状态、晶型、色泽等 |
|---|---|---|
| | 臭、味 | 药物本身固有的特殊气、味,不包括因混入杂质而带入的异臭异味。毒、剧、麻药在药品质量标准中不作"味"的描述 |

续表

| | | |
|---|---|---|
| 溶解度 | 描述 | 采用极易溶解、易溶、溶解、略溶、微溶、极微溶解、几乎不溶或不溶来描述药物在不同溶剂中的溶解性能 |
| | 试验法 | 药物在25℃±2℃一定容量的溶剂中每隔5分钟强力振摇30秒钟;观察30分钟内的溶解情况,如无目视可见的溶质颗粒或液滴时,即视为完全溶解 |
| 物理常数 | 相对密度 | 1. 在相同的温度、压力条件下,某物质的密度与水的密度之比。用$d_t^t$表示。<br>2. 测定方法有比重瓶法、韦氏比重秤法、振荡型密度计法。<br>3. 计算公式<br>$$供试品的相对密度 = \frac{供试品重量}{水重量}$$ |
| | 熔点 | 1. 熔点是指在101.3kPa的压力下,由固态变为液态时的温度,是物质的一项物理常数。<br>2. 测定方法　第一法用于测定易粉碎的固体药品,第二法测定不易粉碎的固体药品,第三法测定凡士林及其类似物质。各品种未注明方法时,均是指第一法。第一法又分为传温液加热法和电热块空气加热法 |
| | 比旋度 | 1. 当偏振光透过长1dm、每1ml中含有旋光性物质1g的溶液,在一定波长与温度下测定的旋光度称为该物质的比旋度,用$[\alpha]_D^t$表示。检测仪器为旋光仪。<br>2. 计算公式<br>液体样品:<br>$$[\alpha]_D^t = \frac{\alpha}{ld}$$<br>固体样品:<br>$$[\alpha]_D^t = \frac{100\alpha}{lc}$$ |
| | 折光率 | 折光率$n$是光线入射角$i$的正弦与折射角$r$的正弦的比值。<br>$$n = \frac{\sin i}{\sin r}$$<br>折光率是反映药物光学性质的参数,药物结构不同,折光率也不同,可用于区别不同的油类或检查某些药品的纯杂程度。<br>常使用阿培折光计进行测定 |

续表

| 物理常数 | pH | （一）概述<br>水溶液中氢离子活度（$\alpha_{H^+}$）的负对数，即 pH=-lg$\alpha_{H^+}$。<br>（二）测定方法<br>1. 电极　复合 pH 玻璃电极。<br>2. 酸度计　酸度计应定期进行计量检定，并符合国家有关规定。<br>3. 测定法　标准缓冲溶液的选择：标准缓冲液 pH 相差约 3 个单位，使供试品溶液的 pH 在它们之间。<br>溶液的 pH 使用 pH 计（酸度计）测定。<br>4. 注意事项　测定 pH 时，应严格按仪器的使用说明书操作。并注意药典的相关规定。 |
| --- | --- | --- |

# 目 标 检 测

## 一、填空题

1. 相对密度是指在相同的温度、压力条件下，某物质的密度与_____的密度之比。测定药物相对密度时，易挥发液体可用_____测定。

2. 当偏振光透过长 1dm、每 1ml 中含有旋光性物质 1g 的溶液，在一定波长与温度下测定的旋光度称为该物质的_____，用_____符号表示，其中_____为测定时的温度，_____为测定波长。

3. 水溶液的 pH 通常以_____电极为指示电极，_____电极或_____电极为参比电极进行测定。

4. 熔距是指_____。

## 二、单项选择题

1. 下列检验项目不属于物理常数的是（　　）

　　A. 相对密度　　　　　　　　　　B. 溶解度

　　C. 比旋度　　　　　　　　　　　D. 折光率

2. 除另有规定外，药品相对密度的测定温度是（　　）

　　A. 10℃　　　　　　　　　　　　B. 20℃

　　C. 25℃　　　　　　　　　　　　D. 30℃

3. 毒、剧、麻药不可口尝，该类药品质量标准中不作（　　）的描述

　　A. 颜色　　　　B. 臭　　　　C. 味　　　　D. 手感

4.《中国药典》（2020 年版）规定，（　　）系指溶质 1g（ml）能在溶剂 1~ 不到 10ml 中溶解

　　A. 易溶　　　　B. 溶解　　　　C. 略溶　　　　D. 微溶

5. 测定药物相对密度时应选择的参照物是（　　）

    A. 液体石蜡　　　　　　　　　　　　B. 甘油

    C. 乙醇　　　　　　　　　　　　　　D. 纯化水

6. 供试品熔点在 80℃以下者,传温液选用（　　）

    A. 水　　　　　　　　　　　　　　　B. 甘油

    C. 硅油　　　　　　　　　　　　　　D. 液体石蜡

7. 测定 pH 时,配制标准缓冲液与供试品溶液的应是（　　）

    A. 蒸馏水　　　　　　　　　　　　　B. 制药用水

    C. 新沸放冷的纯化水　　　　　　　　D. 无菌水

8. 折光计测定供试品前,应用（　　）或校正用棱镜进行校正,以保证测定结果的准确度

    A. 纯水　　　　　　　　　　　　　　B. 丙酮

    C. 乙醇　　　　　　　　　　　　　　D. 乙醚

9. 能引起旋光现象的有机化合物,结构中含有（　　）

    A. 羟基　　　　　　　　　　　　　　B. 手性碳原子

    C. 共轭结构　　　　　　　　　　　　D. 羧基

10. 以下说法错误的是（　　）

    A. 用比重瓶法测定相对密度,操作顺序为先称量空比重瓶重,再装供试品称重,最后装水称重

    B. 将比重瓶从水浴取出时,应用手指拿住瓶颈,而不是拿瓶肚,以免液体因手温影响体积膨胀外溢

    C.《中国药典》(2020 年版)规定熔点测定的第一法用于测定不易粉碎的固体药品

    D. 多数供试品的折光率受温度影响较大,因此在测定时温度恒定至少半小时

## 三、多项选择题

1. 下列属于药品外观性状的是（　　）

    A. 颜色　　　　　　　B. 稳定性　　　　　　C. 味

    D. 熔点　　　　　　　E. 溶解度

2.《中国药典》(2020 年版)收载相对密度的测定方法有（　　）

    A. 比重瓶法　　　　　B. 韦氏比重秤法　　　C. 振荡型密度计法

    D. 传温液加热法　　　E. 电热块加热法

3. 供试品熔点在 80℃以上时,传温液选用（　　）

    A. 水　　　　　　　　B. 甘油　　　　　　　C. 硅油

    D. 液体石蜡　　　　　E. 三氯甲烷

4. 对旋光度测定法的描述正确的是（　　）

　　A. 有机化合物分子中含有手性碳原子时,具有光学活性

　　B. 测定旋光度应使用读数精度至 0.01° 并经过计量检定的旋光仪

　　C. 旋光度测定一般应在溶液配制 30 分钟内进行测定

　　D. 旋光仪使用的光源为碘钨灯

　　E. 葡萄糖的含量可用旋光度测定法测定

5. 下列能采用折光计测定的物质是（　　）

　　A. 二硅油　　　　　　　　　　　　　B. 十一烯酸

　　C. 大豆油(供注射用)　　　　　　　　D. 甘油

　　E. 硫酸

## 四、配伍选择题

【1~4】

　　A. 比重瓶　　　　B. 旋光计　　　　C. 折光计　　　　D. 酸度计

选出下列物理常数测定采用的仪器设备

1. 旋光度测定（　　）

2. 折光率测定（　　）

3. pH 测定（　　）

4. 相对密度测定（　　）

【5~8】

　　A. $n_D^t$　　　　　　B. $d_t^t$　　　　　　C. $[\alpha]_D^t$　　　　　　D. $\alpha$

选出正确的符号

5. 旋光度（　　）

6. 折光率（　　）

7. 比旋度（　　）

8. 相对密度（　　）

## 五、计算题

1. 测定某液体药物的相对密度,数据为:比重瓶重 21.597g,加入苯甲醇后共重 31.999g,苯甲醇倾去,换成纯化水后共重 31.532g,请算出该药物的相对密度。

2. 某批药品进行比旋度测定:取本品,精密称定,加水溶解并定量稀释制成每 1ml 中含 0.10g 的溶液,依法测定,比旋度应为 +95.0° 至 +97.0°。若该药物测得旋光度为 +20.2°,旋光管为 2dm,求其比旋度并判断这批药物是否符合规定。

3. 取葡萄糖,精密称定,重量为 10.002 6g,置 100ml 量瓶中,加水适量与氨试液 0.2ml,溶解后,用水稀释至刻度,摇匀,放置 10 分钟,在 25℃时,用 1dm 旋光管,测得旋光度为 +5.28°,求其比旋度。

项目三
自测题

# 实训四　甘油相对密度的测定

## 一、实训目的

1. 学会使用比重瓶、电子天平和恒温水浴测定甘油的相对密度。
2. 能规范记录原始数据,正确处理数据和结果判断。

## 二、实训准备

1. **仪器**　比重瓶(50ml)、电子天平(万分之一)、恒温水浴锅。
2. **试剂**　甘油、新沸放冷的纯化水。

## 三、实训内容

1. 将洁净干燥的比重瓶放入电子天平,称定其重量,记录为重量 $m_0$。
2. 取上述已称定重量的比重瓶,缓慢沿壁装满温度低于 25℃的甘油,避免产生气泡。插入瓶塞,用滤纸将从塞孔溢出的甘油擦干,置温度恒定在 25℃的恒温水浴中,放置 10~20 分钟。

随着温度的升高,液体不断从塞孔溢出,随时用滤纸将瓶塞顶端擦干,待液体不再由塞孔溢出,将比重瓶自水浴中取出,再用滤纸擦干瓶塞外的水,迅速称定重量,记录重量 $m_1$。

3. 将比重瓶中的甘油倾去、洗净,装满新沸过的温度低于 25℃的水,再照甘油重量的测定法测定同一温度时水的重量,记录重量 $m_2$。

4. 按照下列公式计算甘油相对密度。

$$甘油的相对密度 = \frac{m_1-m_0}{m_2-m_0}$$

5. 重复测定 2 次,得其平均值,并作出判断。《中国药典》(2020 年版)规定,甘油在 25℃时相对密度为 1.258~1.268。

## 四、实训记录

| 品名 | | 生产日期 | |
|---|---|---|---|
| 批号 | | 规格 | |
| 检验日期 | | 生产企业 | |
| 检验项目 | | 实验室湿度/温度 | |
| 检验依据 | | | |
| 检验内容 | | | |

| 仪器设备 | 比重瓶型号 | | 编号 | |
|---|---|---|---|---|
| | 天平型号 | | 编号 | |
| | 校正状态 | 是□　否□ | | |

检验程序及检验记录

1. 操作过程

2. 实验记录

| | 样品 1 | 样品 2 |
|---|---|---|
| $m_0$/g | | |
| $m_1$/g | | |
| $m_2$/g | | |
| 相对密度 | | |
| 相对密度平均值 | | |

3. 计算过程

续表

| 检验结果 | 标准规定：<br>测定结果：<br>结论：□符合规定　□不符合规定 |
| --- | --- |
| 审核员： | 复核员：　　　　　　　　检验员： |

## 五、实训思考

1. 空比重瓶、供试品和水的称量顺序能否调换？为什么？

2. 有哪些因素会影响检验结果？试举例说明。

# 实训五　苯甲酸熔点的测定

## 一、实训目的

1. 学会使用熔点仪测定苯甲酸的熔点。

2. 能规范记录原始数据，正确处理数据和结果判断。

## 二、实训准备

1. **仪器**　熔点仪、熔点毛细管、研钵、表面皿、玻璃管（约 60cm）。

2. **试剂**　苯甲酸。

## 三、实训内容

1. **供试品处理**　取干燥至恒重的苯甲酸适量，研成细粉，将熔点毛细管开口的一端插入细粉中，再反转毛细管，并将熔封一端轻叩桌面，使供试品落入管底，再借助约 60cm 的洁净玻璃管，垂直放在表面皿上，将毛细管放入玻璃管上口使其自由落下，反复数次，使苯甲酸粉末紧密集结在毛细管的熔封端。装样高度应约为 3mm。

2. **测定熔点**

（1）打开熔点仪，预热 20~30 分钟。

（2）进入熔点仪主界面，按仪器操作规程建立方法，设置起始温度为 111℃、停止温度 125℃、升温速率为 1.0℃/min。

（3）当实际温度稳定到起始温度后，放入装好样品的毛细管，进行测试。一次测试结束后，仪器自动显示样品初熔值和全熔值。记录初熔值和全熔值（估读到 0.1℃）。

（4）重复测定 3 次。

（5）测试结束，关闭仪器电源，清理实验台面。

**3. 数据处理**　计算 3 次测定平均值。

**4. 结果判定**　《中国药典》（2020 年版）规定，苯甲酸熔点为 121~124.5℃。

**5. 注意事项**

（1）样品必须烘干并严格按照要求装样。

（2）熔点毛细管放入仪器前用软布擦拭毛细管外壁。

（3）测定结果的数据应按标准规定的熔点或熔距范围进行修约。当其有效数字的定位为小数时，修约间隔以 0.5 进行修约，即 0.1~0.2℃舍去，0.3~0.7℃修约为 0.5℃，0.8~0.9℃修约为 1℃，并以修约后的数据报告；当其有效数字的定位为个位数时，则按修约间隔为 1 进行修约，即一次修约到标准规定的个位数。

## 四、实训记录

| 品名 | | 生产日期 | |
|---|---|---|---|
| 批号 | | 规格 | |
| 检验日期 | | 生产企业 | |
| 检验项目 | | 实验室湿度 / 温度 | |
| 检验依据 | | | |
| 检验内容 | | | |
| 仪器设备 | 熔点仪型号 | | 编号 | |
| | 校正状态 | 是□　否□ | | |

| 检验程序及检验记录 | 1. 操作过程<br><br><br>2. 实验记录 |
|---|---|

| | 样品 1 | 样品 2 | 样品 3 | 平均熔点 |
|---|---|---|---|---|
| 初熔 /℃ | | | | |
| 全熔 /℃ | | | | |
| 熔距 /℃ | | | | |

3. 计算过程

续表

| 检验结果 | 标准规定： |
| | 测定结果： |
| | 结论：☐ 符合规定　　☐ 不符合规定 |
| 审核员： | 复核员：　　　　　　　　　　检验员： |

## 五、实训思考

1.《中国药典》(2020 年版)收载了几种熔点的测定方法？本法属于第几法？

2. 有哪些因素会影响熔点检验结果？试举例说明。

# 实训六　葡萄糖比旋度的测定

## 一、实训目的

1. 学会使用旋光仪测定葡萄糖溶液的旋光度。

2. 能规范记录原始数据，正确处理数据和结果判断。

## 二、实训准备

1. **仪器**　电子天平、旋光仪、量瓶(100ml)、烧杯(100ml)。

2. **试剂**　葡萄糖、氨试液。

## 三、实训内容

1. **供试品溶液的制备**　取葡萄糖约 10g，精密称定，置 100ml 烧杯中用适量水溶解，转移至 100ml 量瓶中，加氨试液 0.2ml 后，加水稀释至刻度，摇匀，放置 10 分钟备用。

2. **旋光度的测定**

（1）接通电源，打开开关，预热 5 分钟。

（2）零点校正：把装有空白溶液(本实验空白溶液为水)的测定管放入旋光仪内，按"清零"键。

（3）旋光度的测定：把装有葡萄糖溶液的测定管放入旋光仪，待读数稳定后，记录旋光度值。按"复测"键复测 2 次，记录数据。按"平均"键，得平均值，记录。

（4）测试结束，关闭仪器电源，清洁仪器，清理实验台面。

3. **数据处理**　按下列公式计算葡萄糖溶液比旋度。

$$[\alpha]_D^t = \frac{100\alpha}{lc}$$

**4. 结果判定**　《中国药典》(2020 年版)规定,葡萄糖依上述方法测定,比旋度应为 +52.6° 至 +53.2°。

## 四、实训记录

| 品名 | | 生产日期 | | |
|---|---|---|---|---|
| 批号 | | 规格 | | |
| 检验日期 | | 生产企业 | | |
| 检验项目 | | 实验室湿度 / 温度 | | |
| 检验依据 | | | | |
| 检验内容 | | | | |
| 仪器设备 | 旋光仪型号 | | 编号 | |
| | 校正状态 | 是□　否□ | | |
| | 天平型号 | | 编号 | |
| | 校正状态 | 是□　否□ | | |
| 检验程序及检验记录 | 1. 操作过程 2. 实验记录 | | | |

| 称样量 /g | | | |
|---|---|---|---|
| 测定管长度 /dm | | | |
| 测量次数 | 1 | 2 | 3 |
| 旋光度 | | | |
| 旋光度平均值 | | | |
| 比旋度 | | | |

3. 计算过程

| 检验结果 | 标准规定： |
| | 测定结果： |
| | 结论：□ 符合规定　　□ 不符合规定 |
| 审核员： | 复核员：　　　　　　　　　检验员： |

## 五、实训思考

1. 测定葡萄糖溶液的旋光度时，为什么要加入氨试液？

2. 简要分析本次实验中影响实验结果的因素。

3. 旋光度和比旋度有何不同？

# 实训七　苯丙醇折光率的测定

## 一、实训目的

1. 学会使用阿培折光计测定苯丙醇的折光率。

2. 能规范记录原始数据，正确处理数据和结果判断。

## 二、实训准备

1. **仪器**　阿培折光计。

2. **试剂**　苯丙醇、乙醇。

## 三、实训内容

1. **仪器的准备**　将仪器置于有充足光线的平台上，装上温度计，置20℃恒温室中至少1小时，或连接20℃恒温水浴至少半小时，以保持稳定的温度。使折射棱镜上透光处朝向光源，将镜筒拉向观察者，使成一适当倾斜度，对准反射镜，使视野内光线最明亮为止。

2. **折光计的校正**　用水进行校正。

（1）将上下棱镜拉开，用乙醇清洁棱镜表面，乙醇挥干后，用滴管取水1~2滴，滴于下棱镜面上，注意滴管尖不要触及棱镜，避免棱镜出现划痕。

（2）将上棱镜盖上并拉紧扳手，稍待使温度与棱镜一致。观察目镜，同时转动刻度调节手轮，使读数在水折光率附近（水的折光率在20℃时为1.333 0），旋转色散调节手轮，使视野内虹彩消失，并有清晰的明暗分界线。再转动刻度调节手轮，使视野的明暗区域分界线准确位于镜筒视野内十字交叉处。

### 3. 供试品的测定

（1）将上下折射棱镜拉开，用乙醇清洁棱镜表面，乙醇挥干后，用滴管取供试品 1~2 滴，滴于下棱镜面上。供试品加入量要适中，使其在棱镜上生成均匀的薄层。

（2）将上棱镜盖上并拉紧扳手，稍待使温度与棱镜一致。观察目镜，同时转动刻度调节手轮，使读数在供试品折光率附近，旋转色散调节手轮和刻度调节手轮，使视野的明暗区域分界线准确位于镜筒视野内十字交叉处。

（3）记下刻度尺上的读数，再重复读数 2 次，取 3 次读数的平均值，即为供试品的折光率。

（4）测试结束，关闭仪器电源，清洁仪器，清理实验台面。

**4. 结果与判定** 《中国药典》（2020 年版）规定，苯丙醇折光率为 1.517~1.522。

## 四、实训记录

| 品名 | | 生产日期 | |
|---|---|---|---|
| 批号 | | 规格 | |
| 检验日期 | | 生产企业 | |
| 检验项目 | | 实验室湿度/温度 | |
| 检验依据 | | | |
| 检验内容 | | | |
| 仪器设备 | 折光计型号 | | 仪器编号 | |
| | 校正状态 | 是□　否□ | | |

检验程序及检验记录

1. 操作过程

2. 实验记录

| 测定次数 | 1 | 2 | 3 |
|---|---|---|---|
| 折光率 | | | |
| 折光率平均值 | | | |

3. 计算过程

| 检验结果 | 标准规定： |
| | 测定结果： |
| | 结论：□符合规定　□不符合规定 |

| 审核员： | 复核员： | 检验员： |

## 五、实训思考

1. 滴加供试品时，有哪些注意事项？
2. 测定折光率有何意义？

# 实训八　葡萄糖氯化钠注射液 pH 的测定

## 一、实训目的

1. 学会使用酸度计测定葡萄糖氯化钠注射液的 pH。
2. 能规范记录原始数据，正确处理数据和结果判断。

## 二、实训准备

1. **仪器**　酸度计、复合 pH 玻璃电极、烧杯、吸水纸。
2. **试剂**　葡萄糖氯化钠注射液、磷酸盐标准缓冲液（pH 6.86）、邻苯二甲酸盐标准缓冲液（pH 4.00）。

## 三、实训内容

### 1. 酸度计的校正

（1）开机通电预热几分钟，调节 pH 计面板上的温度补偿，使其与供试品溶液的温度一致。

（2）用水充分洗涤电极后将水吸尽。

（3）用邻苯二甲酸盐标准缓冲液（pH 4.00）进行校正（定位），使仪器读数为 4.00。

（4）用水充分洗涤电极，吸干，再用磷酸盐标准缓冲液（pH 6.86）进行核对，偏差应不大于 ±0.02pH 单位，若超过此偏差，应调节斜率，使仪器读数为 6.86。

（5）重复步骤（2）~（4），直至仪器读数与两种标准缓冲液的标示 pH 相差不大于 ±0.02pH 单位。

### 2. 测定供试品

（1）取适量葡萄糖氯化钠注射液置于小烧杯中。

（2）用水洗涤电极,再用葡萄糖氯化钠注射液淋洗电极 3 次,将电极浸入烧杯内的供试品溶液中,轻摇使溶液平衡稳定后,进行读数。重复测定 3 次。

（3）实验结束,清洗电极,套上保护套,关机。

**3. 数据处理** 计算 3 次测定值的平均值,即为供试品的 pH。

**4. 结果与判定** 《中国药典》(2020 年版)规定,葡萄糖氯化钠注射液 pH 为 3.5~5.5。

**5. 注意事项**

（1）每次更换标准缓冲液或供试品溶液前,应用水充分洗涤电极,再用所换的标准缓冲液或供试品溶液洗涤,或者用水充分洗涤电极后将水吸尽。

（2）配制标准缓冲液与供试品溶液的水,应是新沸放冷的水(pH 5.5~7.0),并尽快使用以免二氧化碳重新溶入造成测量误差。

## 四、实训记录

| 品名 | | 生产日期 | |
|---|---|---|---|
| 批号 | | 规格 | |
| 检验日期 | | 生产企业 | |
| 检验项目 | | 实验室湿度 / 温度 | |
| 检验依据 | | | |
| 检验内容 | | | |
| 仪器设备 | 酸度计型号 | | 编号 | |
| | 校正状态 | 是□　否□ | | |
| 检验程序及检验记录 | 1. 操作过程<br><br><br>2. 实验记录 | | | |

| 测定次数 | 1 | 2 | 3 |
|---|---|---|---|
| pH | | | |
| pH 平均值 | | | |

3. 计算过程

续表

| 检验结果 | 标准规定：<br>测定结果：<br>结论:□符合规定　□不符合规定 |
| --- | --- |
| 审核员：　　　　　复核员：　　　　　检验员： | |

## 五、实训思考

1. 校正 pH 计时为何选用 pH 6.86 和 pH 4.00 的标准缓冲液？

2. 复合 pH 玻璃电极在使用过程中上端的小橡皮塞没有拔出对测定结果是否会产生影响？

# 项目四
# 药物的鉴别

项目四 课 件

## 学习目标

**知识目标**

1. 掌握鉴别试验的目的、常用的鉴别方法。

2. 熟悉各鉴别方法的原理和注意事项。

3. 了解光谱鉴别法、色谱鉴别法使用的仪器。

**技能目标**

1. 能按照药品质量标准对药物进行鉴别操作。

2. 对鉴别结果进行正确的判断，并正确填写检验记录。

**素养目标**

1. 培养依法检验、规范工作的观念。

2. 培养诚实守信、自律敬业的道德素质。

## 情景导入

### 阿司匹林的鉴别

《中国药典》(2020年版)中，阿司匹林鉴别项要求如下：

(1) 取本品约0.1g,加水10ml,煮沸,放冷,加三氯化铁试液1滴,即显紫堇色。

(2) 取本品约0.5g,加碳酸钠试液10ml,煮沸2分钟后,放冷,加过量的稀硫酸,即析出白色沉淀,并发出醋酸的臭气。

(3) 本品的红外光吸收图谱应与对照的图谱(光谱集5图)一致。

《中国药典》(2020年版)中，阿司匹林片鉴别项要求如下：

（1）取本品的细粉适量（约相当于阿司匹林 0.1g），加水 10ml，煮沸，放冷，加三氯化铁试液 1 滴，即显紫堇色。

（2）在含量测定项下记录的色谱图中，供试品溶液主峰的保留时间应与对照品溶液主峰的保留时间一致。

讨论：

1. 阿司匹林和阿司匹林片的鉴别方法有何不同？为什么会不一样？

2. 药物鉴别的方法有哪些？各适用于鉴别哪些药物？

药物的鉴别试验是根据药物的分子结构、理化性质，采用物理、化学或生物学方法来判断药物的真伪。鉴别的目的是确证供试品的真伪。药物只有在鉴别无误的情况下，进行药物的杂质检查、含量测定等才有意义。《中国药典》（2020 年版）凡例中规定，鉴别项下规定的试验方法，系根据反映该药物某些物理、化学或生物学等特性所进行的药物鉴别试验，不完全代表对该药物化学结构的确证。即鉴别项下的试验方法虽然有一定的专属性，但不足以对其化学结构进行确证，因此不能用以鉴别未知物，仅适用于鉴别贮藏在有标签容器中的药物是否为其所标示的药物。

药物的鉴别具有如下特点：

1. 鉴别试验为已知物的确证试验，而不是鉴定未知物的组成和结构。鉴别药物时，供试品是已知物，依据现行药典、药品标准中药品鉴别项下规定的试验方法，逐项检验，并结合性状观测结果，对供试品的真伪作出判断。

2. 鉴别试验是个别分析，而不是系统分析。鉴别一般采用专属性强、重现性好、灵敏度高、操作简便快捷的方法进行，其试验项目比较少，通常需要 2~4 种不同原理方法鉴别同一种供试品，有的只需一、两项试验就可以作出明确结论。

3. 通常是利用药物的离子或官能团特征反应、红外或紫外 - 可见光特征吸收、色谱行为、熔点与旋光性等化学和物理性质以及生物活性等进行鉴别，综合分析试验结果，作出判断。

4. 鉴别制剂时，要注意消除辅料的干扰。鉴别复方制剂中的不同成分时，要注意消除各成分间的干扰。

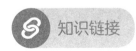 知识链接

## 假　药

药物鉴别的目的是判断药物的真伪，那假药的概念你了解吗？

按照《中华人民共和国药品管理法》规定，有下列情形之一的为假药：

（一）药品所含成分与国家药品标准规定的成分不符。

（二）以非药品冒充药品或者以他种药品冒充此种药品。

（三）变质的药品。

（四）药品所标明的适应证或者功能主治超出规定范围。

# 任务一　常用鉴别方法

## 一、化学鉴别法

根据药物与化学试剂在一定条件下发生化学反应产生的颜色的改变、沉淀的产生或溶解、荧光的出现或消失、气体的生成等，从而作出定性分析结论。如果供试品的反应现象与药品质量标准中的鉴别项目和反应现象相同，则认定为同一种药物。并不是所有的化学反应都能用于鉴别试验，选择化学鉴别法的原则是专属性强、重现性好、灵敏度高和操作简便，至于是否反应完全并不重要。

### （一）化学鉴别法的分类

为了便于观察比较，化学鉴别法应具有能观察到的明显的化学变化，要求在适当的条件下产生颜色、荧光或使试剂褪色，发生沉淀反应或产生气体。因此，可将化学鉴别法分类如下：

1. **显色反应鉴别法**　显色反应鉴别法指供试品溶液中加入适当的试剂溶液，在一定条件下进行反应，生成易于观测的有色产物。如酚羟基的三氯化铁呈色反应；芳香第一胺的重氮化 - 偶合反应；托烷生物碱类的 Vitali 反应；氨基酸及氨基糖苷类的茚三酮反应等。

2. **沉淀反应鉴别法**　沉淀反应鉴别法指供试品溶液中加入适当的试剂溶液，在一定条件下进行反应，生成不同颜色的沉淀，有的具有特殊的沉淀形状。如氯化物的银盐沉淀反应；与重金属离子的沉淀反应（如乙酰半胱氨酸）；生物碱与生物碱沉淀剂反应。

3. **荧光反应鉴别法**　在适当的溶剂中药物本身在可见光下发射荧光，如荧光素钠的水溶液显强烈的荧光，加酸使成酸性后荧光消失，再加碱使成碱性后，荧光又显出；药物与适当试剂反应后发射出荧光，如地西泮加硫酸后，在紫外灯下显黄绿色荧光；维生素 $B_1$ 的硫色素反应等。

4. **气体生成反应鉴别法**　大多数的胺（铵）类药物、酰脲类药物以及某些酰胺类药物可经强碱处理后加热产生氨（胺）气（如卡巴胆碱）；化学结构中含硫的药物可经强酸处理后加热产生硫化氢气体（如盐酸雷尼替丁）；含碘有机药物经直火加热可生成紫色碘蒸气（如泛影酸）；含乙酸酯和乙酰胺类药物，经硫酸水解后，加乙醇可产生乙酸乙酯的香气（如乙酰唑胺）。

5. **使试剂褪色的鉴别法**　如维生素 C 的二氯靛酚钠反应；氧烯洛尔的高锰酸钾反

应;司可巴比妥钠的碘试液反应等。

### （二）鉴别试验的内容

化学鉴别试验由一般鉴别试验和专属鉴别试验组成。

**1. 一般鉴别试验** 一般鉴别试验是依据某一类药物的化学结构或理化性质的特征,通过化学反应来鉴别药物的真伪。对无机药物是根据其组成的阴离子和阳离子的特殊反应;对有机药物则采用典型的官能团反应。因此,一般鉴别试验只能证实是某一类药物,而不能证实是哪一种药物。

**2. 专属鉴别试验** 专属鉴别试验是证实某一种药物的依据,是根据每一种药物化学结构的差异及其所引起的物理化学特性的不同,选用某些特有的灵敏定性反应来鉴别药物真伪。如异烟肼吡啶环上连有肼基,利用其肼基的还原性进行专属鉴别试验;维生素$B_1$结构上有噻唑环,利用其硫色素反应进行专属鉴别试验。

一般鉴别试验与专属鉴别试验的区别在于:一般鉴别试验依据某类药物具有共同化学结构,有相同物理化学性质的特点,区别不同类别的药物;专属鉴别试验在一般鉴别试验的基础上,利用各种药物的化学结构差异,鉴别各个药物单体,达到最终确证药物真伪的目的。

## 二、光谱鉴别法

### （一）紫外 - 可见分光光度法（UV 法）

**1. 基本原理** 具有共轭体系的有机药物或有生色团和助色团的药物在紫外 - 可见光区（190~800nm）有明显吸收,产生的光谱称为紫外吸收光谱,结构不同的药物会显示特征的吸收光谱（图 4-1）,可根据药物吸收光谱的特征,如吸收系数、吸收光谱的形状、吸收峰数目、各吸收峰位置、最大吸收波长等进行鉴别。

但吸收光谱仅能反映药物结构中共轭体系部分的特征,分子中其他部分的结构对吸收光谱影响不大,所以此法用作鉴别的专属性不如红外光谱。

**2. 鉴别方法** 为提高紫外 - 可见分光光度法鉴别的专属性,常用以下方法鉴别药物。

（1）比较吸收光谱的一致性:利用吸收光谱的一致性进行鉴别。按药品质量标准的规定,将供试品与对照品用规定溶剂分别配成一定浓度的溶液,在规定波长区域

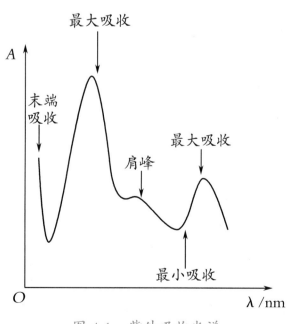

图 4-1 紫外吸收光谱

内绘制吸收光谱,供试品光谱与对照品光谱应一致。光谱一致指供试品与对照品吸收光谱曲线的峰位、峰形和相对强度均一致。《中国药典》(2020 年版)规定地蒽酚软膏的鉴别:取含量测定项下的溶液,照紫外 - 可见分光光度法(通则 0401)测定,供试品溶液在 440~470nm 波长范围内的吸收光谱与对照品溶液的吸收光谱一致。

(2)比较吸收系数($E_{1cm}^{1\%}$)的一致性:吸收系数是物理常数之一,收载在药品质量标准的性状项下。按药品质量标准的规定,将供试品用规定的溶剂配成一定浓度的供试液,在规定波长处测定吸光度,由吸光度及浓度计算吸收系数,然后与药品质量标准中规定的吸收系数对比,如果在规定范围内,表示供试品吸收系数符合规定。如《中国药典》(2020 年版)规定维生素 $B_1$ 的鉴别:取本品,精密称定,加盐酸溶液(9 → 1 000)溶解并定量稀释制成每 1ml 约含 12.5μg 的溶液,照紫外 - 可见分光光度法(通则 0401),在 246nm 波长处测定吸光度,吸收系数($E_{1cm}^{1\%}$)为 406~436。

(3)对比最大吸收波长处相应吸光度的一致性:按药品质量标准的规定,将供试品用规定的溶剂配成一定浓度的供试液,测定最大吸收波长和相应的吸光度,然后与药品质量标准中规定的最大吸收波长和吸光度对比,如果相同,该项检查符合规定。如《中国药典》(2020 年版)规定卡马西平的鉴别:取本品,加乙醇溶解并稀释制成每 1ml 中含 10μg 的溶液,照紫外 - 可见分光光度法(通则 0401)测定,在 238nm 与 285nm 的波长处有最大吸收,在 285nm 波长处的吸光度为 0.47~0.51。

(4)比较最大吸收波长、最小吸收波长、肩峰波长的一致性:按药品质量标准的规定,将供试品用规定的溶剂配成一定浓度的供试液,测定最大吸收波长和最小吸收波长,然后与药品质量标准中规定的波长对比,如果在规定范围内(样品吸收峰波长应在该品种规定的波长 ±2nm 以内),该项检查符合规定。如《中国药典》(2020 年版)规定布洛芬的鉴别:取本品,加 0.4% 氢氧化钠溶液制成每 1ml 中含 0.25mg 的溶液,照紫外 - 可见分光光度法(通则 0401)测定,在 265nm 与 273nm 的波长处有最大吸收,在 245nm 与 271nm 的波长处有最小吸收,在 259nm 的波长处有一肩峰。

(5)比较吸光度比值的一致性:某些药物的吸收峰虽然较多,但各峰对应的吸光度比值是一定的,可作为鉴别的标准。按药品质量标准的规定,将供试品用规定的溶剂配成一定浓度的供试液,测定最大吸收波长或最小吸收波长和相应的吸光度,然后计算吸光度的比值,再与药品质量标准中规定值对比,如果在规定范围内,表示该项检查符合规定。如《中国药典》(2020 年版)规定尼群地平的鉴别:避光操作。取本品,加无水乙醇制成每 1ml 中约含 20μg 的溶液,照紫外 - 可见分光光度法(通则 0401)测定,在 236nm 与 353nm 的波长处有最大吸收,在 303nm 的波长处有最小吸收。在 353nm 与 303nm 的波长处的吸光度比值应为 2.1~2.3。

以上方法,可以单个应用,也可以几个方法结合起来使用,以提高方法的专属性。

**课堂活动**

乙胺嘧啶的鉴别　用 0.1mol/L 盐酸溶液溶解并定量稀释制成每 1ml 中约含 13μg 的溶液,照紫外 - 可见分光光度法(通则 0401)测定,在 272nm 波长处有最大吸收,在 261nm 波长处有最小吸收;并且在 272nm 波长处的吸收系数($E_{1cm}^{1\%}$)为 309~329。

丙酸倍氯米松的鉴别　取本品,精密称定,加乙醇溶解并定量稀释制成每 1ml 中约含 20μg 的溶液,照紫外 - 可见分光光度法(通则 0401)测定,在 239nm 的波长处有最大吸收,吸光度为 0.57~0.60;在 239nm 与 263nm 的波长处的吸光度比值应为 2.25~2.45。

请问:以上两案例各采用紫外 - 可见分光光度法中常用药物鉴别的哪种方法?

### 3. 注意事项

(1)含有杂原子的有机溶剂,通常具有很强的末端吸收。因此,当作溶剂使用时,它们的使用范围均不能小于截止使用波长。且每次测定时应采用同一品牌、同一批次溶剂。

(2)若同时配对使用 2 只吸收池测定时,两者透光率相差应在 0.3% 以下,否则必须加上校正值。也可以供试品溶液和对照品溶液用同一个吸收池。

(3)拿取吸收池时,只能用手指接触两侧毛玻璃,绝不能接触透光面,吸收池的透光面必须清洁干净。注入吸收池的溶液不要太满,一般到吸收池高度的 2/3~4/5 即可,溶液内不得有微小气泡。如果万一有溶液或溶剂溢出,可先用吸水纸吸干,再用擦镜纸擦拭透光面,不得将透光面与硬物或脏物接触。对于易挥发试样,应在吸收池上盖上池盖。

(4)供试品溶液的浓度,除已有注明外,其吸光度以在 0.3~0.7 之间为宜。

(5)若试样溶液含有腐蚀玻璃的物质,试液不能长久放在吸收池中,要尽快测定,并立即用水冲洗干净,如有污染不易清洗时,可用硫酸 - 发烟硝酸(3∶1,$V/V$)浸泡后水洗,不能用强碱溶液或强氧化性洗液洗涤,更不能用毛刷刷洗。

(6)需要干燥的吸收池不能置于烘箱内烘干,更不能在火焰或电炉上加热干燥。可用少量乙醇或丙酮脱水处理,常温放置干燥。

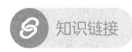 **知识链接**

## 紫外 - 可见分光光度计

紫外 - 可见分光光度计是在紫外、可见光区可任意选择不同波长的光来测定吸光度的仪器,由光源、单色器、吸收池、检测器和讯号处理与显示器五个部分组成。

光源:紫外 - 可见分光光度计的光源在紫外光区常用氙灯或氢灯,可见光区常用的光源为钨灯或卤钨灯。

单色器:单色器的作用是将来自光源的连续光谱按波长顺序色散,并从中分离出所需波长的谱带。单色器由入射狭缝、准直镜、色散元件(光栅或棱镜)、物镜和出射狭缝构成,其中色散元件的作用是将光源发射的复合光分解成不同波长的单色光。

吸收池:吸收池又称为比色皿,分为玻璃和石英材质,玻璃吸收池只能用于可见光区,石英吸收池既可用于紫外光区也可用于可见光区。

检测器:检测器的功能是检测光信号,测量单色光透过被测溶液后光强度变化,并将光信号转变成电信号。常用的检测器是光电倍增管。

讯号处理与显示器:讯号处理与显示系统的作用是放大信号并记录。

### (二)红外分光光度法(IR法)

1. **基本原理** 化合物受红外光照射后,引起分子的振动-转动能级跃迁产生的吸收光谱叫红外光谱。红外光谱的特征性强,几乎所有的有机化合物都有其特征红外光谱。药物分子的组成、结构、官能团不同,其红外吸收光谱也不同,故可以作为有机药物鉴别的依据。

红外分光光度法鉴别的特点:①专属性强,几乎所有的药物都有自己特征的红外光谱;②突出整体性,红外光谱提供整个药物的结构信息;③主要用于结构明确、组分单一的原料药,特别是药物化学结构比较复杂,相互之间差异较小,不易区分的同类药物,如磺胺类、甾体激素类和抗生素类药品,用化学鉴别法或紫外-可见分光光度法都不足以相互区别时,采用红外分光光度法常可以有效解决。用于制剂鉴别时,如辅料无干扰,用原料药红外光谱对照。例如,维生素 $B_{12}$ 的红外光谱图如图 4-2 所示;如有干扰,可参照原料药的标准红外光谱在指纹区、辅料无干扰的 3~5 个特征吸收峰鉴别,维生素 $B_{12}$ 注射液红外光谱图如图 4-3 所示。药物的红外光谱反映药物分子的结构特征,专属性强、准确度高,是验证已知药物的重要有效方法。

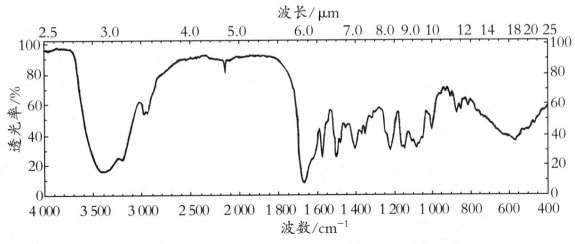

图 4-2　维生素 $B_{12}$ 标准红外光谱图

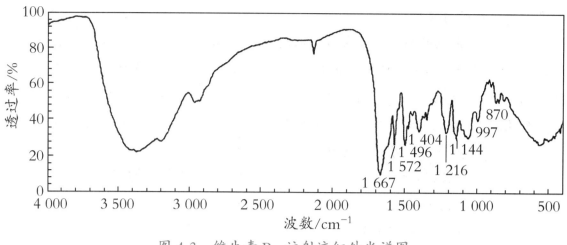

图 4-3 维生素 B$_{12}$ 注射液红外光谱图

**2. 鉴别方法** 用红外分光光度法鉴别药物时,常用标准图谱对照法或对照品比较法。

(1)标准图谱对照法:是按照药典指定的条件绘制供试品的红外吸收光谱,与《药品红外光谱集》中相应的标准红外光谱进行全谱的比较,即吸收峰的数目、峰位、峰强、峰形是否一致。若供试品光谱的峰数、峰位、峰强和峰形与对照图谱一致,则认为供试品的光谱图与对照光谱图一致,通常可判定两化合物为同一物质。若两光谱图不同,则可判定两化合物不同。《英国药典》和《日本药局方》主要采用这种方法,也有一部分采用对照品比较法,《中国药典》(2020 年版)采用标准图谱对照法。例如,《中国药典》(2020 年版)规定阿司匹林的红外光谱鉴别试验为:本品的红外光吸收图谱应与对照的图谱(光谱集 5 图)一致。

(2)对照品比较法:是将供试品与相应的对照品在相同条件下绘制红外光谱图,直接对比是否一致,如果一致则可以判断两个化合物为同一物质,如果不一致,若不存在多晶现象或外界影响,则可判定为不同化合物。《美国药典》主要采用对照品比较法。

标准图谱对照法方法简便,但无法消除因不同仪器和不同操作条件所造成的差异;对照品比较法没有以上缺点,但对照品不易得到,因此我国药典采用标准图谱对照法。用红外光谱鉴别药物时,《中国药典》(2020 年版)要求按指定条件绘制供试品的红外光吸收图谱,与《药品红外光谱集》中的相应标准图谱对照,如果峰位、峰形和相对强度都一致时,即为同一种药物。也常将供试品的红外吸收光谱与标准(或对照品)图谱,按吸收峰的强度由强到弱的顺序,逐个记录第一强吸收峰、第二强吸收峰和第三强吸收峰的波数,相互对比。这些强吸收峰往往反映了药物分子的主要官能团或主要结构特征,对鉴别药物的真伪有重要作用。

**广东凉茶中非法添加药物的检测**

广东凉茶是中国传统凉茶文化的代表,2006年5月20日,广东凉茶经国务院批准列入第一批国家级非物质文化遗产。凉茶作为一种含中草药成分的饮料,国家将其列为食品来管理,按照规定,食品里禁止添加药物成分。但是近年来,多次查处不法商家为了提高凉茶"疗效",吸引回头客,牟取不正当利润,在凉茶中非法添加对乙酰氨基酚、氯苯那敏、布洛芬、甲硝唑等西药成分。广州市场监管部门专门组织开展了凉茶经营专项整治行动,通过宣传引导、监督抽检、专项执法等方式,提高从业者守法经营意识,提升行业规范经营水平,进一步规范辖区内凉茶行业的经营行为。

在《中国药典》(2020年版)中对乙酰氨基酚的鉴别(3):本品的红外光吸收图谱应与对照的图谱(光谱集131图)一致。故采用红外分光光度法可确认凉茶中是否非法添加了对乙酰氨基酚。

3. **样品的制备方法** 在采用红外分光光度法对样品进行分析测试之前,需要对样品进行制备。样品制备是红外分光光度法分析中的重要环节,根据样品存在状态的不同,其制备方法也有所不同。主要有压片法、糊法、膜法、溶液法、气体吸收池法等。

## 三、色谱鉴别法

色谱鉴别法是利用不同物质在不同色谱条件下,产生各自特征色谱行为(比移值 $R_f$ 或保留时间)进行鉴别。采用与对照品在相同的条件下进行色谱分离,比较两者的色谱行为和检测结果是否一致来判断真伪。《中国药典》(2020年版)用于鉴别的色谱法主要有薄层色谱法(TLC)和高效液相色谱法(HPLC)。气相色谱法、纸色谱法、电泳法等也有应用。在色谱法中,保留时间是最基本的定性鉴别参数,其依据是相同的物质在相同的色谱条件下,具有相同的色谱行为,应该有相同的保留时间。

### (一)薄层色谱法

薄层色谱法系将供试品溶液点于薄层板上,在展开容器内用展开剂展开,使供试品所含成分分离,所得色谱图与适宜的标准物质按同法所得的色谱图对比,用于鉴别、检查或含量测定。

1. **鉴别方法** 用薄层色谱法鉴别时,按药品质量标准各品种项下规定的方法,制备供试品溶液和对照标准溶液,在同一薄层板上点样、展开与检视,供试品色谱图中所显斑点的位置和颜色(或荧光)应与标准物质色谱图的斑点一致。必要时化学药品可采用供试品溶液与标准溶液混合点样、展开,应为单一、紧密斑点,如图4-4所示。

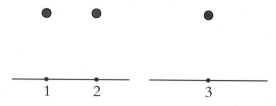

1. 对照标准品溶液；2. 供试品溶液；3. 供试品溶液与对照标准品溶液混合

图 4-4  薄层色谱法鉴别示意图

**2. 注意事项**

（1）除另有规定外，待鉴别的特征斑点的比移值 $R_f$ 在 0.2~0.8 之间为宜。

（2）自制薄层板和预制薄层板在使用前大多应进行活化，110℃烘 30 分钟，活化后应立即放置在干燥器中备用，保存时间不宜过长。

（3）原点位置对样品容积的负荷量有限，点样体积不宜太大，一般为 0.5~10μl，样品的浓度通常为 0.5~2mg，样品太浓或点样量过大时，展开剂从原点外围绕行而不是通过整个原点把它带动向前，使斑点拖尾或重叠，降低分离效率。点样量较小时，可采用点状点样；点样量过大时，点状点样原点处无法负荷，此时建议采用条带状点样（图 4-5）。点样不能破坏薄层板的表面。

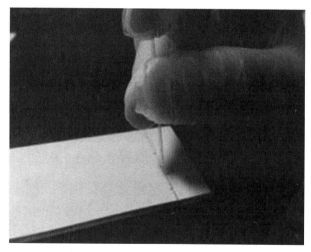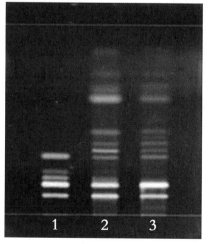

图 4-5  条带状点样

（4）样品溶液点样前要通过 0.45μm 滤膜过滤，避免溶液中杂质堵塞点样针。

（5）展开前，层析缸用展开剂预饱和，可以避免出现边缘效应。为了缩短预饱和的时间，可在展开缸内壁贴上与展开缸高、宽同样大小的滤纸，一端浸入展开剂中，密闭一定时间，使溶剂蒸气达到饱和（图 4-6）。

（6）在实际操作中，由于薄层板质量、边缘效应等因素，可能会出现同一物质在同一

块薄层板上的 $R_f$ 不一样的情况,此时,可增加将供试品溶液和对照品溶液等量混合后点样出现单一斑点作为鉴别依据。

（7）展开时,展开剂不可浸过点样点。

### （二）高效液相色谱法

采用高效液相色谱法鉴别时,按药品质量标准规定,将供试品与对照品用规定溶剂配成一定浓度的溶液,在规定的色谱条件下进行试验,比较供试品主峰的保留时间与对照品主峰的保留时间是否一致,如果一致,则供试品与对照品是同一物质（图 4-7）。

如《中国药典》（2020 年版）异烟肼的鉴别（2）采用高效液相色谱法,在含量测定项下记录的色谱图中,供试品溶液主峰的保留时间应与对照品溶液主峰的保留时间一致。

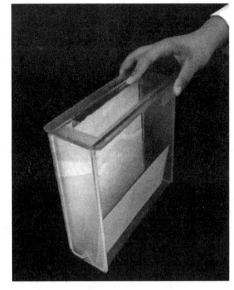

图 4-6 滤纸饱和

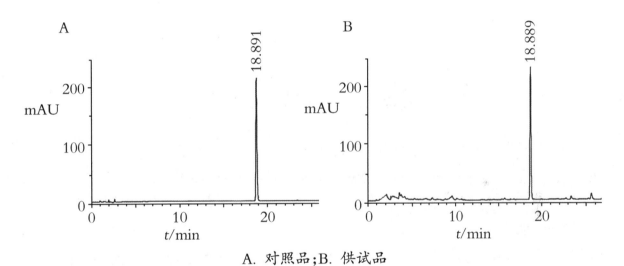

A. 对照品；B. 供试品

图 4-7 高效液相色谱法鉴别示意图

在实际操作中,由于色谱条件不明原因的微小变化,有时存在同一物质在完全相同的色谱条件中保留时间不一致的情况,尤其在梯度洗脱时更为常见,此时可增加将供试品溶液和对照品溶液等量混合,进样后出现单一色谱峰作为鉴别依据。

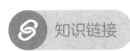

## 高效液相色谱仪

高效液相色谱仪由高压输液系统、进样系统、分离系统、检测系统和数据处理及显示系统组成。

高压输液系统的作用是提供压力稳定、流速准确的流动相,由贮液罐、过滤器、高压输液泵组成,有的仪器还配有在线脱气装置和梯度洗脱装置。

进样系统常用的是六通阀进样器或自动进样器,自动进样可按预定的程序自动进样,节约人力,重复性好。

分离系统主要是指色谱柱,有时还配置了柱温箱,药物分析中最常用的色谱柱是十八烷基键合硅胶色谱柱,也称 $C_{18}$ 柱。

检测系统是把色谱洗脱中组分的量(或浓度)转变成电信号,最常用的检测器是紫外检测器。

数据处理系统一般是指仪器的色谱工作站,收集色谱检测器中的信号,并进行数据分析处理。

高效液相色谱仪分离分析的流程是利用高压输液泵将流动相泵入装有固定相的色谱柱,样品经进样器由流动相带入色谱柱内,各组分在色谱柱内被分离,分离后的各组分依次进入检测器检测,检测信号通过数据处理系统记录和处理,由显示器显示色谱信号。

# 任务二 一般鉴别试验

一般鉴别试验是利用一定条件下药品中所含无机离子或有机官能团的特征化学反应用以鉴别药品的方法。一般鉴别试验是对品种项下含有同一离子或具有某一官能团的药物共有的化学反应的合并叙述,作为该品种鉴别项下的组成部分,用来证明药品中含有某一离子或官能团。

《中国药典》(2020年版)四部通则"一般鉴别试验"中共收载了35个一般鉴别试验项目,即丙二酰脲类、托烷生物碱类、芳香第一胺类、有机氟化物、无机金属盐类(钠盐、钾盐、锂盐、钙盐、钡盐、镁盐、铵盐、铁盐、铝盐、锌盐、铜盐、银盐、汞盐、铋盐、锑盐、亚锡盐)、有机酸盐类(水杨酸盐、枸橼酸盐、乳酸盐、苯甲酸盐、酒石酸盐)、无机酸盐类(亚硫酸盐或亚硫酸氢盐、硫酸盐、硝酸盐、硼酸盐、碳酸盐与碳酸氢盐、醋酸盐、磷酸盐、氯化物、溴化物、碘化物)。现以几种典型有机官能团和无机离子为例说明一般鉴别试验的方法。

## 一、水杨酸盐鉴别反应

### (一)显色反应

取供试品的中性或弱酸性稀溶液,加三氯化铁试液1滴,即显紫堇色。

在弱酸性溶液中,水杨酸与三氯化铁反应生成紫色的二水杨酸络铁酸铁,而在中性溶液中水杨酸与三氯化铁作用生成红色的三水杨酸络铁酸。在强酸性中,络合物分解而褪色。试验时应予以注意控制酸度,以免紫色消失误认为阴性。当溶液中有过量的碳酸钠、磷酸钠或硼砂存在时都会产生干扰。本反应极为灵敏,如取用量大,颜色很深时,可加水稀释后观察。反应式如下:

$$6 \text{（水杨酸）} + 4FeCl_3 \xrightarrow{\text{弱酸性}} Fe\left[Fe\left(\text{（络合物）}\right)_2\right]_3 + 12HCl$$

二水杨酸络铁酸铁（显紫堇色）

$$3 \text{（水杨酸）} + FeCl_3 \xrightarrow{\text{中性}} H_3\left[Fe\left(\text{（络合物）}\right)_3\right] + 3HCl$$

三水杨酸络铁酸（显红色）

## （二）沉淀反应

取供试品溶液,加稀盐酸,即析出白色水杨酸沉淀;分离,沉淀在醋酸铵试液中溶解。

$$\text{（COO}^-\text{,OH）} + HCl \longrightarrow \text{（COOH,OH）} \downarrow + Cl^-$$

$$\text{（COOH,OH）} + CH_3CHOONH_4 \longrightarrow \text{（COONH}_4\text{,OH）} + CH_3COOH$$

水杨酸在水中溶解度小,而水杨酸盐溶于水,加盐酸即析出游离水杨酸,由于水杨酸的酸性大于醋酸,故能与醋酸铵反应生成水杨酸铵而溶于水。

## 二、托烷生物碱类鉴别反应

取供试品约 10mg,加发烟硝酸 5 滴,置水浴上蒸干,得黄色的残渣,放冷,加乙醇 2~3 滴润湿,加固体氢氧化钾一小粒,即显深紫色。

托烷生物碱类(如硫酸阿托品、消旋山莨菪碱、盐酸消旋山莨菪碱、氢溴酸山莨菪碱、丁溴东莨菪碱)有莨菪酸结构,可发生 Vitali(维他立)反应。水解后生成莨菪酸,经发烟硝酸加热处理后,生成三硝基衍生物,再与醇制氢氧化钾溶液作用,转变成醌型产物而显深紫色。反应如下:

$$\text{HOH}_2\text{CHC}\text{—COOR（托烷类）} + H_2O \longrightarrow \text{HOH}_2\text{CHC}\text{—COOH（莨菪酸）} + ROH$$

托烷类　　　　　　　　　　　莨菪酸

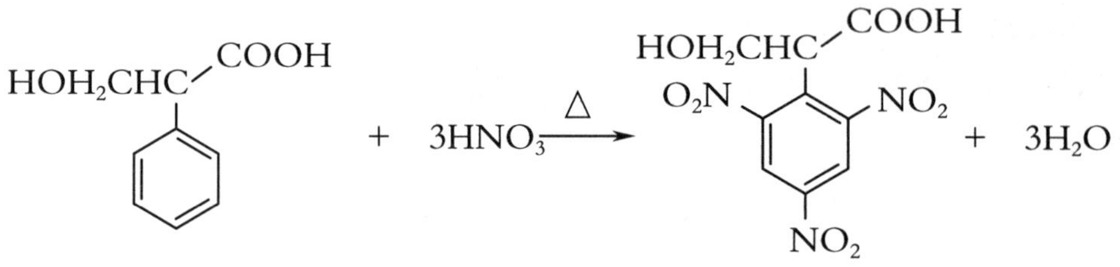

三硝基衍生物

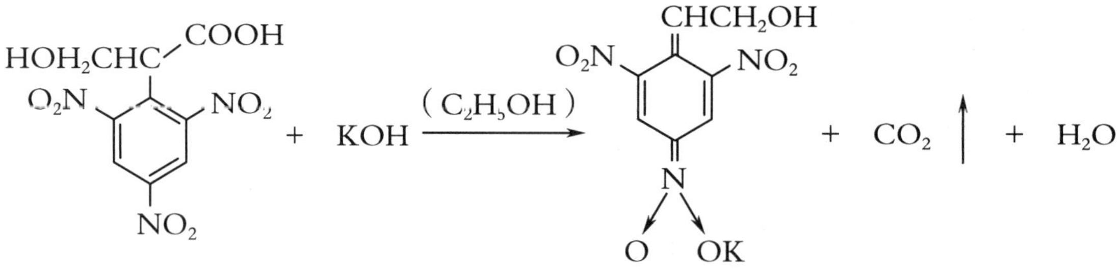

深紫色

若供试品量少,形成紫色不明显,可投入氢氧化钾颗粒少许,即在氢氧化钾表面显深紫色。

## 三、芳香第一胺类鉴别反应

取供试品约 50mg,加稀盐酸 1ml,必要时缓缓煮沸使溶解,加 0.1mol/L 亚硝酸钠溶液数滴,加与 0.1mol/L 亚硝酸钠溶液等体积的 1mol/L 脲溶液,振摇 1 分钟,滴加碱性 β- 萘酚试液数滴,视供试品不同,生成粉红色至猩红色沉淀。反应式如下:

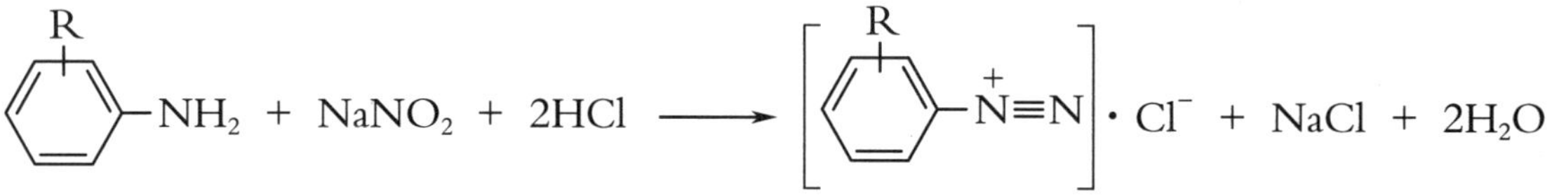

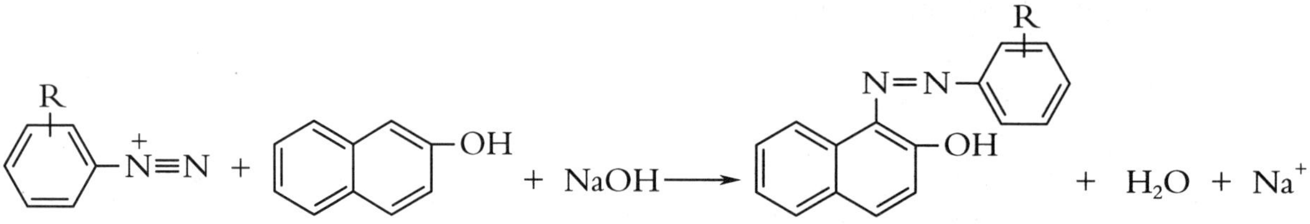

粉红色至猩红色

## 四、无机盐鉴别反应

### (一)钠盐

1. 取铂丝,用盐酸湿润后,蘸取供试品,在无色火焰中燃烧,火焰即显鲜黄色。

钠的焰色反应极灵敏,最低检出量约 0.1mg 的钠离子。若由于试药和所用仪器引入微量钠盐时,均能出现鲜黄色火焰,故应在测试前,将铂丝烧红,趁热浸入盐酸中,如此反

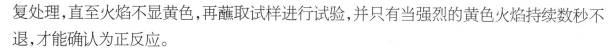

复处理,直至火焰不显黄色,再蘸取试样进行试验,并只有当强烈的黄色火焰持续数秒不退,才能确认为正反应。

2. 取供试品约100mg,置10ml试管中,加水2ml溶解,加15%碳酸钾溶液2ml,加热至沸,不得有沉淀生成;加焦锑酸钾试液4ml,加热至沸;置冰水中冷却,必要时,用玻璃棒摩擦试管内壁,应有致密的沉淀生成。

可溶性的焦锑酸钾生成焦锑酸钠沉淀的反应式如下:

$$2Na^+ + K_2H_2Sb_2O_7 \longrightarrow 2K^+ + Na_2H_2Sb_2O_7\downarrow$$

### (二)硫酸盐

1. 取供试品溶液,滴加氯化钡试液,即生成白色沉淀;分离,沉淀在盐酸或硝酸中均不溶解。反应式如下:

$$SO_4^{2-} + Ba^{2+} \longrightarrow BaSO_4\downarrow(白色)$$

2. 取供试品溶液,滴加醋酸铅试液,即生成白色沉淀;分离,沉淀在醋酸铵试液或氢氧化钠试液中溶解。反应式如下:

$$SO_4^{2-} + Pb^{2+} \longrightarrow PbSO_4\downarrow(白色)$$

$$PbSO_4 + 2CH_3COO^- \longrightarrow Pb(CH_3COO)_2 + SO_4^{2-}$$

$$PbSO_4 + 4OH^+ \longrightarrow PbO_2^{2-} + SO_4^{2-} + 2H_2O$$

3. 取供试品溶液,加盐酸,不生成白色沉淀(与硫代硫酸盐区别)。

硫酸盐在盐酸中不产生沉淀,但硫代硫酸盐遇盐酸,生成白色沉淀。

$$S_2O_3^{2-} + 2HCl \longrightarrow SO_2 + S\downarrow(白色) + 2Cl^- + H_2O$$

### (三)氯化物

1. 取供试品溶液,加稀硝酸使成酸性后,滴加硝酸银试液,即生成白色凝乳状沉淀;分离,沉淀加氨试液即溶解,再加稀硝酸酸化后,沉淀复生成。如供试品为生物碱或其他有机碱的盐酸盐,需先加氨试液使成碱性,将析出的沉淀滤过除去,取滤液进行试验。反应式如下:

$$Ag^+ + Cl^- \longrightarrow AgCl\downarrow(白色)$$

2. 取供试品少量,置试管中,加等量的二氧化锰,混匀,加硫酸湿润,缓缓加热,即生成氯气,能使用水湿润的碘化钾淀粉试纸显蓝色。反应式如下:

$$2Cl^- + MnO_2 + 4H^+ \longrightarrow Mn^{2+} + 2H_2O + Cl_2\uparrow$$

$$Cl_2 + 2I^- \longrightarrow 2Cl^- + I_2$$

上述各项一般鉴别试验主要适用于鉴别单一成分的化学药品,若为多种化学药物的混合物或者有干扰物存在时,除另有规定外,一般不适用。因此,一般鉴别试验多用于化学原料药。

在实际操作中,应注意以下事项:

(1)试验一般应在试管或离心管中进行,如需加热,应小心仔细,并使用试管夹,边加热边振摇,试管内容物不得超过容积的 2/3,试管应倾斜 45°,试管口不要对着试验操作者。

（2）试验中需要蒸发时,应置于玻璃蒸发皿或瓷蒸发皿中,在水浴上进行。

（3）试验中需分离沉淀,采用离心机分离,经离心沉降后,用吸出法或倾泻法分离沉淀。

（4）颜色反应须在玻璃试管中进行,并注意观察颜色的变化。一般需在白色背景下观察反应所产生的颜色或者沉淀,若沉淀是白色或类白色,则需在黑色背景下观察。

（5）遇到有一项以上试验方法的鉴别试验时,除各品种项下已明确规定外,应逐项进行试验,方能证实,不得任选其中之一作为依据。

 课堂活动

小明所在质检部门有一批次的硫酸庆大霉素需要进行鉴别试验,查阅《中国药典》(2020 年版)发现,鉴别(4)内容如下:本品的水溶液显硫酸盐的鉴别反应(通则 0301)。

请问:

1. 小明该如何从《中国药典》(2020 年版)中找到硫酸庆大霉素鉴别(4)具体的操作方法?

2. 具体的操作方法是什么?

## 知 识 小 结

| | | 药物的鉴别试验是根据药物的分子结构、理化性质,采用物理、化学或生物学方法来判断药物的真伪。 |
|---|---|---|
| | 引言 | 特点:①鉴别试验为已知物的确证试验;②鉴别试验是个别分析;③通常是利用药物的化学和物理性质以及生物活性等进行鉴别;④鉴别制剂时,要注意消除辅料的干扰 |
| 常用鉴别方法 | 化学鉴别法 | (一)化学鉴别法的分类<br>①显色反应鉴别法;②沉淀反应鉴别法;③荧光反应鉴别法;④气体生成反应鉴别法;⑤使试剂褪色的鉴别法。<br>(二)鉴别试验的内容<br>化学鉴别试验由一般鉴别试验和专属鉴别试验组成 |

| 常用鉴别方法 | 光谱鉴别法 | （一）紫外 - 可见分光光度法（UV法）<br>1. 基本原理　具有共轭体系的有机药物或有生色团和助色团的药物在紫外 - 可见光区（190~800nm）有明显吸收，产生的光谱称为紫外吸收光谱。可根据药物吸收光谱的特征，如吸收系数、吸收光谱的形状、吸收峰数目、各吸收峰位置、最大吸收波长等进行鉴别。<br>2. 鉴别方法　①比较吸收光谱的一致性；②比较吸收系数的一致性；③对比最大吸收波长处相应吸光度的一致性；④比较最大吸收波长、最小吸收波长、肩峰波长的一致性；⑤比较吸光度比值的一致性。<br>（二）红外分光光度法（IR法）<br>《中国药典》（2020年版）采用标准图谱对照法。与《药品红外光谱集》中相应的标准红外光谱进行全谱的比较，若供试品光谱的峰数、峰位、峰强和峰形与对照图谱一致，则认为供试品的光谱图与对照光谱图一致，通常可判定两化合物为同一物质 |
| | 色谱鉴别法 | （一）薄层色谱法<br>供试品色谱图中所显斑点的位置和颜色（或荧光）应与标准物质色谱图的斑点一致。<br>（二）高效液相色谱法<br>在规定的色谱条件下进行试验，比较供试品主峰的保留时间与对照品主峰的保留时间是否一致，如果一致，则供试品与对照品是同一物质 |
| 一般鉴别试验 | 水杨酸盐 | 1. 显色反应　取供试品的中性或弱酸性稀溶液，加三氯化铁试液1滴，即显紫堇色。<br>2. 沉淀反应　取供试品溶液，加稀盐酸，即析出白色水杨酸沉淀；分离，沉淀在醋酸铵试液中溶解 |
| | 托烷生物碱类 | Vitali（维他立）反应：取供试品加发烟硝酸，置水浴上蒸干，得黄色的残渣，放冷，加乙醇2~3滴润湿，加固体氢氧化钾一小粒，即显深紫色 |
| | 芳香第一胺类 | 重氮化 - 偶合反应：取供试品，加稀盐酸，加0.1mol/L亚硝酸钠溶液数滴，加与0.1mol/L亚硝酸钠溶液等体积的1mol/L脲溶液，振摇，滴加碱性β- 萘酚试液数滴，生成粉红色至猩红色沉淀。 |
| | 无机盐鉴别反应 | 1. 钠盐　焰色反应、沉淀反应。<br>2. 硫酸盐　沉淀反应。<br>3. 氯化物　沉淀反应、显色反应 |

# 目 标 检 测

## 一、填空题

1. 药物鉴别的目的是判断药物的_____。

2. 薄层色谱法用于鉴别的依据是_____。高效液相色谱法用于鉴别的依据是_____。

3. 红外分光光度法用于药物鉴别时,《中国药典》(2020 年版)采用_____法。

4. 水杨酸的中性或弱酸性稀水溶液中加三氯化铁显_____。

5. 具有芳伯氨基的药物在盐酸酸性溶液中,加入_____试液发生重氮化反应,加入_____性 β- 萘酚即生成_____的偶氮染料。

## 二、单项选择题

1. 一般鉴别试验收载在《中国药典》(2020 年版)的(  )

    A. 凡例　　　　　　　　　　　　B. 品种正文

    C. 通用技术要求　　　　　　　　D. 索引

2. 药物的鉴别是鉴别(  )的真伪

    A. 未知物　　　　　　　　　　　B. 贮藏在有标签容器中的药物

    C. 纯度不明确的药物　　　　　　D. 有未知杂质的药物

3. 对专属鉴别试验的叙述不正确的是(  )

    A. 是确证某一类药物的试验

    B. 是确证某一种药物的试验

    C. 能进一步判断药物的化学结构

    D. 是在一般鉴别试验的基础上,利用各种药物化学结构的差异来鉴别药物

4. 关于化学鉴别法,正确的是(  )

    A. 化学反应常常在试管中发生

    B. 化学反应必须完全反应,反应现象均在白色背景上观察

    C. 液体试剂的加入需使用刻度吸管或移液管

    D. 加热反应一般用明火加热

5. 氯化物的鉴别试验,取供试品少量置于试管中,加等量的二氧化锰,混匀,加硫酸润湿,缓缓加热,即产生氯气,能使湿润的(  )试纸变蓝

    A. 酚酞　　　　　　　　　　　　B. 淀粉碘化钾

    C. 石蕊　　　　　　　　　　　　D. 溴化汞

6. Vitali 反应的试验结果是显(  )

    A. 紫堇色　　　　B. 粉红色　　　　C. 猩红色　　　　D. 深紫色

7. 水杨酸及其盐类的鉴别试验,常用的试剂是(  )

A. 碘化钾 B. 碘化汞钾

C. 三氯化铁 D. 亚硝酸钠

8. 凡是分子结构中具有芳香第一胺的药物均可( )

A. 与硝酸银反应鉴别 B. 用硫酸反应鉴别

C. 用重氮化 - 偶合反应鉴别 D. 用甲醛 - 硫酸反应鉴别

9. 钠盐焰色反应的颜色呈( )

A. 鲜黄色 B. 砖红色 C. 蓝色 D. 紫色

10. 复方制剂的多种成分鉴别首选的分析方法是( )

A. 化学鉴别法 B. 红外光谱鉴别法

C. 紫外光谱鉴别法 D. 色谱鉴别法

11. 采用薄层色谱法鉴别时,比移值的最佳范围是( )

A. 0.2~0.5 B. 0.2~0.8

C. 0.3~0.5 D. 0.3~0.7

## 三、多项选择题

1. 采用紫外 - 可见分光光度法对药物进行鉴别时,常用的特征参数包括( )

A. 最大吸收波长 B. 肩峰 C. 吸光度比值

D. 吸收系数 E. 最小吸收波长

2. 化学鉴别法是指供试品与规定的试剂发生化学反应,通过观察( )对药物进行定性分析

A. 颜色 B. 沉淀 C. 气体

D. 荧光 E. 反应时间

3. 紫外 - 可见分光光度法鉴别药物的常用方法有( )

A. 比较吸收光谱的一致性 B. 比较吸光度的一致性

C. 比较吸光度比值的一致性 D. 比较吸收波长的一致性

E. 比较吸收系数的一致性

4. 用于药物鉴别试验的光谱法有( )

A. UV B. IR C. GC

D. TLC E. HPLC

5. 关于红外光谱鉴别法正确的是( )

A. 红外光谱鉴别法专属性强

B. 红外光谱法多用于鉴别组分单一、结构明确的原料药

C. 红外光谱法适用于大多数化学原料药和抗生素类的鉴别

D. 压片法是最常用的制样方法

E. 通过比对供试品图谱与标准图谱鉴别真伪

6. 关于薄层色谱法,叙述正确的是(    )

    A. 硅胶薄层板使用前不需要进行活化处理

    B. 点样量要适当,不能太多也不能太少

    C. 薄层板放入层析缸,点样点要完全能浸入展开剂

    D. 展开前进行预饱和可以预防发生边缘效应

    E. 比对供试品和对照品比移值判断真伪

## 四、配伍选择题

【1~5】

    A. 三氯化铁               B. β- 萘酚               C. 硝酸银

    D. 氢氧化钾               E. 氯化钡

以下鉴别试验需用到的试剂是

1. 苯甲酸盐的鉴别(    )

2. 氯化物的鉴别(    )

3. 硫酸盐的鉴别(    )

4. 芳香第一胺的鉴别(    )

5. 托烷生物碱的鉴别(    )

## 五、简答题

1. 采用化学法鉴别药物时,可根据哪些反应现象对结果作出判断?

2. 药物的鉴别具有哪些特点?

3. 紫外 - 可见分光光度法可根据药物吸收光谱的哪些特征进行鉴别?

4. 采用红外分光光度法标准图谱对照法鉴别药物时,需对比标准图谱与供试品图谱的哪些光谱特征?

项目四
自测题

# 实训九　药物的一般鉴别试验

## 一、实训目的

1. 能按照药品质量标准完成药物的鉴别试验。

2. 能正确处理和判断实验结果。

3. 能正确填写检验记录。

## 二、实训准备

1. **仪器** 试管、天平、量筒、胶头滴管、酒精灯、铂丝、镊子、研钵、定性滤纸、恒温水浴锅、蒸发皿。

2. **试剂** 氯化钠注射液、阿司匹林片、对乙酰氨基酚片、硫酸阿托品、稀硝酸、发烟硝酸、硝酸银试液、氨试液、三氯化铁、乙醇、稀盐酸、亚硝酸钠试液、碱性 β- 萘酚试液。

## 三、实训内容

1. **氯化钠注射液的鉴别**

（1）钠盐：取铂丝，用盐酸润湿后，蘸取供试品，在无色火焰中燃烧，火焰即显鲜黄色。

（2）氯化物：取供试品溶液，加稀硝酸使成酸性后，滴加硝酸银试液，即生成白色凝乳状沉淀；分离，沉淀加氨试液即溶解，再加稀硝酸酸化后，沉淀复生成。

2. **阿司匹林片的鉴别** 取阿司匹林片的细粉适量（约相当于阿司匹林 0.1g），加水 10ml，煮沸，放冷，加三氯化铁试液 1 滴，即显紫堇色。

3. **对乙酰氨基酚片的鉴别** 取对乙酰氨基酚片细粉适量（约相当于对乙酰氨基酚 0.5g），将乙醇 20ml 分 3 次倒入研钵中研磨后用定性滤纸滤过，合并滤液，蒸干。取残渣（约相当于对乙酰氨基酚 0.1g），加稀盐酸 5ml，置水浴中加热 40 分钟，放冷；取 0.5ml，滴加亚硝酸钠试液 5 滴，摇匀，用水 3ml 稀释后加碱性 β- 萘酚试液 2ml，振摇，即显红色。

4. **硫酸阿托品注射液的鉴别** 取本品适量（约相当于硫酸阿托品 5mg），置水浴上蒸干，残渣加发烟硝酸 5 滴，置水浴上蒸干，得黄色残渣，放冷，加乙醇 2~3 滴，润湿，加固体氢氧化钾一小粒，即显深紫色。

## 四、实训记录

氯化钠注射液检验原始记录表

| 品名 | | 生产日期 | |
|---|---|---|---|
| 批号 | | 规格 | |
| 检验日期 | | 生产企业 | |
| 检验项目 | | 实验室湿度 / 温度 | |
| 检验依据 | | | |
| 检验内容 | | | |

| 检验程序及<br>检验记录 | 1. 仪器 |
| --- | --- |
| | 2. 操作过程 |
| | 3. 记录 |
| | （1）火焰即显_____色。 |
| | （2）取供试品_____ml，加稀硝酸_____滴使溶液呈酸性，加硝酸银试液_____滴，即生成_____（颜色）沉淀，离心机分离，沉淀加氨试液_____ml，现象为_____，再加硝酸酸化，现象为_____ |
| 检验结果 | 标准规定： |
| | 测定结果： |
| | 结论：□符合规定　□不符合规定 |

阿司匹林片检验记录表

| 品名 | | 生产日期 | |
| --- | --- | --- | --- |
| 批号 | | 规格 | |
| 检验日期 | | 生产企业 | |
| 检验项目 | | 实验室湿度/温度 | |
| 检验依据 | | | |
| 检验内容 | | | |
| 检验程序及<br>检验记录 | 1. 仪器 | | |
| | 2. 操作过程 | | |
| | 3. 记录 | | |
| | 取阿司匹林片细粉_____g，加水 10ml，煮沸，放冷，加三氯化铁试液 1 滴，即显_____色 | | |
| 检验结果 | 标准规定： | | |
| | 测定结果： | | |
| | 结论：□符合规定　□不符合规定 | | |

## 对乙酰氨基酚片检验记录表

| 品名 | | 生产日期 | |
|---|---|---|---|
| 批号 | | 规格 | |
| 检验日期 | | 生产企业 | |
| 检验项目 | | 实验室湿度 / 温度 | |
| 检验依据 | | | |
| 检验内容 | | | |
| 检验程序及<br>检验记录 | 1. 仪器<br><br>2. 操作过程<br><br><br>3. 记录<br>滴加亚硝酸钠试液 5 滴,溶液呈_____,摇匀,用水 3ml 稀释后加碱性 β- 萘酚试液 2ml,振摇,即显_____色 | | |
| 检验结果 | 标准规定:<br>测定结果:<br>结论:□符合规定　□不符合规定 | | |

## 硫酸阿托品注射液检验记录表

| 品名 | | 生产日期 | |
|---|---|---|---|
| 批号 | | 规格 | |
| 检验日期 | | 生产企业 | |
| 检验项目 | | 实验室湿度 / 温度 | |
| 检验依据 | | | |
| 检验内容 | | | |
| 检验程序及<br>检验记录 | 1. 仪器<br><br>2. 操作过程 | | |

续表

| | |
|---|---|
| 检验程序及<br>检验记录 | 3. 记录<br>量取本品置水浴上蒸干,残渣加发烟硝酸 5 滴,置水浴上蒸干,得_____<br>____色残渣,放冷,加乙醇 2~3 滴,润湿,加固体氢氧化钾一小粒,即显<br>_____色 |
| 检验结果 | 标准规定:<br>测定结果:<br>结论:□ 符合规定　　□ 不符合规定 |

## 五、实训思考

1. 根据上述实验过程写出各鉴别试验的实验原理。

2. 在实验过程中,应注意哪些事项?

# 实训十　维生素 B$_{12}$ 注射液的紫外 - 可见分光光度法鉴别

## 一、实训目的

1. 能按药品质量标准完成维生素 B$_{12}$ 注射液的紫外 - 可见分光光度法鉴别试验。

2. 能及时处理检验过程中出现的问题。

3. 能正确填写检验记录。

## 二、实训准备

1. **仪器**　移液管、胶头滴管、量瓶、石英比色皿、紫外 - 可见分光光度计。

2. **试剂**　维生素 B$_{12}$ 注射液。

## 三、实训内容

1. **供试品溶液的配制**　精密量取本品适量,用水定量稀释制成每 1ml 中约含维生素 B$_{12}$ 25μg 的溶液。

2. **操作步骤**

(1) 开机准备:打开紫外 - 可见分光光度计电源开关,仪器预热 30 分钟。

(2) 测定:照紫外 - 可见分光光度法,以蒸馏水为空白,扫描得到吸收光谱。

(3) 实验结束:关机,清洁仪器,清理桌面。

（4）计算及判定：观察在 361nm 与 550nm 的波长处是否有最大吸收，如有，计算 361nm 与 550nm 的波长处吸光度的比值，并判定是否符合规定。

## 四、实训记录

| 品名 | | 生产日期 | |
|---|---|---|---|
| 批号 | | 规格 | |
| 检验日期 | | 生产企业 | |
| 检验项目 | | 实验室湿度/温度 | |
| 检验依据 | | | |
| 检验内容 | | | |
| 检验程序及检验记录 | 1. 仪器<br><br>2. 操作过程<br><br><br>3. 记录<br>供试品溶液的制备：精密量取维生素 $B_{12}$ 注射液_____ml，置_____ml 量瓶中，加蒸馏水稀释至刻度，摇匀，得浓度为_____μg/ml 供试品溶液。<br>空白溶液：<br>照紫外 - 可见分光光度法测定，扫描得吸收曲线，最大吸收波长包括：_____，其中 361nm 波长处吸光度 $A_1$ 为_____，550nm 处吸光度 $A_2$ 为_____。<br>361nm 和 550nm 波长处吸光度比值 $A_1/A_2$=_____ | | |
| 检验结果 | 标准规定：<br>测定结果：<br>结论：□符合规定　□不符合规定 | | |

## 五、实训思考

1. 紫外 - 可见分光光度计可以测定具有哪些结构特征的药物？

2. 测定维生素 $B_{12}$ 注射液时对紫外 - 可见分光光度计有哪些要求？

3. 鉴别维生素 $B_{12}$ 注射液时使用紫外 - 可见分光光度法中哪种鉴别方法？

# 实训十一　诺氟沙星的薄层色谱法鉴别

## 一、实训目的

1. 能按照药品质量标准完成诺氟沙星的薄层色谱法鉴别试验。
2. 能正确处理检验过程中出现的问题。
3. 能正确填写检验记录。

## 二、实训准备

1. **仪器**　分析天平、称量纸、药匙、10ml 量筒、20ml 刻度吸管、10ml 刻度吸管、5ml 刻度吸管、具塞锥形瓶、烧杯、量瓶、10μl 定量毛细管、展开缸、紫外灯。

2. **试剂**　诺氟沙星、诺氟沙星对照品、三氯甲烷、甲醇、浓氨溶液。

## 三、实训内容

1. **供试品溶液的配制**　取本品适量,加三氯甲烷 - 甲醇(1∶1)制成每1ml 中含 2.5mg 的溶液。

2. **对照品溶液的配制**　取诺氟沙星对照品适量,加三氯甲烷 - 甲醇(1∶1)制成每 1ml 中含 2.5mg 的溶液。

3. **展开剂的配制**　分别量取三氯甲烷 15ml、甲醇 10ml、浓氨溶液 3ml,置于同一具塞锥形瓶中混合均匀。

4. **点样**　从干燥器中取出薄层板,检查其均匀度,要求表面平整、光滑、无气泡、无破损、无污染,用定量毛细管吸取供试品溶液和对照品溶液各 10μl,以垂直方向小心接触板面使成圆点状,点样基线距离板底边 10mm,点样间距为 10mm。

5. **展开**　取双槽展开缸,在一侧中加入展开剂 20ml,密闭放置 30 分钟,迅速放入点样好的薄层板,立即密闭,展开,在展开距离为 7cm 时取出薄层板。

6. **检视**　室温晾干后,在紫外灯(365nm)下检视薄层色谱图。

7. **实验结束**　清洁仪器,清理桌面。

## 四、实训记录

诺氟沙星的鉴别检验记录表

| 品名 | | 生产日期 | |
|---|---|---|---|
| 批号 | | 规格 | |

| 检验日期 | | 生产企业 | |
|---|---|---|---|
| 检验项目 | | 实验室湿度/温度 | |
| 检验依据 | | | |
| 检验内容 | | | |
| 检验程序及<br>检验记录 | 1. 仪器<br><br>2. 操作过程<br><br><br>3. 记录<br>色谱识别:<br>结果附图: | | |
| 检验结果 | 标准规定:<br>测定结果:<br>结论:□符合规定　□不符合规定 | | |

审核员:　　　　　　复核员:　　　　　　检验员:

## 五、实训思考

1. 写出薄层色谱法的操作步骤。

2. 如何预防边缘效应产生?

3. 薄层色谱法对点样有何技术要求?

# 项目五
# 药物的杂质检查

0501

项目五
课 件

● 学 习 目 标 ●

**知识目标**

1. 掌握药物的纯度概念、杂质分类、限度检查的意义和杂质限量的计算;氯化物、硫酸盐、铁盐、重金属、砷盐、干燥失重等药物杂质限量的检查原理和方法;溶液颜色和溶液澄清度等的特性检查。

2. 熟悉抗生素聚合物及高分子杂质、有关物质、其他生物碱等特殊杂质的检查原理和方法。

3. 了解水分、炽灼残渣、易炭化物和残留溶剂等杂质限量检查的原理和方法。

**技能目标**

1. 能应用杂质限量公式计算杂质限量。

2. 能应用各杂质项下的检查方法对药物中杂质进行检查,正确判断结果及填写检验记录。

3. 会检查特殊杂质的限量,并正确判断测定结果。

**素养目标**

1. 培养绿色环保理念和安全意识。

2. 培养沉着耐心、善于钻研的学习习惯。

情 景 导 入

张大爷患有心绞痛,为能及时防治突发的心绞痛,几个月前,张大爷把硝酸甘油片从棕色玻璃瓶转移到塑料薄膜袋中,随身携带。前几天,张大爷心绞痛发作了,他马上舌下含服硝酸甘油片,却并没有起效,幸亏及时拨打了120,才没酿成大祸。医生告诉张大爷,医院药房发给他的硝酸甘油片质量没有问题,因为药品在出厂前经过了严格的检验,可是他把硝酸甘油片换了包装,由于光线、空气中水分等的影响,有一些硝酸甘油慢慢反应生成其他物质,也就是变质了,不但药效降低,而且不良反应也加大了。

思考:药物保存不当会产生杂质,那么,刚刚从药厂中生产出来的药物有没有杂质?药物中能不能存在杂质?什么是杂质?我们如何检查药物中存在的杂质?本项目我们将带领同学们学习药品杂质检查的相关知识。

# 任务一　药物的杂质及来源

## 一、药物中的杂质

药物的纯度是指药物的纯净程度。药物中的杂质是影响药物纯度的主要因素。药物的杂质是指药物中存在的无治疗作用或影响药物的稳定性和疗效,甚至对人体健康有害的物质。比如青霉素在生产和贮藏过程中可能引入过敏性杂质,可导致过敏性休克,甚至造成死亡。药物中的杂质能否得到合理、有效的控制,直接关系到药品的安全性与有效性。

## 二、药物杂质的来源

药物中的杂质主要有两方面的来源:药物生产过程中引入和贮藏过程中产生。

### (一)生产过程中引入

**1. 原料药合成或半合成过程中引入**　所使用的未完全反应的原料、反应中生成的中间产物、副产物和分解产物,以及参与反应的试剂、溶剂和催化剂等,经过精制后仍未能全部除去,成为杂质。例如葡萄糖在制备过程中,原料中部分硫酸被还原,可能产生亚硫酸盐,而原料中的淀粉亦可能残留在葡萄糖中。故《中国药典》(2020年版)规定葡萄糖需检查亚硫酸盐和可溶性淀粉。

**2. 制剂的生产过程中引入**　①原料药和辅料中自身所含有的杂质、原料药的分降解杂质。如工业用氯化钠生产药用氯化钠时,可能从原料中带入溴化物、碘化物、硫酸盐、钾盐、镁盐、铁盐等杂质。②原料药和辅料相互作用而产生的杂质。如肾上腺素在配制注射液时,常加入抗氧剂焦亚硫酸钠和金属离子络合剂 EDTA-2Na,在亚硫酸根的存在下,肾上腺素会生成无生理活性、无光学活性的肾上腺素磺酸。③所使用的试剂、溶剂、催化剂等,可能会残留在药品中而成为杂质。如地塞米松磷酸钠在生产过程中使用大量甲醇和丙酮,可能会残留在成品中。④生产过程中使用的金属器皿、装置以及其他不耐酸、碱的金属工具,都可能使药物引入砷盐以及铅、铁、铜等重金属杂质。

### （二）贮藏过程中产生

药物在贮藏过程中，受外界条件的变化，如温度、湿度、日光、空气和微生物等，药物可能发生某些物理或化学变化，如水解、氧化、分解、聚合、异构化、晶型转变、潮解和发霉等，使药物产生杂质，不仅使药物的外观性状发生变化，更重要的是降低了药物的稳定性和质量，甚至失去疗效或对人体产生毒害。例如，维生素 C 在贮藏过程中，受空气、光线和温度的影响，分子中的内酯环可发生水解，并进一步发生脱羧反应生成糠醛聚合物呈色。还有的杂质既可由生产引入，也可因贮藏引入。如阿司匹林中的特殊杂质水杨酸，因生产过程中乙酰化反应不完全产生或在精制过程及贮藏期间水解产生。

因此，严格监控药物的生产过程、生产工艺，严格控制药物的贮藏条件，减少杂质的引入和产生，从而提高药物质量。

## 三、药物杂质的分类

药物中的杂质多种多样，其分类方法也很多。

### （一）按来源分类

可分为一般杂质和特殊杂质。

**1. 一般杂质**　是指在自然界中分布较广泛，在多种药物的生产和贮藏过程中容易引入的杂质。《中国药典》(2020 年版) 通则 0800 在杂质的限量检查法中规定了氯化物、硫酸盐、铁盐、重金属、砷盐、干燥失重、水分、炽灼残渣、易炭化物、残留溶剂等项目的检查方法。

**2. 特殊杂质**　是指在特定药物的生产和贮藏过程中引入的杂质，也常称为有关物质。如阿司匹林中的水杨酸，异烟肼中的游离肼。

### （二）按毒性分类

可分为信号杂质和有害杂质。

**1. 信号杂质**　一般无毒，它们含量的高低与生产工艺水平密切相关，可反映出药物的纯度、生产工艺水平以及生产过程中的问题。信号杂质的含量过高，提示该药的生产工艺或生产控制有问题。如氯化物、硫酸盐等，就属于信号杂质。

**2. 有害杂质**　对人体有毒害或影响药物的稳定性，在质量标准中应严格加以控制，以保证用药安全。如重金属、砷盐等，就属于有害杂质。

除上述两种分类方法外，还可以按化学性质分类，分为有机杂质、无机杂质和残留溶剂。

同一杂质按不同的方法分类，会归属于不同的类别。如氯化物、硫酸盐既属于一般杂质，又属于信号杂质。又如，青霉素钠中的青霉素聚合物，既属于特殊杂质，又属于有害杂质。

## 四、药物的杂质限量

药物中的杂质,通常不可能完全除去,因为绝对纯净的药物不可能存在;也没有必要完全除去,这样会造成生产成本的增加,在使用上加重患者的经济负担。在保证药物质量可控和使用安全的前提下,通常允许药物中存在一定量的杂质。在检查时,一般不需要测出杂质的准确含量,只要控制杂质的含量在限量范围内即为合格。

### (一)杂质限量定义

杂质限量是指药物中所含杂质的最大允许量。通常用百分之几或百万分之几来表示。如氯化钠中钾盐的限量为 0.02%,重金属的限量为百万分之二,后者可以用 ppm 表示,百万分之二即 2ppm。《中国药典》(2020 年版)要求对危害人体健康、影响药物稳定性的杂质严格控制其限量。

### (二)杂质限量检查方法

《中国药典》(2020 年版)规定的杂质检查主要为限量检查,通常不要求测定其准确含量,只需检查杂质是否超过限量。常用检查方法有三种:对照法、灵敏度法和比较法,多数采用对照法。

**1. 对照法**　系指将一定量的供试品溶液与一定量的被检杂质标准溶液在相同条件下处理后,比较反应结果(多比较颜色或浑浊度等),从而判断供试品中所含杂质是否超过限量。如《中国药典》(2020 年版)规定氯化物的检查:除另有规定外,取各品种项下规定量的供试品,按要求配制成供试品溶液;另取该品种项下规定量的标准氯化钠溶液配制成对照溶液;供试品溶液和对照溶液在完全相同条件下充分与硝酸银试液反应后,比较产生的沉淀的浑浊程度(简称浊度),从而判断供试品中的氯化物是否超过最大允许量。

采用本法要注意遵循平行原则,包括加入的试剂及顺序、反应的温度、放置的时间等,供试品溶液和对照溶液均应在完全相同的条件下进行,以保证结果具有可比性。

**2. 灵敏度法**　系指在供试品溶液中加入一定量的试剂,在一定反应条件下,不出现正反应为符合限量规定。本法特点是不需要杂质对照品溶液,仅以该检测条件下反应的灵敏度来控制杂质限量。如《中国药典》(2020 年版)规定纯化水中酸碱度的检查:取本品10ml,加甲基红指示液 2 滴,不得显红色;另取 10ml,加溴麝香草酚蓝指示液 5 滴,不得显蓝色;以此来控制纯化水中酸碱的限量。

**3. 比较法**　系指取一定量的供试品依法检查,测定特定待检杂质的参数(如吸光度、旋光度等),要求不得超过规定的限量。如《中国药典》(2020 年版)规定硫酸阿托品中莨菪碱的检查:依法测定(通则 0621),旋光度不得过 −0.40°。

## 五、药物的杂质限量计算

采用对照法进行杂质检查,杂质限量的计算公式为:

$$杂质限量,\% = \frac{杂质最大允许量}{供试品量} \times 100\%$$

由于供试品中所含杂质的最大允许量可以通过杂质标准溶液的浓度和体积的乘积表达,因此公式可写成:

$$杂质限量,\% = \frac{标准溶液浓度 \times 标准溶液体积}{供试品量} \times 100\%$$

$$或\ L = \frac{c \times V}{S} \times 100\%$$

式中,$L$ 为杂质限量;$c$ 为标准溶液浓度;$V$ 为标准溶液体积;$S$ 为供试品量。

例题 5-1:《中国药典》(2020 年版)葡萄糖中氯化物的检查。取本品 0.60g,依法检查(通则 0801),与标准氯化钠溶液 6.0ml 制成的对照液比较,不得更浓(0.01%)。试计算葡萄糖中氯化物的限量是多少?(标准氯化钠溶液的浓度为每 1ml 相当于 10μg 的 Cl)

解:

$$L = \frac{c \times V}{S} \times 100\% = \frac{10 \times 10^{-6} \times 6.0}{0.60} \times 100\% = 0.01\%$$

所以,葡萄糖中氯化物的限量为 0.01%。

例题 5-2:《中国药典》(2020 年版)规定葡萄糖中重金属检查。取本品 4.0g,加水 23ml 溶解后,加醋酸盐缓冲液(pH 3.5)2ml,依法检查(通则 0821 第一法),含重金属不得过百万分之五。问应取标准铅溶液多少毫升?(标准铅溶液的浓度为每 1ml 相当于 10μg 的 Pb)

解:

$$L = \frac{c \times V}{S} \times 100\%$$

变换公式可得:

$$V = \frac{L \times S}{c} = \frac{5 \times 10^{-6} \times 4.0}{10 \times 10^{-6}} = 2.0ml$$

所以,应取标准铅溶液 2.0ml。

例题 5-3:《中国药典》(2020 年版)对乙酰氨基酚中硫酸盐的检查。取对乙酰氨基酚加水 100ml,加热溶解后,冷却,滤过,取滤液 25ml,依法检查(通则 0802),与标准硫酸钾溶液 1.0ml(每 1ml 相当于 100μg 的 $SO_4$)制成的对照液比较,不得更浓(0.02%)。问应取对乙酰氨基酚多少克?

解:

$$L=\frac{c \times V}{S} \times 100\%$$

变换公式可得:

$$S=\frac{c \times V}{L}=\frac{100 \times 10^{-6} \times 1.0}{2 \times 10^{-4}} \times \frac{100}{25}=2.0g$$

所以,应取对乙酰氨基酚2.0g。

# 任务二　一般杂质检查

一般杂质广泛存在于药物中,许多药物需检查这些杂质。故《中国药典》(2020年版)将一般杂质的检查方法收载于四部通用技术要求(通则0800限量检查法和通则0900特性检查法)中,药典正文中各药品的质量标准不再重复记叙这些方法,而是直接引用。

本节介绍以下检查法的原理、方法和注意事项:氯化物检查法、硫酸盐检查法、铁盐检查法、重金属检查法、砷盐检查法、干燥失重测定法、水分测定法、炽灼残渣检查法、易炭化物检查法、残留溶剂测定法等限量检查法,溶液颜色检查法、澄清度检查法等特性检查法。

## 一、氯化物检查法

### (一)原理

《中国药典》(2020年版)对氯化物的检查采用对照法中的比浊法。在硝酸酸性条件下,药物中的微量氯化物与硝酸银反应,生成氯化银的白色浑浊液,与一定量的标准氯化钠溶液在相同条件下生成的氯化银浑浊液比较,判断供试品中氯化物是否符合限量规定。

$$Cl^- + Ag^+ \longrightarrow AgCl\downarrow(白)$$

### (二)检查方法

1. **供试品溶液的制备**　除另有规定外,取各品种项下规定量的供试品,加水溶解使成25ml(溶液如显碱性,可滴加硝酸使成中性),再加稀硝酸10ml;溶液如不澄清,应滤过;置50ml纳氏比色管中,加水使成约40ml,摇匀,即得。

2. **对照溶液的制备**　另取该品种项下规定量的标准氯化钠溶液,置50ml纳氏比色管中,加稀硝酸10ml,加水使成约40ml,摇匀,即得。

3. **反应**　于供试品溶液与对照溶液中,分别加入硝酸银试液1.0ml,用水稀释使成50ml,摇匀,在暗处放置5分钟。

4. **比浊**　将供试品管和对照管同置黑色背景上,从比色管上方向下观察、比较,即得。

**5. 结果及判定** 供试品管的浊度不浓于对照管,判为符合规定;如供试品管的浊度浓于对照管,则判为不符合规定。

（三）注意事项

1. 先配制氯化钠溶液的贮备液(称取氯化钠 0.165g,置 1 000ml 量瓶中,加水适量使溶解并稀释至刻度,摇匀,作为贮备液),临用前,再用水稀释而得(每 1ml 相当于 10μg 的 Cl)。氯化物浓度以 50ml 溶液中含 50~80mg 的 Cl 所显浑浊度明显。

2. 加入稀硝酸是为了去除 $CO_3^{2-}$、$PO_4^{3-}$、$SO_3^{2-}$ 等杂质的干扰,同时还可以加速氯化银沉淀的生成并产生较好的乳浊,提高检查的准确度。

3. 操作

（1）应注意平行操作:选用配对的纳氏比色管;供试品溶液与对照溶液应同时操作,加入试剂的顺序应一致。

（2）应注意按操作顺序进行:供试品溶液与对照溶液,先制成 40ml 的水溶液,再加入硝酸银试液 1.0ml,立即充分摇匀,以防止局部过浓而影响浊度,影响比浊。

（3）氯化银生成反应需要时间,而且光线会使单质银析出,故在加入硝酸银试液后,应在暗处放置 5 分钟。

（4）应将供试品管和对照管同时置黑色背景上,自上而下观察浊度,较易判断。必要时可变换供试品管和对照管的位置后观察。

（5）纳氏比色管用后应立即用水冲洗,不应用毛刷刷洗,以免划出条痕损伤比色管。

4. 供试液如不澄清,应预先用含有硝酸的水洗净滤纸中的氯化物,再滤过供试液,使其澄清。

5. 供试品溶液如带颜色,常采用内消色法处理:取一定量的供试品溶液分成两等份,分置 50ml 纳氏比色管中。一份中加硝酸银试液 1.0ml,摇匀,放置 10 分钟,如显浑浊,可反复滤过,至滤液完全澄清,再加规定量的标准氯化钠溶液与水适量使成 50ml,摇匀,在暗处放置 5 分钟,作为对照溶液;另一份中加硝酸银试液 1.0ml 与水适量使成 50ml,摇匀,在暗处放置 5 分钟,按上述方法与对照溶液比较,即得。

## 二、硫酸盐检查法

（一）原理

《中国药典》(2020 年版)对硫酸盐的检查采用对照法中的比浊法。在盐酸酸性条件下,药物中的微量硫酸盐与氯化钡反应,生成硫酸钡的白色浑浊液,与一定量的标准硫酸钾溶液在相同条件下生成的硫酸钡浑浊液比较,判定供试品中硫酸盐是否符合限量规定。

$$SO_4^{2-} + Ba^{2+} \longrightarrow BaSO_4 \downarrow（白）$$

（二）检查方法

**1. 供试品溶液的制备** 除另有规定外,取各品种项下规定量的供试品,加水溶解使

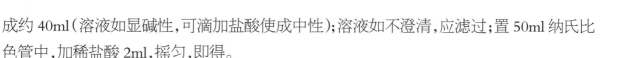

成约 40ml（溶液如显碱性,可滴加盐酸使成中性）;溶液如不澄清,应滤过;置 50ml 纳氏比色管中,加稀盐酸 2ml,摇匀,即得。

**2. 对照溶液的制备** 另取该品种项下规定量的标准硫酸钾溶液,置 50ml 纳氏比色管中,加水使成约 40ml,加稀盐酸 2ml,摇匀,即得。

**3. 反应** 于供试品溶液与对照溶液中,分别加入 25% 氯化钡溶液 5ml,用水稀释至 50ml,充分摇匀,放置 10 分钟。

**4. 比浊** 将供试品管和对照管同置黑色背景上,从比色管上方向下观察、比较,即得。

**5. 结果判断** 供试品管的浊度不浓于对照管,判为符合规定;如供试品管的浊度浓于对照管,则判为不符合规定。

（三）注意事项

1. 称取硫酸钾 0.181g,置 1 000ml 量瓶中,加水适量使溶解并稀释至刻度,摇匀,即得（每 1ml 相当于 100μg 的 $SO_4$）。

2. 加入稀盐酸是为了去除 $CO_3^{2-}$、$PO_4^{3-}$ 等杂质的干扰,但酸度过大可使硫酸钡溶解,降低检查的灵敏度,因此以 50ml 溶液中含 2ml 稀盐酸为宜。

3. 操作

（1）应注意平行操作。

（2）加入 25% 氯化钡溶液后,应充分摇匀,以防止局部过浓而影响浊度,影响比浊。

（3）比浊时,可变换供试品管和对照管的位置后观察。

4. 供试液如不澄清,应预先用含有盐酸的水洗净滤纸中的硫酸盐,再滤过供试液,使其澄清。

5. 供试品溶液如带颜色,常采用内消色法处理。

# 三、铁盐检查法

（一）原理

《中国药典》(2020 年版)对铁盐的检查采用对照法中的比色法,该法称为硫氰酸盐法。在盐酸酸性条件下,药物中的三价铁盐与硫氰酸盐反应,生成红色的可溶性硫氰酸铁配位化合物,与一定量的标准铁溶液用同法处理后进行比色,判断供试品中铁盐是否符合限量规定。

$$Fe^{3+} + 6SCN^- \longrightarrow [Fe(SCN)_6]^{3-}（红）$$

（二）检查方法

**1. 供试品溶液的制备** 除另有规定外,取各品种项下规定量的供试品,加水溶解使成 25ml,置 50ml 纳氏比色管中。

**2. 对照溶液的制备** 另取该品种项下规定量的标准铁溶液,置另一 50ml 纳氏比色管中,加水使成 25ml。

**3. 反应** 于供试品溶液与对照溶液中,分别加稀盐酸 4ml 与过硫酸铵 50mg,用水稀释使成 35ml 后,加 30% 硫氰酸铵溶液 3ml,再加水适量稀释成 50ml,摇匀。

**4. 比色** 供试品管如显色,应立即与对照管同置白色背景上,从比色管上方向下观察、比较,即得。

**5. 结果判断** 供试品管所显颜色不深于对照管,判为符合规定;如供试品管所显颜色深于对照管,则判为不符合规定。

### (三)注意事项

1. 称取硫酸铁铵 [$FeNH_4(SO_4)_2 \cdot 12H_2O$] 0.863g,置 1 000ml 量瓶中,加水溶解后,加硫酸 2.5ml,用水稀释至刻度,作为标准铁贮备液。为防止铁盐水解,需加入硫酸,并存放于阴凉处。临用前,再用水稀释而得(每 1ml 相当于 10μg 的 Fe)。

2. 加入稀盐酸可防止 $Fe^{3+}$ 的水解,以 50ml 溶液中含 4ml 稀盐酸为宜。

3. 过硫酸铵既可氧化供试品中的 $Fe^{2+}$ 成 $Fe^{3+}$,同时可防止光线使硫氰酸铁还原或分解褪色。

4. 操作

(1)应特别注意平行操作,因为本法容易受光线、温度影响,光线能促使硫氰酸还原或分解褪色;温度越高,褪色越快。

(2)因为铁盐与硫氰酸根离子的反应为可逆反应,应加入过量的硫氰酸铵,不仅可以增加生成的配位离子的稳定性,提高反应灵敏度,还能消除其他阴离子(如 $Cl^-$、$PO_4^{3-}$ 等)与铁盐形成配位化合物而引起的干扰。

## 四、重金属检查法

重金属系指在规定实验条件下,能够与显色剂(硫代乙酰胺试液或硫化钠试液)作用显色的金属杂质。如银、铅、汞、铜、镉、铋、锑、锡、砷、锌、钴、镍等。重金属影响药物的安全性和稳定性,必须严格控制其限量。

由于药物在生产过程中遇到铅的机会较多,且铅易在体内积蓄中毒,故检查时以铅为重金属的代表。《中国药典》(2020 年版)共收载了三种检查方法。

### (一)第一法

也称为硫代乙酰胺法,适用于溶于水、稀酸或有机溶剂如乙醇的药品,供试品不经有机破坏,在酸性溶液中进行显色,检查重金属。

**1. 原理** 硫代乙酰胺在弱酸性(pH 3.5)条件下水解,产生硫化氢,与重金属离子生成黄色到棕黑色的硫化物混悬液,与一定量的标准铅溶液用同法处理后进行比色,判断供试品中重金属是否符合限量规定。

$$CH_3CSNH_2 + H_2O\,(pH\ 3.5) \longrightarrow CH_3CONH_2 + H_2S$$

$$Pb^{2+}+H_2S \longrightarrow PbS\downarrow +2H^+$$

**2. 检查方法**  除另有规定外,取 25ml 纳氏比色管 3 支,编号为甲、乙、丙管。

(1)甲管(标准管):除另有规定外,取各品种项下规定量的标准铅溶液与醋酸盐缓冲液(pH 3.5)2ml,加水或各品种项下规定的溶剂稀释使成 25ml。

(2)乙管(供试品管):加入按各品种项下规定的方法制成的供试品溶液 25ml。

(3)丙管(标准加样管):加入与乙管相同重量的供试品,加配制供试品溶液的溶剂适量使溶解,再加与甲管相同量的标准铅溶液与醋酸盐缓冲液(pH 3.5)2ml 后,用溶剂稀释成 25ml。

(4)反应:在甲、乙、丙三管中分别加硫代乙酰胺试液各 2ml,摇匀,放置 2 分钟。

(5)比色:同置白纸上,自上向下透视。

(6)结果判断:当丙管中显出的颜色不浅于甲管时,乙管中显示的颜色与甲管比较,不得更深。如丙管中显出的颜色浅于甲管,应取样按第二法重新检查。

**3. 注意事项**

(1)用硝酸铅配制标准铅贮备液,为防止铅盐水解,需加入硝酸。临用前,精密量取标准铅贮备液加水稀释而得(每 1ml 相当于 10μg 的 Pb)。配制与贮藏用的玻璃容器均不得含铅,且限当日使用。

(2)重金属硫化物生成的最佳 pH 是 3.0~3.5,本法选用醋酸盐缓冲液(pH 3.5)2.0ml 调节 pH。

(3)应特别注意平行操作,甲管、乙管、丙管应同时按顺序加入试剂,试剂加入量、操作条件等应一致。

(4)供试品溶液如带颜色,应在加硫代乙酰胺试液前,在甲管中滴加稀焦糖溶液或其他无干扰的有色溶液,使各管颜色一致;如按上述方法仍不能使各管颜色一致时,应取样按第二法检查。

**(二)第二法**

也称为炽灼后的硫代乙酰胺法,该法适用于难溶或不溶于水、稀酸或乙醇的药品,或受某些因素(如自身有颜色的药物、药物中的重金属不呈游离状态或重金属离子与药物形成配位化合物等)干扰不适宜用第一法检查的药品,需先将药品炽灼破坏,残渣加硝酸进一步破坏,蒸干,再加盐酸转化为易溶于水的氯化物,按第一法检查重金属。

本法仅需甲管、乙管两支纳氏比色管。乙管中显出的颜色与甲管相比,不得更深。

炽灼残渣处理过程中,温度越高,重金属损失越多。因此,炽灼残渣用于重金属检查时,应控制炽灼温度在 500~600℃,同时应控制炽灼时间。

**(三)第三法**

也称硫化钠法,本法适用于能溶于碱而不溶于稀酸(或在稀酸中即生成沉淀)的药品。

**1. 原理**  在氢氧化钠碱性条件下,重金属杂质与硫化钠试液反应生成有色的硫化物,再与一定量标准铅溶液经同法处理后所呈颜色进行比较,以判断药物中重金属的限量。

$$Na_2S+Pb^{2+} \longrightarrow PbS\downarrow +2Na^+$$

**2. 检查方法**

(1)甲管(标准管):取一定量的标准铅溶液,置25ml纳氏比色管中,加氢氧化钠试液5ml,并加水稀释使成25ml。

(2)乙管(供试品管):取规定量的供试品置另一25ml纳氏比色管中,加氢氧化钠试液5ml使溶解,再加水稀释使成25ml。

(3)反应:在甲、乙两管中分别加硫化钠试液5滴,摇匀。

(4)比色:同置白纸上,自上向下透视。

(5)结果判断:乙管中显出的颜色与甲管相比,不得更深。

**3. 注意事项** 显色剂硫化钠试液对玻璃有一定的腐蚀性,而且久置会产生絮状物,应临用前新配制。

## 五、砷盐检查法

砷盐为毒性杂质,应严格控制其限量。砷盐多由药物在生产过程中所使用的无机试剂引入。砷盐和重金属一样在多种药物中均要求检查。

《中国药典》(2020年版)收载的方法有古蔡氏法和二乙基二硫代氨基甲酸银法,两法并列,应根据《中国药典》(2020年版)各品种项下规定的方法选用。

### (一)第一法(古蔡氏法)

**1. 原理**

(1)金属锌与酸作用产生新生态的氢,与药物中微量砷盐反应生成具挥发性的砷化氢。其反应式如下:

$$As^{3+}+3Zn+3H^+ \longrightarrow 3Zn^{2+}+AsH_3\uparrow$$

$$AsO_3^{3-}+3Zn+9H^+ \longrightarrow 3Zn^{2+}+3H_2O+AsH_3\uparrow$$

(2)砷化氢再遇溴化汞试纸,产生黄色至棕色的砷斑。其反应式如下:

$$AsH_3+3HgBr_2 \longrightarrow 3HBr+As(HgBr)_3(黄)$$

$$2As(HgBr)_3+AsH_3 \longrightarrow 3AsH(HgBr)_2(棕)$$

$$As(HgBr)_3+AsH_3 \longrightarrow 3HBr+As_2Hg_3(黑)$$

(3)与一定量标准砷溶液所生成的标准砷斑比较,可判断供试品中砷盐是否符合限量规定。

**2. 检查方法** 古蔡氏法砷盐检查装置如图5-1所示。A为100ml标准磨口锥形瓶;B为中空的标准磨口塞,上连导气管C(外径8.0mm,内径6.0mm),全长约180mm;D为具孔的有机玻璃旋塞,其上部为圆形平面,中央有一圆孔,孔径与导气管C的内径一致,其下部孔径与导气管C的外径相适应,将导气管C的顶端套入旋塞下部孔内,并使管壁与旋塞的圆孔相吻合,黏合固定;E 为中央具有圆孔(孔径 6.0mm)的有机玻璃旋塞盖,与 D 紧密吻合。

测试时,于导气管 C 中装入醋酸铅棉花 60mg(装管高度为 60~80mm),再于旋塞 D 的顶端平面上放一片溴化汞试纸(试纸大小以能覆盖孔径而不露出平面外为宜),盖上旋塞 E 并旋紧,即得。

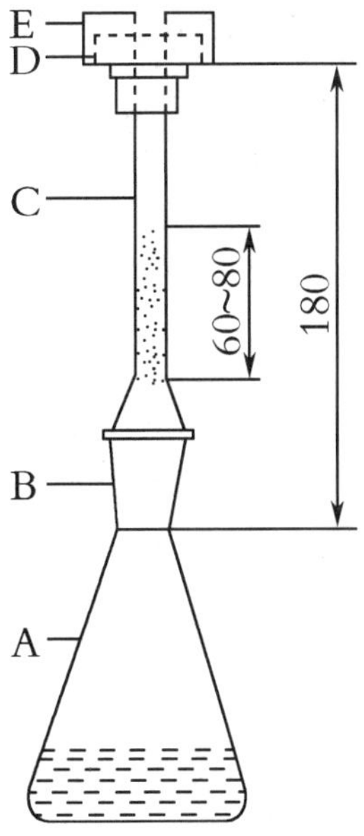

（1）标准砷斑的制备:精密量取标准砷溶液 2ml,置 A 瓶中,加盐酸 5ml 与水 21ml,再加碘化钾试液 5ml 与酸性氯化亚锡试液 5 滴,在室温放置 10 分钟后,加锌粒 2g,立即将装妥的导气管 C 密塞于 A 瓶上,并将 A 瓶置 25~40℃水浴中,反应 45 分钟,取出溴化汞试纸,即得。

（2）样品砷斑的制备:取按各药品项下规定方法制成的供试品溶液,置 A 瓶中,照标准砷斑制备,自"再加碘化钾试液 5ml"起,依法操作。

单位：mm

A. 砷化氢发生瓶;B. 中空磨口塞;
C. 导气管;D. 具孔的有机玻璃旋塞;
E. 中央具有圆孔的有机玻璃旋塞盖

图 5-1 古蔡氏法砷盐检查装置

（3）比色:将供试品溶液生成的砷斑与标准砷斑比较。

（4）结果判断:供试品溶液生成的砷斑不深于标准砷斑,判为符合规定。

3. 注意事项

（1）标准砷溶液:用三氧化二砷配制贮备液,临用前用稀硫酸与水定量稀释,摇匀,即得(每 1ml 相当于 1μg 的 As)。

（2）碘化钾及氯化亚锡:药物中存在的微量砷常以三价亚砷酸盐和五价砷酸盐存在,但五价砷生成砷化氢的速度较三价砷慢,故在反应液中加入碘化钾及氯化亚锡,将五价砷还原为三价砷,以加快生成砷化氢的速率,还能抑制锑化氢的生成。

（3）醋酸铅棉花:供试品和锌粒中可能含有少量的硫化物,在酸性溶液中产生硫化氢气体,与溴化汞作用生成硫化汞色斑,干扰砷斑试验结果,故须在砷盐检查装置的导气管中装入醋酸铅棉花以吸收硫化氢,除去干扰。

用醋酸铅棉花约 60mg,装管高度 60~80mm,以控制醋酸铅棉花填充的松紧度,使既能免除硫化氢的干扰,又可使砷化氢以适宜的速度通过。

（4）锌粒:应无砷,且其大小影响反应速度,选用粒径为 2mm 左右的锌粒为宜。

（5）采用 2ml 标准砷溶液(相当于 2μg 的 As)制备标准砷斑,所得砷斑清晰,便于分辨。因砷斑不稳定,反应中应保持干燥及避光,并立即比较。

（6）所用仪器和试液等照本法检查,均不应生成砷斑,或至多生成仅可辨认的斑痕。

### （二）第二法（二乙基二硫代氨基甲酸银法，DDC-Ag法）

**1. 原理**

（1）金属锌与酸作用产生新生态的氢，与药物中微量砷盐反应生成具挥发性的砷化氢。

（2）砷化氢还原二乙基二硫代氨基甲酸银，产生红色胶态银。其反应式如下：

$$AsH_3+6DDC-Ag+3N(C_2H_5)_3 \longrightarrow As(DDC)_3+6Ag+3DDC-H \cdot N(C_2H_5)_3（红）$$

（3）用目视比色法或在510nm波长处测定吸光度，与相同条件下制备的标准对照比较，不仅可以判断供试品中砷盐是否符合限量规定，还可用作微量砷盐的含量测定。

**2. 检查方法** DDC-Ag法砷盐检查装置如图5-2所示。A为100ml标准磨口锥形瓶；B为中空的标准磨口塞，上连导气管C（一端外径为8mm，内径为6mm；另一端长为180mm，外径为4mm，内径为1.6mm，尖端内径为1mm）；D为平底玻璃管（长为180mm，内径为10mm，于5.0ml处有一刻度线）。

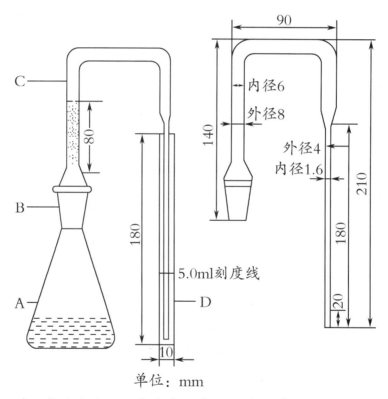

单位：mm

A. 砷化氢发生瓶；B. 中空磨口塞；C. 导气管；D. 平底玻璃管

图5-2 DDC-Ag法砷盐检查装置

测试时，于导气管C中装入醋酸铅棉花60mg（装管高度约80mm），并于D管中精密加入二乙基二硫代氨基甲酸银试液5ml，即得。

（1）标准砷对照液的制备：精密量取标准砷溶液2ml，置A瓶中，加盐酸5ml与水21ml，再加碘化钾试液5ml与酸性氯化亚锡试液5滴，在室温放置10分钟后，加锌粒2g，立即将装妥的导气管C与A密塞，使生成的砷化氢气体导入D管中，并将A瓶置

25~40℃水浴中反应 45 分钟,取出 D 管,添加三氯甲烷至刻度,混匀,即得。

（2）供试液的制备:取按各药品项下规定方法制成的供试品溶液,置 A 瓶中,照标准砷对照液的制备,自"再加碘化钾试液 5ml"起,依法操作。

（3）比色:将供试品溶液与标准砷对照液同置白色背景上,从 D 管上方向下观察、比较。必要时,可在 510nm 波长处测定所得溶液的吸光度。

（4）结果判断:供试品溶液的颜色不深于标准砷对照液,或在 510nm 波长处测得的吸光度不大于标准砷对照液的吸光度,判为符合规定。

## 六、干燥失重测定法

干燥失重系指待测药品在规定的条件下,经干燥后所减失重量的百分率。该法主要检查药品中的吸附水、结晶水和挥发性物质的总量。

### （一）检查方法

1. **干燥前**　供试品进行前处理后,称取约 1g 或各品种项下所规定的重量,置于与供试品同样条件下干燥至恒重的扁形瓶中,精密称定。

2. **干燥**　除另有规定外,照各品种项下规定的条件干燥。

干燥失重测定法常采用恒温常压干燥法、恒温减压干燥法、干燥器干燥法。恒温常压干燥法适用于对热较稳定的药品,除另有规定外,在 105℃干燥,如对乙酰氨基酚;恒温减压干燥法适用于熔点低或受热分解的药品,按各品种项下规定设置,如阿司匹林,置于五氧化二磷为干燥剂的干燥器中,在 60℃减压干燥至恒重;干燥器干燥法适用于受热分解或易升华的药品,将供试品置于干燥器内,利用干燥器内的干燥剂吸收供试品中的水分,干燥至恒重,如盐酸洛贝林,置五氧化二磷干燥器中,干燥至恒重。

3. **称重**　用干燥器干燥的供试品,干燥后即可称定重量;置恒温干燥箱(图 5-3)或恒温减压干燥箱内干燥的供试品,应在干燥后取出置干燥器中放冷至室温,再称定。

4. **恒重**　称定后的供试品按上述第 2、3 步操作,直至恒重。

恒重,除另有规定外,系指供试品连续两次干燥或炽灼后称重的差异在 0.3mg 以下的重量;干燥至恒重的第二次及以后各次称重均应在规定条件下继续干燥 1 小时后进行。

5. **计算**

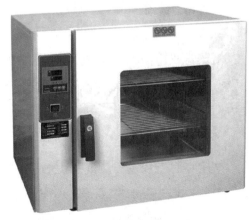

图 5-3　干燥箱

$$干燥失重,\% = \frac{减失的重量}{供试品量} \times 100\%$$

### （二）注意事项

1. 称量瓶应编码标记,瓶盖与称量瓶应编码一致,以免混淆。称量瓶放入干燥箱的位置、先后顺序、在干燥器内放冷时间、称量顺序以及称量用的电子天平,均应前后一致。

2. 同一干燥器内不宜同时放入过多的称量瓶,否则不易达到恒重。

3. 供试品干燥时,应平铺在扁形称量瓶中,厚度不可超过 5mm,如为疏松物质,厚度不可超过 10mm。

4. 减压干燥器(箱)内部为负压,开启前应注意缓缓打开进气阀,使干燥空气缓缓进入,以免气流吹散供试品。

5. 干燥器中常用的干燥剂为硅胶、五氧化二磷或无水氯化钙。干燥剂应保持在有效状态。硅胶应保持原色,受潮变色后应干燥变回原色后再使用;五氧化二磷应呈粉末状,无水氯化钙应呈块状,否则应及时更换。

6. 恒温减压干燥器中常用的干燥剂为五氧化二磷(通则 0831)。

## 七、水分测定法

药品中的水分,可导致药物吸潮、霉变、水解、氧化等,水分含量的多少,对药品的稳定性、有效性均有影响,因此,有必要对药品中的水分进行检查并控制其限度。

药品中的水分包括结晶水和吸附水。《中国药典》(2020 年版)在通则 0832 项下收载了五种水分测定法:第一法为费休氏法,又分为容量滴定法和库仑滴定法;第二法为烘干法;第三法为减压干燥法;第四法为甲苯法;第五法为气相色谱法。费休氏法具有重复性好、准确度高、适用范围广等特点,已成为国际通用的经典水分测定法。下面介绍费休氏法的测定原理、检查方法和注意事项。

### （一）原理

费休氏水分测定,是非水溶液中的氧化还原滴定,采用的标准滴定液称费休氏试液。费休氏试液是由碘、二氧化硫、无水吡啶和无水甲醇按一定比例组成。测定原理是利用碘氧化二氧化硫为三氧化硫时,需要一定量的水分参加反应。从消耗碘的重量,可计算出参与反应的水分含量。

$$I_2+SO_2+H_2O \Longleftrightarrow 2HI+SO_3$$

由于上述反应是可逆的反应,为了使反应向右进行完全,需加入无水吡啶,定量地吸收 HI 和 $SO_3$,以形成氢碘酸吡啶和硫酸酐吡啶。为了使反应进行得完全,生成物更加稳定,常加入无水甲醇,以生成甲基硫酸氢吡啶。

总反应为:

$$I_2+SO_2+3C_5H_5N+CH_3OH+H_2O \longrightarrow 2C_5H_5N+2HI+C_5H_5N \cdot HSO_4CH_3$$

由滴定总反应可知:每 1mol 水需与 1mol 碘、1mol 二氧化硫及 3mol 吡啶、1mol 甲醇作用。甲醇与吡啶不仅参与了反应,而且还起到了溶剂的作用。

（二）检查方法

**1. 费休氏试液的配制**　可采用自配的费休氏试液或稳定的市售费休氏试液。

**2. 费休氏试液的标定**　用水分测定仪直接标定，也可用滴定法（目视或电化学方法指示终点）标定。

**3. 测定方法**

（1）容量滴定法：精密称取供试品适量（消耗费休氏试液 1~5ml），置干燥的具塞锥形瓶中（预先加入无水甲醇或其他适宜溶剂），用水分测定仪直接测定；或在不断振摇（或搅拌）下用费休氏试液滴定至溶液由浅黄色变为红棕色，或用永停滴定法指示终点。另作空白试验。按下式计算：

$$供试品中水分含量，\%=\frac{(A-B)F}{W}\times100\%$$

式中，$A$ 为供试品所消耗费休氏试液的体积，ml；$B$ 为空白所消耗费休氏试液的体积，ml；$F$ 为每 1ml 费休氏试液相当于水的重量，mg/ml；$W$ 为供试品的重量，mg。

本法主要用于化学药品，使用范围广，可以测定药品中的游离水和结合水（如晶体的表面水和结晶水），还特别适用于遇热易破坏或引湿性较强或毒性较大的化学药品。

案例　以《中国药典》（2020 年版）二部品种正文头孢拉定及其制剂为例。

头孢拉定：取本品，照水分测定法（通则 0832 第一法 1）测定，含水分不得过 6.0%。

头孢拉定干混悬剂：取本品，照水分测定法（通则 0832 第一法 1）测定，含水分不得过 1.5%。

头孢拉定片：取本品细粉适量，照水分测定法（通则 0832 第一法 1）测定，含水分不得过 6.0%。

头孢拉定胶囊：取本品内容物适量，照水分测定法（通则 0832 第一法 1）测定，含水分不得过 7.0%。

头孢拉定颗粒：取本品适量，照水分测定法（通则 0832 第一法 1）测定，含水分不得过 1.5%。

注射用头孢拉定：取本品，照水分测定法（通则 0832 第一法 1）测定，含水分不得过 5.0%。

（2）库仑滴定法：本法应用永停滴定法（通则 0701）测定水分。与容量滴定法相比，滴定剂碘不是从滴定管加入，而是由含有碘离子的阳极电解液电解产生。一旦所有的水被滴定完全，阳极电解液中就会出现少量过量的碘，使铂电极极化而停止碘的产生，达到终点。根据法拉第定律，电极上产生碘的量与通过的电量成正比，因此可以通过测量电量总消耗的方法来测定水分总量。

本法主要用于测定含微量水分（0.000 1%~0.1%）的供试品，特别适用于测定化学惰性物质如烃类、醇类和酯类中的水分。

## （三）注意事项

1. 所用仪器应干燥,并能避免空气中水分的侵入;测定操作应在干燥处进行。

2. 费休氏试液应遮光、密封,置阴凉干燥处保存。

3. 费休氏试液有毒性,稳定性差,保存期较短(一般约为 3 个月),含吡啶的费休氏试液有恶臭。储存、使用、回收处理,均须特别注意。

# 八、炽灼残渣检查法

通常用于有机药物中非挥发性无机杂质的检查与控制。

## （一）原理

将有机药物经加热灼烧至完全炭化或无机药物加热分解后,再加适量硫酸湿润,经高温炽灼至灰化完全后遗留的无机杂质,多为金属的氧化物或硫酸盐。待炽灼残渣达恒重后,进行限量计算。

## （二）检查方法

1. **空坩埚恒重** 取洁净坩埚置高温炉(图 5-4)内,在 700~800℃炽灼约 30 分钟,停止加热,待高温炉温度冷却至约 300℃,取出坩埚,置适宜的干燥器内,放冷至室温,精密称定坩埚重量。再以同样条件重复操作,直至恒重。

2. **称样** 取供试品 1.0~2.0g 或各品种项下规定的重量,置已炽灼至恒重的坩埚中,精密称定。

3. **炭化** 将盛有样品的坩埚放至加热设备上缓缓灼烧,炽灼至完全炭化,放冷至室温。

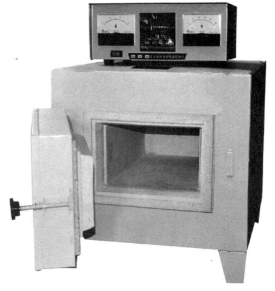

图 5-4 高温炉

4. **灰化** 除另有规定外,滴加硫酸 0.5~1ml 使炭化物全部湿润,继续加热至硫酸蒸气除尽后,白烟完全消失,将坩埚置于高温炉内,在 700~800℃炽灼约 60 分钟,使供试品完全灰化。

5. **称重** 移置干燥器内,放冷,精密称定。

6. **恒重** 重复第一步骤"在 700~800℃炽灼"直至恒重。

7. **计算公式**

$$炽灼残渣,\% = \frac{残渣及坩埚重 - 空坩埚重}{供试品量} \times 100\%$$

8. **结果判定** 计算结果按"有效数字和数值的修约及其运算"规则,使其与标准中规定限度的有效数位一致。其数值不大于限度值时,判为符合规定。

## （三）注意事项

1. 含有碱金属或氟元素的药品,对瓷坩埚(图 5-5)有腐蚀性,应使用铂坩埚(图 5-6)。

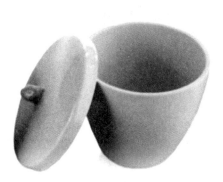

图 5-5　瓷坩埚

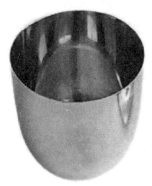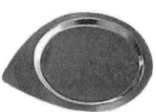

图 5-6　铂坩埚

2. 如需将残渣留作重金属检查,则炽灼温度必须控制在 500~600℃。

3. 炭化和灰化过程均需在通风橱内进行。

4. 坩埚应编码标记,盖与坩埚应编码一致,以免混淆。从高温炉中取出的温度、先后顺序、在干燥器内放冷时间、称量顺序以及称量用的电子天平,均应前后一致。

5. 瓷坩埚编号,可采用蓝墨水与 $FeCl_3$ 溶液的混合液涂写、烘烤、恒重后使用。

6. 同一干燥器内同时放置的坩埚不宜过多,否则不易达到恒重。

7. 坩埚置高温炉内,应将坩埚盖斜盖于坩埚上;取出坩埚时,盖好坩埚盖。

8. 坩埚放冷后干燥器内易形成负压,应小心开启干燥器,以免吹散坩埚内的轻质残渣。

# 九、易炭化物检查法

易炭化物是指药物中存在的遇硫酸易炭化或易氧化而呈色的微量有机杂质。

## （一）原理

采用目视比色法控制易炭化物限量,将规定量的供试品分次缓缓加入硫酸中溶解、静置后,产生的颜色与标准比色液比较。

## （二）检查方法

1. **比色管**　准备配对(内径、色泽一致)的具塞比色管两支,编号:甲管、乙管。

2. **甲管**　加各品种项下规定的对照溶液 5ml(对照液主要有三类:①"溶液颜色"检查项下的不同色调号的标准比色液;②由比色用氯化钴液、比色用重铬酸钾液和比色用硫酸铜液按规定方法配制成的对照液;③高锰酸钾液)。

3. **乙管**　加硫酸 5ml 后,分次缓缓加入规定量的供试品,振摇使溶解。

4. **比色**　静置 15 分钟后,将甲、乙两管同置白色背景前,平视观察、比色。

5. **结果判定**　乙管中所显颜色不深于甲管,判为符合规定。

### （三）注意事项

1. 比色管应无色，用前洗净、干燥。

2. 供试品如为固体，应先研成细粉。

3. 乙管必须先加硫酸后加供试品，且应分次缓缓加入，边加边振摇，以防药品黏结在管底，不易溶解完全。

4. 如供试品需加热才能溶解时，可取供试品与硫酸先混合均匀，加热溶解、放冷后，再转移至比色管中。

5. 对结果判定有困难时，可交换甲管、乙管的位置观察。

## 十、残留溶剂测定法

药品中的残留溶剂是指在原料药、辅料或制剂生产的过程中使用的，但在工艺过程中未能完全去除的有机溶剂。

《中国药典》（2020 年版）按有机溶剂的毒性程度将残留溶剂分为四类：第一类是毒性较大的有机溶剂，应避免使用，如苯、四氯化碳等；第二类是具有一定可逆毒性的有机溶剂，应限制使用，如乙腈、三氯甲烷、甲醇等；第三类是低毒有机溶剂，应按《药品生产质量管理规范》（GMP）或质控要求使用，如丙酮、乙醇、乙醚等；第四类是尚无足够毒理学资料的其他有机溶剂，应按 GMP 或质控要求使用，如甲基四氢呋喃、石油醚等。

照气相色谱法（通则 0521）测定。色谱柱有毛细管柱、填充柱两类，测定方法有三种：第一法（毛细管柱顶空进样等温法）、第二法（毛细管柱顶空进样程序升温法）、第三法（溶液直接进样法）。

取对照品溶液和供试品溶液，分别连续进样 2~3 次，测定待测峰的峰面积，计算残留溶剂的限度或含量。

## 十一、溶液颜色检查法

药物在生产过程中可能引入有色杂质，或在贮存过程中产生有色杂质。药物溶液的颜色可以反映药物的纯度。溶液颜色检查法是控制和测定药物中有色杂质含量的一种方法。

### （一）原理

将药物制成一定浓度的溶液，将该溶液的颜色与规定的标准比色液比较，或在规定的波长处测定其吸光度。

### （二）检查方法

1. **制备标准比色液** 由三基色——黄色（比色用重铬酸钾液）、蓝色（比色用硫酸铜液）和红色（比色用氯化钴液）溶液按照一定比例与水混合制得不同色调标准贮备液（表 5-1），再取不同体积标准贮备液分别加水稀释制得标准比色液（表 5-2）。

表 5-1　各种色调标准贮备液的制备

| 色调 | 比色用氯化钴液 /ml | 比色用重铬酸钾液 /ml | 比色用硫酸铜液 /ml | 水 /ml |
|---|---|---|---|---|
| 绿黄色 | – | 27 | 15 | 58 |
| 黄绿色 | 1.2 | 22.8 | 7.2 | 68.8 |
| 黄色 | 4.0 | 23.3 | 0 | 72.7 |
| 橙黄色 | 10.6 | 19.0 | 4.0 | 66.4 |
| 橙红色 | 12.0 | 20.0 | 0 | 68.0 |
| 棕红色 | 22.5 | 12.5 | 20.0 | 45.0 |

表 5-2　各种色调色号标准比色液的制备

| 色号 | 0.5 | 1 | 2 | 3 | 4 | 5 | 6 | 7 | 8 | 9 | 10 |
|---|---|---|---|---|---|---|---|---|---|---|---|
| 贮备液 /ml | 0.25 | 0.5 | 1.0 | 1.5 | 2.0 | 2.5 | 3.0 | 4.5 | 6.0 | 7.5 | 10.0 |
| 加水量 /ml | 9.75 | 9.5 | 9.0 | 8.5 | 8.0 | 7.5 | 7.0 | 5.5 | 4.0 | 2.5 | 0 |

2. **检查方法**　《中国药典》(2020 年版)"溶液颜色检查法"收载了三种方法：第一法（目视比色法）、第二法（分光光度法）、第三法（色差计法）。

（1）第一法（目视比色法）

1）供试品溶液：除另有规定外，取各药品项下规定量的供试品，加水溶解，置于 25ml 比色管中，加水稀释至 10ml。

2）对照液：另取规定色调和色号的标准比色液 10ml，置另一 25ml 比色管中。

3）比色：比较时在自然光下进行。两管同置白色背景上，自上向下透视；或同置白色背景前，平视观察。

4）结果判定：供试品溶液如显色，与规定的标准比色液比较，颜色相似或更浅，即判为符合规定；颜色接近时，应由 2~3 人共同判断；如更深，则判为不符合规定。

如供试品管呈现的颜色与对照管中颜色非常接近或色调不尽一致，使目视观察无法辨别两者的深浅时，应改用第三法（色差计法）测定。

5）注意事项：①比色管应无色，用前洗净、干燥。洗涤时不能用硬物磨刷，应用铬酸洗液浸泡后用纯化水冲净，避免表面粗糙或黏有杂物。②检查时光线应明亮，光强度应能保证使各相邻色号的标准液清晰分辨。

（2）第二法（分光光度法）：除另有规定外，取各供试品项下规定量的供试品，加水溶解并使成 10ml，必要时滤过，滤液照紫外 - 可见分光光度法（通则 0401）于规定波长处测定，吸光度不得超过规定值。

（3）第三法（色差计法）：当供试品管呈现的颜色与对照管的颜色深浅非常接近，或者供试品与标准比色液的色调不一致,目视法难以准确判断时,应使用本法测定。本法使用测色色差计直接测定溶液的透射三刺激值,对其颜色进行定量表述和分析。

供试品溶液与标准比色液之间的颜色差异,可以通过分别比较它们与水之间的色差值来测定,也可以通过直接比较它们之间的色差值来测定。

案例 《中国药典》(2020 年版)维生素 $B_6$ 溶液的澄清度与颜色检查:取本品 1.0g,加水 10ml 溶解后,溶液应澄清无色;如显色,与黄色 1 号标准比色液(通则 0901 第一法)比较,不得更深。

## 十二、澄清度检查法

药品溶液中如存在细微颗粒,当直射光通过溶液时,可产生光散射和光吸收现象,致使溶液微显浑浊。所以药品溶液的浊度可以反映药物溶液中微量不溶性杂质的存在情况,在一定程度上可以反映药品的质量和生产工艺水平,是控制注射用原料药纯度的重要指标。

### (一)原理
将药物制成一定浓度的溶液,将该溶液的浊度与规定级号的浊度标准液相比较。

### (二)检查方法
**1. 浊度标准液**

(1)浊度标准贮备液的制备:称取于 105℃干燥至恒重的硫酸肼 1.00g,置 100ml 量瓶中,加水适量使溶解,必要时可在 40℃的水浴中温热溶解,并用水稀释至刻度,摇匀,放置4~6 小时;取此溶液与等容量的 10% 乌洛托品溶液混合,摇匀,于25℃避光静置 24 小时,即得。该溶液置冷处避光保存,可在 2 个月内使用,用前摇匀。

(2)浊度标准原液的制备:取浊度标准贮备液 15.0ml,置 1 000ml 量瓶中,加水稀释至刻度,摇匀,取适量,置 1cm 吸收池中,照紫外 - 可见分光光度法(通则 0401),在550nm 的波长处测定,其吸光度应在 0.12~0.15 范围内。该溶液应在 48 小时内使用,用前摇匀。

(3)浊度标准液的制备:取浊度标准原液与水,按表 5-3 配制浊度标准液。浊度标准液应临用时制备,使用前充分摇匀。浊度标准液应在配制后 5 分钟内使用,供试品则应在溶解后立即检视。

表 5-3 不同级号浊度标准液

| 级号 | 0.5 | 1 | 2 | 3 | 4 |
|---|---|---|---|---|---|
| 浊度标准原液 /ml | 2.50 | 5.0 | 10.0 | 30.0 | 50.0 |
| 水 /ml | 97.50 | 95.0 | 90.0 | 70.0 | 50.0 |

多数药品的澄清度检查以水为溶剂,但也有用酸、碱或有机溶剂(如乙醇、甲醇、丙酮)的。供制备注射用的原料药往往既要检查溶液的澄清度又要检查溶液的颜色,如华法林钠的检查:取本品 0.20g,加丙酮 10ml 溶解后,溶液应澄清无色;如显浑浊,与 1 号浊度标准液比较,不得更浓;如显色,照紫外 - 可见分光光度法,依法检查(通则 0401),在 460nm 的波长处测定吸光度,不得过 0.03。

**2. 检查方法** 《中国药典》(2020 年版)"澄清度检查法"收载了两种方法:第一法(目视法)、第二法(浊度仪法)。除另有规定外,应采用第一法进行检测,当第一法无法准确判断两者的澄清度差异时,应改用第二法(浊度仪法)测定。

(1)第一法(目视法):按规定配制好供试品溶液和浊度标准液,5 分钟后,在暗室内垂直同置于伞棚灯下,照度为 1 000lx,从水平方向观察、比较。如供试品溶液的澄清度与所用溶剂相同,或不超过 0.5 号浊度标准液的浊度,即为澄清;如浅于或等于该品种项下规定级号的浊度标准液,判为符合规定;如浓于规定级号的浊度标准液,则判定为不符合规定。

(2)第二法(浊度仪法):使用浊度仪测定供试品溶液的浊度值,再与浊度标准液的浊度值或规定值比较,判定药品溶液的澄清度。

# 任务三 特殊杂质检查

药物的品种繁多,特殊杂质也多种多样,如阿司匹林中的游离水杨酸、肾上腺素中的酮体、硫酸阿托品中的莨菪碱等。药物中特殊杂质的检查分析方法应专属、灵敏。杂质检查通常应尽量采用现代色谱分离分析手段。

## 一、聚合物和高分子杂质

抗生素类药物中的高分子杂质系指药物中分子量大于药物本身的杂质的总称,通常是药物在生产或贮存过程中产生的高分子聚合物或在生产过程中未除尽的可能产生过敏反应的高分子物质。如青霉素类抗生素中的高分子杂质(多肽类杂质和聚合物类杂质)。

β- 内酰胺类抗生素的高分子杂质有外源性和内源性两种。外源性一般源于发酵工艺,为蛋白、多肽、多糖等杂质与抗生素结合的杂质。内源性系指抗生素药物自身聚合的产物。聚合物既来源于生产过程,又可在贮藏过程中形成,甚至在用药时也可以产生。随着现代生产工艺的不断改进和提高,目前产品中的外源性杂质日趋减少,因此对内源性聚合物的控制是当前抗生素高分子杂质控制的重点。

结构不同的高分子杂质通常具有相似的生物学特性,根据分子量差异进行分离的分子排阻色谱法是一种简便易行的分离方法。分子排阻色谱法的分离原理为凝胶色谱柱的分子筛机制,是根据待测组分的分子大小进行分离的一种液相色谱技术。色谱柱多以亲水硅胶、凝胶或经修饰凝胶如葡聚糖凝胶和琼脂糖凝胶等为填充剂,这些填充剂表面分布着不同尺寸的孔径,溶质分子进入色谱柱后,它们中的不同组分按其分子大小进入相应的孔径内,直径大于所有孔径的分子不能进入填充剂颗粒内部,在色谱过程中不被保留,最早被流动相洗脱至柱外,表现为保留时间较短;直径小于所有孔径的分子能自由进入填充剂表面的所有孔径,在柱子中滞留的时间较长,表现为保留时间较长,其余分子则按分子大小依次被洗脱。

记录色谱图后计算聚合物的含量。一般控制药物中高分子杂质的总量。

## 二、有关物质检查法

药物中的有关物质包括起始原料、中间体、副产物、异构体、聚合体和降解产物等,它们的化学结构常常与药物类似,这时就难以采用化学法和光学法对它们进行检查,色谱法可以利用药物与杂质在吸附或分配性质上的差异,能有效地将杂质与药物进行分离和检测,因而色谱法是有关物质检查的首选方法。如阿司匹林、肾上腺素、吗啡中有关物质的检查。常用的色谱法有薄层色谱法(TLC)、高效液相色谱法(HPLC)、气相色谱法(GC)等。

### (一)薄层色谱法

薄层色谱法(TLC)具有设备简单、操作简便、分离速度快、灵敏度和分辨率较高等优点,在杂质检查中被广泛使用。

1. **原理** 杂质检查多用吸附薄层色谱法,它利用各成分对同一吸附剂吸附能力不同,在流动相(又叫展开剂)流过固定相(吸附剂)的过程中,各成分连续地产生吸附、解吸附、再吸附、再解吸附,形成差速迁移,从而达到各成分互相分离的目的。

硅胶薄层板是目前使用最广的薄层板,常用的有硅胶 G、硅胶 $GF_{254}$、硅胶 H、硅胶 $HF_{254}$ 等。

2. **测定方法** 杂质对照品法、供试品溶液自身稀释对照法等。

(1)杂质对照品法:适用于已知杂质并能制备杂质对照品的情况。

取一定浓度的已知杂质的对照品溶液和供试品溶液,分别点于同一薄层板上,展开、斑点定位后检查。

供试品溶液中待检查的斑点颜色(或荧光)和大小与对照品溶液的相应斑点比较,不得更深(或不得更强)和更大;或照薄层扫描法操作,其峰面积值不得大于对照品的峰面积值。

(2)供试品溶液自身稀释对照法:适用于杂质结构不确定,或者虽然杂质结构已知,但是没有杂质对照品的情况。

将供试品溶液按限量要求稀释至一定浓度作为对照溶液,与供试品溶液分别点于同一薄层板上,展开、斑点定位后检查。供试品溶液中待检查的斑点颜色(或荧光)和大小与对照溶液的相应斑点比较,不得更深(或不得更强)和更大;或照薄层扫描法操作,其峰面积值不得大于对照溶液的峰面积值。

异烟肼中游离肼的检查采用的是杂质对照品法;盐酸黄酮哌酯中有关物质的检查采用的是供试品溶液自身稀释对照法。

### (二)高效液相色谱法

高效液相色谱法(HPLC)分离效能高,专属性强和检测灵敏性好,可以准确地测定各组分的峰面积,在杂质检查中应用日益增多。

HPLC 用于杂质检查有多种方法,如外标法、加校正因子的主成分自身对照法、不加校正因子的主成分自身对照法、面积归一化法等。

**1. 外标法** 该法必须使用杂质对照品。

按照《中国药典》(2020 年版)规定,配制杂质对照品溶液和供试品溶液,分别取一定量进样,测定杂质对照品溶液和供试品溶液中杂质的峰面积或峰高,按外标法计算杂质的浓度。

**2. 加校正因子的主成分自身对照法** 该法仅适用于已知杂质的控制。

按照《中国药典》(2020 年版)规定,将杂质对照品和药物对照品配制一定浓度的杂质校正因子溶液,进行色谱分离、分析后,按内标法求出杂质相对于主成分的校正因子($f$)。

测定杂质限量时,取供试品溶液和对照溶液,分别进样,测量供试品溶液色谱图中各杂质的峰面积,分别乘以相应杂质的校正因子($f$)后,与对照溶液主成分的峰面积比较,计算杂质含量。

**3. 不加校正因子的主成分自身对照法** 该法适用于没有杂质对照品的情况。本法无法获得或无须测定校正因子。检查时,按《中国药典》(2020 年版)各品种项下规定,取一定量的供试品溶液稀释成与杂质限量相当的溶液,作为对照溶液,然后取供试品溶液和对照溶液,分别进样,测量供试品溶液色谱图上各杂质的峰面积,并与对照溶液主成分的峰面积比较,计算杂质含量。如醋酸甲羟孕酮中检查有关物质即采用此法。

**4. 面积归一化法** 通常只适用于供试品中结构相似、相对含量较高且限度范围较宽的杂质含量的粗略考查。除另有规定外,一般不宜用于微量杂质的检查。

《中国药典》(2020 年版)规定,按各品种项下的规定,配制供试品溶液,取一定量进样,记录色谱图。测量各峰的面积和色谱图上除溶剂峰以外的总色谱峰面积,计算各峰面积占总峰面积的百分率。如维生素 $K_1$ 中顺式异构体的检查即采用此法。

### (三)气相色谱法

气相色谱法(GC)用来测定药物中挥发性特殊杂质,特别是药物中的残留溶剂的检查。除了有与高效液相色谱法相同的杂质检查方法外,还有"标准溶液加入法",将一定量的杂质对照品溶液精密加入到供试品溶液中,计算该杂质的总含量,减去加入的对照品溶液的含量,即得供试品中该杂质的含量。

## 三、其他生物碱检查法

生物碱是指天然产的一类含氮的有机化合物,大部分为杂环化合物且氮原子多在杂环内,多数具有碱的性质。如奎宁为茜草科植物金鸡纳树皮及其同属植物的树皮中提取分离的一种生物碱,从中还分离得到奎尼丁、辛可宁和辛可尼丁等其他生物碱。氢溴酸东莨菪碱是从茄科植物颠茄、白曼陀罗、莨菪中提取得到的莨菪碱的氢溴酸盐,根据其制备工艺,本品在生产和贮藏过程中可能引入其他生物碱,需对其他生物碱进行控制。

可采用化学法、高效液相色谱法或薄层色谱法对其他生物碱进行检查。如氢溴酸东莨菪碱中其他生物碱的检查,采用了化学法,取本品 0.10g,加水 2ml 溶解后,分成两等份:一份中加氨试液 2~3 滴,不得发生浑浊;另一份中加氢氧化钾试液数滴,只许发生瞬即消失的类白色浑浊。硫酸奎宁中其他金鸡纳碱的检查,采用了薄层色谱法。

## 四、吸光度检查法

利用药物与杂质的紫外-可见光吸收特征的差异进行检查。如果药物在杂质的最大吸收波长处没有吸收,则可在此波长处测定药品溶液的吸光度,通过控制样品溶液的吸光度或透光率来检查杂质的限量。如维生素 C 注射液颜色的检查,按照《中国药典》(2020年版)规定,配制一定浓度的维生素 C 溶液,照紫外-可见分光光度法(通则0401),在 420nm 的波长处测定,吸光度不得过 0.06。

## 知 识 小 结

| | | |
|---|---|---|
| 药物的杂质及来源 | 药物中的杂质 | 药物的杂质是指药物中存在的无治疗作用或影响药物的稳定性和疗效,甚至对人体健康有害的物质 |
| | 药物杂质的来源 | 药物中杂质主要从生产过程和贮藏过程中引入 |
| | 药物杂质的分类 | 按来源分类:可分为一般杂质和特殊杂质。<br>按毒性分类:可分为信号杂质和毒性杂质 |
| | 药物的杂质限量 | 药物中所含杂质的最大允许量即杂质限量,通常不要求准确测定其含量。<br>杂质限量检查有三种方法:对照法、灵敏度法和比较法,通常采用对照法 |
| | 药物的杂质限量计算 | 杂质限量计算公式:$L=\dfrac{c \times V}{S} \times 100\%$ |

| | | |
|---|---|---|
| 限量检查法 | 氯化物检查法 | 在硝酸酸性条件下,药物中的微量氯化物与硝酸银反应,生成氯化银的白色浑浊液,与一定量的标准氯化钠溶液在相同条件下生成的氯化银浑浊液比较,判断供试品中氯化物是否符合限量规定 |
| | 硫酸盐检查法 | 在盐酸酸性条件下,药物中的微量硫酸盐与氯化钡反应,生成硫酸钡的白色浑浊液,与一定量的标准硫酸钾溶液在相同条件下生成的硫酸钡浑浊液比较,判定供试品中硫酸盐是否符合限量规定 |
| | 铁盐检查法 | 在盐酸酸性条件下,药物中的三价铁盐与硫氰酸盐反应,生成红色的可溶性硫氰酸铁配位化合物,与一定量的标准铁溶液用同法处理后进行比色,判断供试品中铁盐是否符合限量规定 |
| | 重金属检查法 | 重金属系指在规定实验条件下,能够与显色剂(硫代乙酰胺试液或硫化钠试液)作用显色的金属杂质。<br>检查方法:第一法(硫代乙酰胺法)、第二法(炽灼后的硫代乙酰胺法)、第三法(硫化钠法) |
| | 砷盐检查法 | 砷盐为毒性杂质,应严格控制其限量。砷盐多由药物在生产过程中所使用的无机试剂引入。<br>检查方法:第一法(古蔡氏法)、第二法(二乙基二硫代氨基甲酸银法) |
| | 干燥失重测定法 | 干燥失重系指待测药品在规定的条件下,经干燥后所减失重量的百分率。该法主要检查药品中的吸附水、结晶水和挥发性物质的总量。<br>干燥失重测定法常采用恒温常压干燥法、恒温减压干燥法、干燥器干燥法 |
| | 水分测定法 | 药品中的水分包括结晶水和吸附水。<br>检查方法:第一法为费休氏法,又分为容量滴定法和库仑滴定法;第二法为烘干法;第三法为减压干燥法;第四法为甲苯法;第五法为气相色谱法。常用第一法测定水分 |
| | 炽灼残渣检查法 | 将有机药物经加热灼烧至完全炭化或无机药物加热分解后,再加适量硫酸湿润,经高温炽灼至灰化完全后遗留的无机杂质,多为金属的氧化物或硫酸盐 |
| | 易炭化物检查法 | 采用目视比色法控制易炭化物限量:将规定量的供试品分次缓缓加入硫酸中溶解、静置后,产生的颜色与标准比色液比较 |
| | 残留溶剂测定法 | 药品中的残留溶剂是指在原料药、辅料或制剂生产的过程中使用的,但在工艺过程中未能完全去除的有机溶剂。照气相色谱法测定 |

续表

| 特性检查法 | 溶液颜色检查法 | 药物在生产过程中可能引入有色杂质,或在贮存过程中产生有色杂质。<br>检查方法:第一法(目视比色法)、第二法(分光光度法)、第三法(色差计法) |
| | 澄清度检查法 | 药品溶液中如存在细微颗粒,当直射光通过溶液时,可产生光散射和光吸收现象,致使溶液微显浑浊。<br>将药物制成一定浓度的溶液,将该溶液的浊度与规定级号的浊度标准液相比较。<br>检查方法:第一法(目视法)、第二法(浊度仪法) |
| 特殊杂质检查 | 聚合物和高分子杂质 | 采用分子排阻色谱法检查 β- 内酰胺类抗生素中的聚合物和高分子杂质 |
| | 有关物质检查法 | 药物中有关物质化学结构常常与药物类似,难以采用化学法和光学法对它们进行检查,因此首选具有分离能力的色谱法检查有关物质 |
| | 其他生物碱检查法 | 可采用化学法、HPLC 或 TLC 对其他生物碱进行检查 |
| | 吸光度检查法 | 可利用药物和杂质的紫外 - 可见光吸收特征差异对药物杂质进行检查 |

# 目 标 检 测

## 一、填空题

1. 药物中的杂质是影响_____的主要因素。药物中的杂质来源主要是_____中引入和_____中产生。

2. 药物中的杂质按来源分类可分为_____和_____;按毒性分类可分为_____和_____。

3. 澄清度检查法的浊度标准贮备液是采用_____和_____反应制成的。

4. 溶液颜色测定法的标准比色液制备是由_____、_____和_____分别配制成黄色、蓝色和红色溶液。

## 二、单项选择题

1. 下列各项中不属于一般杂质的是(　　)

A. 氯化物　　　　　　　　　　B. 水分

C. 重金属　　　　　　　　　　D. 高分子聚合物

2. 杂质检查一般为（　　）

    A. 限度检查　　　　　　　　　　　　B. 含量测定

    C. 检查最低量　　　　　　　　　　　D. 仅用于制剂检查

3. 药物的杂质限量检查方法不包括（　　）

    A. 比色法　　　　　　　　　　　　　B. 比浊法

    C. 比较法　　　　　　　　　　　　　D. 微生物限度法

4. 药物的杂质限量计算式为（　　）

    A. 杂质限量,%$=\dfrac{杂质最小允许量}{供试品量}\times100\%$

    B. 杂质限量,%$=\dfrac{杂质最大允许量}{供试品量}\times100\%$

    C. 杂质限量,%$=\dfrac{杂质存在量}{供试品量}\times100\%$

    D. 杂质限量,%$=\dfrac{杂质实际含量}{供试品量}\times100\%$

5. 检查某药品的杂质限量时,称取供试品 $S_{供}$(g),取浓度为 $c_{标}$(g/ml)的标准液 $V_{标}$(ml),则该药品的杂质限量($L$)计算式为（　　）

    A. $\dfrac{S_{供}\times V_{标}}{c_{标}}\times100\%$　　　　　　B. $\dfrac{S_{供}\times c_{标}}{V_{标}}\times100\%$

    C. $\dfrac{c_{标}\times V_{标}}{S_{供}}\times100\%$　　　　　　D. $\dfrac{S_{供}}{c_{标}\times V_{标}}\times100\%$

6.《中国药典》(2020 年版)收载的铁盐检查,主要是（　　）

    A. Fe　　　　　　　　　　　　　　　B. $Fe^{2+}$

    C. $Fe^{3+}$　　　　　　　　　　　　　D. $Fe^{2+}$ 和 $Fe^{3+}$

7.《中国药典》(2020 年版)用硫氰酸盐法检查铁盐杂质时,将供试品中的 $Fe^{2+}$ 氧化成 $Fe^{3+}$,使用的氧化剂是（　　）

    A. 高锰酸钾　　　　　　　　　　　　B. 硫代硫酸钠

    C. 过硫酸铵　　　　　　　　　　　　D. 过氧化氢

8. 检查铁盐杂质时,《中国药典》(2020 年版)使用的显色剂是（　　）

    A. 硫氰酸铵　　　　　　　　　　　　B. 水杨酸钠

    C. 高锰酸钾　　　　　　　　　　　　D. 过硫酸铵

9. 检查重金属杂质,是以（　　）为代表的

    A. 铅　　　　　　B. 铜　　　　　　C. 银　　　　　　D. 汞

10. 检查重金属杂质,加入硫代乙酰胺试液,其作用是（　　）

A. 稳定剂
B. 显色剂

C. 掩蔽剂
D. 络合剂

11. 重金属检查中,加入硫代乙酰胺时溶液控制最佳的 pH 是( )

A. 1.5
B. 3.5
C. 7.5
D. 11.5

12.《中国药典》(2020 年版)重金属检查法第一法使用的试剂为( )

A. 硫代乙酰胺试液和醋酸盐缓冲液(pH 3.5)

B. 硝酸银试液和稀硝酸

C. 25% 氯化钡溶液和稀盐酸

D. 锌粒和盐酸

13.《中国药典》(2020 年版)重金属检查法第三法使用的显色剂为( )

A. 硫代乙酰胺试液
B. 硫化钠

C. 醋酸盐缓冲液(pH 3.5)
D. 锌粒和盐酸

14. 若炽灼残渣留作重金属检查,则炽灼温度应在( )

A. 400~500℃
B. 350~450℃

C. 500~600℃
D. 700~800℃

15. 砷盐检查装置导气管中塞入醋酸铅棉花,是为了吸收( )

A. 氢气
B. 硫化氢

C. 砷化氢
D. 锑化氢

16. 古蔡氏法检查砷时,砷化氢气体与下列哪种物质作用生成砷斑( )

A. 氯化汞
B. 溴化汞

C. 碘化汞
D. 硫化汞

17. 在古蔡氏法中,加入碘化钾及氯化亚锡试液的主要作用是还原( )

A. 五价砷成砷化氢
B. 三价砷成砷化氢

C. 五价砷成三价砷
D. 锑成锑化氢

18. 干燥失重主要是检查药物中( )

A. 遇硫酸呈色的有机杂质
B. 水分及其他挥发性物质

C. 表面水
D. 结晶水

## 三、多项选择题

1. 对药物中杂质的描述正确的是( )

A. 药物中的杂质是影响药物纯度的主要因素

B. 药物中的杂质是生产过程中引入和贮存过程中产生

C. 药物中的杂质无治疗作用

D. 药物中的杂质影响药物的稳定性和疗效,甚至损害健康

E. 药物中的杂质能提高药品的安全性和有效性

2. 砷盐检查法第一法使用的试剂有(　　)

　　A. 浓盐酸和金属锌

　　B. 碘化钾试液和酸性氯化亚锡试液

　　C. 醋酸铅棉花和溴化汞试纸

　　D. 三氧化二砷标准溶液

　　E. 锑化氢和硫化氢

3.《中国药典》(2020 年版)收载的干燥失重测定法有(　　)

　　A. 恒温常压干燥法　　　　　　　　　　B. 恒温减压干燥法

　　C. 干燥器干燥法　　　　　　　　　　　D. 电位滴定法

　　E. 热分析法

4. 水分测定法中组成费休氏试液的试剂有(　　)

　　A. 碘　　　　　　　　B. 二氧化硫　　　　　　　　C. 无水吡啶

　　D. 无水甲醇　　　　　E. 纯化水

5. 下列药物中的杂质属于特殊杂质的是(　　)

　　A. 葡萄糖中的硫酸根　　　　　　　　　B. 阿司匹林中的游离水杨酸

　　C. 肾上腺素中的酮体　　　　　　　　　D. 硫酸阿托品中的莨菪碱

　　E. 青霉素类抗生素中的高分子杂质

## 四、配伍选择题

【1~5】

　　A. 特殊杂质　　　　　　　B. 药物杂质　　　　　　　C. 信号杂质

　　D. 有害杂质　　　　　　　E. 一般杂质

1. 在自然界中分布较广泛,在多种药物的生产和贮藏过程中容易引入的杂质是(　　)

2. 药物中存在的无治疗作用,或影响药物疗效和稳定性,甚至对人体健康有害的物质是(　　)

3. 在特定药物的生产和贮藏过程中,根据其生产方法、工艺条件及该药物本身性质可能引入的杂质是(　　)

4. 能够考察产品工艺的杂质称为(　　)

5. 对人体有毒害或影响药物的稳定性,在质量标准中应严格加以控制的杂质是(　　)

【6~10】

　　A. 硝酸银试液作沉淀剂　　　　　　　　B. 氯化钡试液作沉淀剂

　　C. 硫代乙酰胺作显色剂　　　　　　　　D. 硫氰酸铵溶液作显色剂

　　E. 溴化汞作显色剂

以下各项杂质检查中所使用的试剂为:

6. 重金属检查(　　)

7. 氯化物检查（    ）

8. 硫酸盐检查（    ）

9. 铁盐检查（    ）

10. 砷盐检查（    ）

【11~15】

    A. 稀盐酸　　　　　　　　　B. 稀硝酸　　　　　　　　　C. 铵盐缓冲液

    D. 醋酸盐缓冲液　　　　　　E. 盐酸

11. 氯化物检查的条件是（    ）

12. 硫酸盐检查的条件是（    ）

13. 铁盐检查的条件是（    ）

14. 重金属检查的条件是（    ）

15. 砷盐检查的条件是（    ）

**五、计算题**

1. 阿司匹林中重金属检查：取本品 1.0g，加乙醇 23ml 溶解后，加醋酸盐缓冲液（pH 3.5）2ml，依法检查（通则 0821 第一法），含重金属不得过百万分之十。试计算应取标准铅溶液（每 1ml 相当于 10μg 的 Pb）多少毫升？

2. 取药品 0.15g 置于 100ml 量瓶中，加水稀释至刻度摇匀。取 25ml 置 50ml 纳氏比色管中，加稀硝酸 10ml 用水稀至刻度摇匀，放置 5 分钟，与标准氯化钠溶液 1.5ml 制成的对照液比较，计算其氯化钠限量。

3. 测定某药物的干燥失重，在 105℃ 干燥至恒重的称量瓶重 18.265 0g，加入样品后共重 19.281 6g，再在 105℃ 干燥至恒重后重 19.276 5g，试计算干燥失重。

4. 葡萄糖中重金属的检查：取本品 4.0g，加水 23ml 溶解后，加醋酸盐缓冲液（pH 3.5）2ml，依法检查，含重金属不得过百万分之五。问应取硝酸铅溶液（每 1ml 相当于 10μg 的 Pb）多少毫升？

5. 某药物中砷盐的检查：取本品依法检查，应取标准砷溶液（每 1ml 含 1μg 的 As）2.0ml，含砷量不得过 0.000 1%。问应取供试品多少克？

项目五
自测题

# 实训十二 葡萄糖一般杂质的检查

## 一、实训目的

1. 能使用纳氏比色管检查药品中氯化物、硫酸盐、重金属等杂质的限量。
2. 会应用砷盐检查装置检查药品中砷盐的限量。
3. 能根据试验现象判断检查结果,并正确填写检验记录。

## 二、实训准备

1. **仪器** 电子天平、称量纸、烧杯、纳氏比色管、移液管、刻度吸管(2ml)、量筒、量瓶、试管架、砷盐检查装置、恒温水浴锅、定量滤纸。

2. **试剂** 葡萄糖、稀硝酸、硝酸银试液、稀盐酸、25%氯化钡试液、醋酸盐缓冲液(pH 3.5)、硫代乙酰胺试液、稀硫酸、溴化钾溴试液、碘化钾试液、酸性氯化亚锡试液、盐酸、锌粒、醋酸铅棉花、溴化汞试纸、标准氯化钠溶液(每1ml相当于10μg的Cl)、标准硫酸钾溶液(每1ml相当于100μg的$SO_4$)、标准铅溶液(每1ml相当于10μg的Pb)、标准砷溶液(每1ml相当于1μg的As)。

## 三、实训内容

### 1. 氯化物检查

(1)供试品溶液的制备:取本品0.60g,置烧杯中,加水溶解使成25ml,置50ml纳氏比色管中,加稀硝酸10ml;溶液如不澄清,应滤过,再加水使成约40ml,摇匀,即得。

(2)对照溶液的制备:精密量取标准氯化钠溶液6.0ml,置另一50ml纳氏比色管中,加稀硝酸10ml,加水使成约40ml,摇匀,即得。

(3)比浊:于供试品溶液与对照溶液中,分别加入硝酸银试液1.0ml,用水稀释至50ml,摇匀,在暗处放置5分钟。同置黑色背景上,从比色管上方向下观察、比较。

(4)结果判定:供试品管的浊度不浓于对照管的浊度,判为符合规定;如供试品管所产生的浊度浓于对照管产生的浊度,则判为不符合规定。

### 2. 硫酸盐检查

(1)供试品溶液的制备:取本品2.0g,置烧杯中,加水溶解使成约40ml,溶液如不澄清,应滤过;置50ml纳氏比色管中,加稀盐酸2ml,摇匀,即得。

(2)对照溶液的制备:精密量取标准硫酸钾溶液2.0ml,置50ml纳氏比色管中,加水使成约40ml,加稀盐酸2ml,摇匀,即得。

(3)比浊:于供试品溶液和对照溶液中,分别加入25%氯化钡试液5ml,用水稀释至

50ml,充分摇匀,放置 10 分钟。同置黑色背景上,从比色管上方向下观察、比较。

（4）结果判定:供试品管的浊度不浓于对照管的浊度,判为符合规定;如供试品管所产生的浊度浓于对照管产生的浊度,则判为不符合规定。

**3. 重金属检查**

（1）标准铅溶液的制备:精密称取在 105℃ 干燥至恒重的硝酸铅 0.159 9g,置于 1 000ml 量瓶中,加硝酸 5ml 与水 50ml 溶解后,加水稀释至刻度,摇匀,作为贮备液。临用前,精密量取贮备液 10ml,置于 100ml 量瓶中,加水稀释至刻度,摇匀,即得（每 1ml 相当于 10μg 的 Pb）。本液仅供当日使用。

（2）操作:准备 3 支 25ml 纳氏比色管,分别编号为甲、乙、丙。

甲管:加标准铅溶液 2.0ml,加醋酸盐缓冲液（pH 3.5)2ml,加水稀释成 25ml。

乙管:称取本品 4.0g,加水 23ml 溶解后,加醋酸盐缓冲液（pH 3.5)2ml。

丙管:称取本品 4.0g,加水溶解后,加标准铅溶液 2.0ml,加醋酸盐缓冲液（pH 3.5)2ml,加水稀释成 25ml。

（3）比色:在甲、乙、丙管中分别加入硫代乙酰胺试液 2ml,摇匀,放置 2 分钟。同置白纸上,自上向下观察、比较。

（4）结果判定:当丙管中显示出的颜色不浅于甲管时,乙管中显出的颜色与甲管比较,不得更深。

**4. 砷盐检查**

（1）砷盐检查装置的准备:取 60mg 醋酸铅棉花撕成疏松状,用小玻棒将少量棉花分多次轻而均匀地装入导气管,装置高度为 60~80mm。用镊子取出一片溴化汞试纸（试纸大小以能覆盖孔径而不露出平面外为宜),置旋塞顶平面上,盖住孔径,旋紧旋塞。

（2）标准砷溶液的制备:精密称取在 105℃ 干燥至恒重的三氧化二砷 0.132g,置于 1 000ml 量瓶中,加 20% 氢氧化钠溶液 5ml 溶解后,用适量的稀硫酸中和,再加稀硫酸 10ml,用水稀释至刻度,摇匀,作为贮备液。临用前,精密量取贮备液 10ml,置于 1 000ml 量瓶中,加稀硫酸 10ml,用水稀释至刻度,摇匀,即得（每 1ml 相当于 10μg 的 As）。

（3）标准砷斑的制作:精密量取标准砷溶液 2ml,置检砷瓶中,加盐酸 5ml 与水 21ml,再加碘化钾试液 5ml 与酸性氯化亚锡试液 5 滴,在室温放置 10 分钟后,加锌粒 2g,立即将已装好醋酸铅棉花及溴化汞试纸的导气管密塞于检砷瓶上,并将检砷瓶置 25~40℃ 水浴中,反应 45 分钟,取出溴化汞试纸,即得。

（4）供试液砷斑的制备:取本品 2.0g,置另一检砷瓶中,加水 5ml 溶解后,加稀硫酸 5ml 与溴化钾溴试液 0.5ml,置水浴上加热约 20 分钟,使保持稍过量的溴存在,必要时,再补加溴化钾溴试液适量,并随时补充蒸散的水分,放冷,加盐酸 5ml 与水适量使成 28ml,照以上标准砷斑的制备,自"加碘化钾试液 5ml"起,同法操作,即得。

（5）结果判定:取出溴化汞试纸,将供试品溶液生成的砷斑与标准砷斑比较,供试品溶液生成的砷斑比标准砷斑颜色浅,判为符合规定。

## 四、实训记录

| 品名 | | 生产日期 | |
|---|---|---|---|
| 批号 | | 规格 | |
| 检验日期 | | 生产企业 | |
| 检验项目 | | 实验室湿度/温度 | |
| 检验依据 | | | |
| 检验内容 | 氯化物 | | |
| 检验程序及检验记录 | 1. 仪器<br><br>2. 操作过程<br><br>3. 记录 | | |
| 检验结果 | 标准规定:<br>测定结果:<br>结论:□符合规定　□不符合规定 | | |
| 检验内容 | 硫酸盐 | | |
| 检验程序及检验记录 | 1. 仪器<br><br>2. 操作过程<br><br>3. 记录 | | |

| 检验结果 | 标准规定：<br>测定结果：<br>结论：□符合规定　□不符合规定 |
|---|---|
| 检验内容 | 重金属 |
| 检验程序及<br>检验记录 | 1. 仪器<br><br>2. 操作过程<br><br>3. 记录 |
| 检验结果 | 标准规定：<br>测定结果：<br>结论：□符合规定　□不符合规定 |
| 检验内容 | 砷盐 |
| 检验程序及<br>检验记录 | 1. 仪器<br><br>2. 操作过程<br><br>3. 记录 |
| 检验结果 | 标准规定：<br>测定结果：<br>结论：□符合规定　□不符合规定 |

审核员：　　　　　　复核员：　　　　　　检验员：

## 五、实训思考

1. 如何理解平行操作原则，为什么要进行平行操作？

2. 为提高灵敏度，检查过程中对有色溶液或白色沉淀，应分别在什么背景下观察？

3. 氯化物检查中，哪些试剂需要精密量取？

4. 硫酸盐检查中，为什么要加入稀盐酸？稀盐酸过量对试验结果有什么影响？

5. 为什么制备砷斑要将检砷瓶放置于 25~40℃水浴中反应？

# 项目六
# 药物制剂常规检查

项目六
课件

**知识目标**

1. 掌握片剂重量差异和崩解时限常规检查,注射剂装量和装量差异常规检查。

2. 熟悉片剂溶出度和含量均匀度常规检查。

3. 了解注射剂可见异物、不溶性微粒检查。

**技能目标**

能按片剂或注射剂常规检查项下的要求对常规项目进行检查,并正确判断结果和填写检验记录。

**素养目标**

1. 培养社会责任感,树立正确的职业道德。

2. 培养质量风险管理意识。

情 景 导 入

2023 年全国职业院校技能大赛"食品药品检验"赛项(中职)赛题中的"实操任务 B 对乙酰氨基酚片的质量分析"收录了重量差异检查项目,该项目考查天平的使用、数据记录、数据处理、结果判断和报告撰写的能力。赛题和报告单如下:

**重量差异检查** 取对乙酰氨基酚片(规格:0.3g)20 片,精密称定总重量,求得平均片重后,再分别精密称定每片的重量,每片重量与平均片重比较,按表中的规定,超出重量差异限度的不得多于 2 片,并不得有 1 片超出限度 1 倍。

| 平均片重或标示片重 | 重量差异限度 |
|---|---|
| 0.30g 以下 | ±7.5% |
| 0.30g 及 0.30g 以上 | ±5% |

对乙酰氨基酚片重量差异检查报告单

| 1 | 2 | 3 | 4 | 5 |
|---|---|---|---|---|
|  |  |  |  |  |
| 6 | 7 | 8 | 9 | 10 |
|  |  |  |  |  |
| 11 | 12 | 13 | 14 | 15 |
|  |  |  |  |  |
| 16 | 17 | 18 | 19 | 20 |
|  |  |  |  |  |

总重量：_____g，平均片重：_____g，重量差异限度：_____。

结论：_____。

# 任务一　概　　述

为了防治与诊断疾病的需要，更好地发挥药物的疗效，降低毒性，减少不良反应，便于患者服用，便于贮藏与运输，根据《中国药典》(2020 年版)和药品标准或其他法定处方，需将原料药和辅料等经过加工制成各种制剂。《中国药典》(2020 年版)收载的药物剂型有片剂、注射剂、胶囊剂、颗粒剂、眼用制剂、鼻用制剂、栓剂、丸剂、软膏剂、乳膏剂、糊剂、吸入制剂、喷雾剂、气雾剂、凝胶剂、散剂、糖浆剂、搽剂、涂剂、涂膜剂、酊剂、贴剂、贴膏剂、口服溶液剂、口服混悬剂、口服乳剂、植入剂、膜剂、耳用制剂、洗剂、冲洗剂、灌肠剂、合剂、锭剂、煎膏剂(膏滋)、胶剂、酒剂、膏药、露剂、茶剂、流浸剂与浸膏剂等 42 种。因此，药物制剂分析是药物分析技术课程的重要组成部分。

药物制剂分析是利用物理、化学或生物学测定方法对不同剂型的药物进行分析，检验其是否符合质量标准的规定。药物制剂和原料药的分析一样，主要包括性状、鉴别、检查和含量测定，但由于制剂含有药用辅料，在分析内容、方法、标准要求等方面有所不同。如果药用辅料有干扰，需对药品增加一些前处理过程，如提取、过滤等以消除干扰，或改用其他方法。药物制剂的检查除检查杂质外，还按《中国药典》(2020 年版)制剂通则的每一种剂型项下进行检查。如片剂的物理检查项目包括外观、重量差异和崩解时限等,化学检验项目如鉴别、检查和含量测定,生物测定项目如生物效价测定和微生物限度检查(细菌、霉菌和酵母菌计数、控制菌检查)。由于后续项目对品种正文典型药物制剂分析的性状、鉴别、检查和含量测定作详细介绍,本处不再重复。本项目只列举应用广泛的两大剂型片剂和注射剂的常规检查。

# 任务二　片剂常规检查

片剂系指原料药物或与适宜的辅料制成的圆形或异形的片状固体制剂。可供内服、外用,是目前临床应用最广泛的剂型之一。片剂以口服普通片为主,另有含片、舌下片、口腔贴片、咀嚼片、分散片、可溶片、泡腾片、阴道片、阴道泡腾片、缓释片、控释片、肠溶片与口崩片等。

《中国药典》(2020 年版)规定,片剂剂型的检查有重量差异、崩解时限、发泡量、分散均匀性、微生物限度、融变时限、溶出度、释放度和含量均匀度等。

除另有规定外,片剂应进行重量差异、崩解时限、发泡量、分散均匀性、微生物限度检查。当原料药物与片剂辅料难以混匀时,应以含量均匀度检查替代重量差异检查;当片剂中的活性药物成分难溶于水时,应以溶出度检查替代崩解时限检查。

## 一、重量差异检查

重量差异系指按规定的称量方法称量片剂时,每片片重与平均片重之间的差异。在片剂生产中,由于颗粒的均匀度和流动性、生产设备的性能等多种原因,都会引起片剂的重量差异。片重的差异造成各片之间主药含量的差异,因此重量差异检查是控制片剂均匀性、保证临床用药剂量准确性和安全性的快速、简便的检查方法。本项检查的目的在于控制各片重量的一致性,保证用药剂量的准确。

**1. 仪器装置**　电子天平。

**2. 取样量**　取供试品 20 片。

**3. 操作方法**　《中国药典》(2020 年版)规定,照下述方法检查,应符合规定。

精密称定供试品总重量,求得平均片重后,再分别精密称定每片的重量,每片重量与平均片重比较(凡无含量测定的片剂或有标示片重的中药片剂,每片重量应与标示片重比较)。

**4. 结果判定**　按《中国药典》(2020 年版)片剂的重量差异限度(表 6-1)中的规定,均未超出重量差异限度,或超出重量差异限度的不多于 2 片,且均未超出限度 1 倍,均判为符合规定。

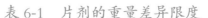

表 6-1 片剂的重量差异限度

| 平均片重或标示片重 | 重量差异限度 |
| --- | --- |
| 0.30g 以下 | ±7.5% |
| 0.30g 及 0.30g 以上 | ±5% |

**5. 注意事项**

（1）称量前后，应认真核对药片数量。

（2）称量过程中，应用镊子夹取药片，避免用手直接接触药片。

（3）如有超出重量差异限度的药片，宜另器保存，供必要时复核用。

（4）糖衣片的片芯应检查重量差异并符合规定后方可包衣，包糖衣后不再检查重量差异。

（5）薄膜衣片应在包薄膜衣后检查重量差异并符合规定。

（6）凡规定检查含量均匀度的片剂，一般不再检查重量差异。

例题 6-1：药厂片剂生产车间新生产了一批规格为 0.5g 的对乙酰氨基酚片，检验员对该批次药品进行重量差异检查。

记录：

20 片总重：11.355 5g。

每片重量：1. 0.567 9g；2. 0.566 8g；3. 0.572 2g；4. 0.568 6g；5. 0.570 3g；6. 0.569 0g；7. 0.571 2g；8. 0.560 3g；9. 0.568 1g；10. 0.554 3g；11. 0.567 3g；12. 0.567 5g；13. 0.569 8g；14. 0.573 2g；15. 0.570 1g；16. 0.564 8g；17. 0.565 9g；18. 0.568 5g；19. 0.571 3g；20. 0.568 4g。

求出平均片重（保留三位有效数字）：0.568g；修约至两位有效数字：0.57g，选择重量差异限度：±5%。

按表 6-1 规定的重量差异限度，求出允许片重范围（$\overline{W}+\overline{W}×$ 重量差异限度）：0.542~0.598g。

结果判定：符合规定。

## 二、崩解时限检查

由于胃肠道的蠕动和排空，口服片剂必须在一定时间内崩解，然后才能溶解，被机体吸收及发挥药理作用。崩解系指口服固体制剂在规定条件下全部崩解溶散或成碎粒，除不溶性包衣材料或破碎的胶囊壳外，应全部通过筛网。如有少量不能通过筛网，但已软化或轻质上漂且无硬心者，可作符合规定论。

1. **仪器装置**　升降式崩解仪(图 6-1),主要结构为一能升降的金属支架与下端镶有筛网的吊篮(图 6-2),并附有挡板。

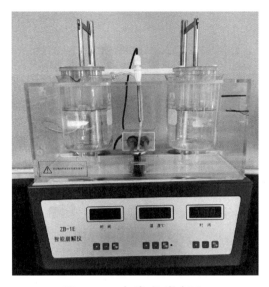

图 6-1　升降式崩解仪

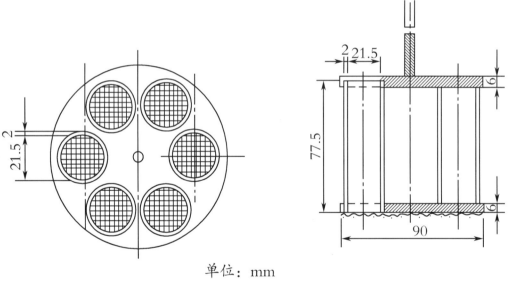

单位:mm

图 6-2　升降式崩解仪吊篮结构

2. **取样量**　除另有规定外,取供试品 6 片。

3. **操作方法**　按《中国药典》(2020 年版)要求调试仪器,放置药品。

(1) 将吊篮通过上端的不锈钢轴悬挂于金属支架上,浸入 1 000ml 烧杯中,并调节吊篮位置使其下降至低点时筛网距烧杯底部 25mm,烧杯内盛有温度为 37℃±1℃的水(或规定的溶液),调节液面高度使吊篮上升至高点时筛网在水面下 15mm 处。

(2) 将供试品分别置上述吊篮的玻璃管中,启动崩解仪进行检查。

4. **结果判定**　各片均应在 15 分钟内或规定时间全部崩解。如有 1 片不能完全崩解,应另取 6 片复试,均应符合规定。

5. 注意事项

(1)吊篮顶部不可浸没于溶液中。

(2)除另有规定外,烧杯内的水温(或介质温度)应保持在 37℃±1℃。

(3)咀嚼片不进行崩解时限检查。

(4)除另有规定外,凡规定检查溶出度、释放度或分散均匀性的制剂,不再进行崩解时限检查。

(5)人工胃液:取稀盐酸 16.4ml,加水约 800ml 与胃蛋白酶 10g,摇匀后,加水稀释成 1 000ml,即得。

(6)人工肠液:即磷酸盐缓冲液(含胰酶)(pH 6.8)。

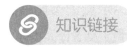 知识链接

| 片剂类型 | 崩解时限 |
| --- | --- |
| 口服普通片 | 15 分钟 |
| 薄膜衣片 | 化学药品 30 分钟;<br>中药薄膜衣片,则每管加挡板 1 块,各片均应在 1 小时内全部崩解 |
| 糖衣片 | 化学药品 1 小时;<br>中药糖衣片,则每管加挡板 1 块,各片均应在 1 小时内全部崩解 |
| 肠溶片 | 盐酸溶液(9→1 000)2 小时,每片均不得有裂缝、崩解或软化现象;取出吊篮,用少量水洗涤后,每管加挡板 1 块,再在磷酸盐缓冲液(pH 6.8)检查,1 小时内全部崩解 |
| 含片 | 10 分钟内各片均不应全部崩解或溶化 |
| 舌下片 | 5 分钟 |
| 可溶片 | 20℃±5℃水中,3 分钟 |
| 泡腾片 | 20℃±5℃水中,5 分钟(烧杯为 250ml 规格) |
| 中药全粉片 | 每管加挡板 1 块,30 分钟 |
| 中药浸膏/半浸膏片 | 每管加挡板 1 块,1 小时 |

## 三、含量均匀度检查法

含量均匀度系指单剂量的固体、半固体和非均相液体制剂,其含量符合标示量的程

度。它不仅要求单剂活性成分含量分布均匀,而且要准确地集中分布在标示量附近,这对于保证用药的安全和有效有重要意义。含量均匀度是对药物制剂的一个基本要求,也是进行生物利用度研究和溶出度试验的前提。当药物片剂中的原料药物与辅料难以混合均匀时(如小剂量片剂),应以含量均匀度替代重量差异。除另有规定外,片剂、硬胶囊剂、颗粒剂或散剂等,每一个单剂标示量小于 25mg 或主药含量小于每一个单剂重量的 25% 者均应检查含量均匀度。凡检查含量均匀度的制剂,一般不再检查重(装)量差异;当全部主成分均进行含量均匀度检查时,复方制剂一般亦不再检查重(装)量差异。照含量均匀度检查法(通则 0941)检查,应符合规定。

1. **仪器装置**  按正文中该品种项下规定。

2. **取样量**  除另有规定外,取供试品 10 片。

3. **操作方法**  《中国药典》(2020 年版)的含量均匀度检查法是以标示量为参照值,用两次抽检法,以标示量(100)和样本均值($\overline{X}$)之差的绝对值 $A$(偏离量)及 $S$(标准差)这两个统计参数为判定标准。第一次抽样检查为初试,第二次抽样检查为复试。初试时先抽取供试品 10 片(个)判定产品是否合格。如果不能判定,再抽取 20 片(个)进行复试。一般来说,含量均匀度很好或很差的产品,在初试中就能作出判定,只有含量均匀度介于合格和不合格之间的中间产品,才需要进行复试。判定标准中 $A$ 和 $S$ 按下式计算:

$$A = |100 - \overline{X}|$$

$$S = \sqrt{\frac{\sum_{i=1}^{n}(X_i - \overline{X})^2}{n-1}}$$

式中,$X$ 为单剂含量;$\overline{X}$ 为平均含量;$n$ 为自由度,初试时为 10,复试时为 30。

4. **结果判定**

若 $A + 2.2S \leq L$,则供试品的含量均匀度符合规定。

若 $A + S > L$,则不符合规定。

若 $A + 2.2S > L$,且 $A + S \leq L$,则应另取供试品 20 片复试。

根据初试、复试结果,计算 30 片的 $\overline{X}$、$S$、$A$,再按《中国药典》(2020 年版)含量均匀度检查法规定公式计算并判定。

当 $A \leq 0.25L$ 时,若 $A^2 + S^2 \leq 0.25L$,则供试品的含量均匀度符合规定;若 $A^2 + S^2 > 0.25L^2$,则不符合规定。当 $A > 0.25L$ 时,若 $A + 1.7S \leq L$,则供试品的含量均匀度符合规定;若 $A + 1.7S > L$,则不符合规定。

公式中 $L$ 为规定值。除另有规定外,$L = 15.0$。

单剂量包装的口服混悬液,内充非均相溶液的软胶囊,胶囊型或泡囊型粉雾剂,单剂量包装的眼用、耳用、鼻用混悬剂、固体或半固体制剂 $L = 20.0$;透皮贴剂、栓剂 $L = 25.0$。

### 5. 注意事项

（1）应随机抽取样品。

（2）供试品的主药必须溶解完全，必要时可用乳钵研磨或超声波处理，促使溶解，并定量转移至量瓶中。

（3）用紫外-可见分光光度法测定时，所用溶剂需一次配够，当用量较大时，即使是同批号的溶剂，也应混合均匀后使用。

例题 6-2：取标示量为 2mg 的奋乃静片 10 片检查含量均匀度，其单剂含量（mg）分别为 1.8、1.9、2.0、2.1、2.2、2.3、2.1、1.9、1.8 和 2.0，计算该片剂的含量均匀度是否符合规定？

解：经计算，各片的标示百分含量分别为 90.0、95.0、100.0、105.0、110.0、115.0、105.0、95.0、90.0、100.0。

$$\overline{X}=100.5$$

$$A=|100-\overline{X}|=|100-100.5|=0.5$$

$$S=\sqrt{\frac{\sum(X_i-\overline{X})^2}{n-1}}=\sqrt{\frac{622.5}{10-1}}=8.32$$

$$A+2.22S=0.5+2.2\times8.32=18.8$$

$$A+S=0.5+8.32=8.82$$

即 $A+2.22S>15.0$，而 $A+S<15.0$，应另取 20 片复试。

例题 6-3：取标示量为 2mg 的奋乃静片 10 片检查含量均匀度，其含量（mg）分别为 1.8、1.8、2.0、2.1、2.2、2.3、2.1、1.8、1.8 和 2.0，计算该片剂的含量均匀度时 $A+2.2S>15.0$，而 $A+S<15.0$，不能作出判定，另取 20 片复试，其含量刚好按上述顺序和上述数据重复 2 次，试判断该片剂的含量均匀度是否符合规定？

解：复试后按 30 片计算得：

$$\overline{X}=99.5$$

$$A=|100-\overline{X}|=|100-99.5|=0.5$$

$$S=\sqrt{\frac{\sum(X_i-\overline{X})^2}{n-1}}=\sqrt{\frac{2\,317.5}{30-1}}=8.94$$

$A<0.25L$，但 $A^2+S^2>0.25L^2$，该片剂的含量均匀度不符合规定。

## 四、溶出度测定法

### （一）测定目的

溶出度系指药物活性成分从片剂（或胶囊剂、颗粒剂等普通制剂）在规定条件下溶出的速率和程度。在缓释制剂、控释制剂或肠溶制剂等中也称为释放度。

对于难溶性药物的片剂,其崩解后,并不能立即完全溶解。因此,难溶性药物片剂的崩解时限检查应以溶出度检查替代。溶出度检查是一种模拟口服固体制剂在胃肠道中崩解和溶出的体外简易试验方法。药物只有在固体制剂中的活性成分溶解之后,才能为机体吸收。溶出度试验能有效地区分同一药物制剂生物利用度的差异,是控制固体制剂内在质量的重要指标之一。主药的溶解度大小、辅料的亲水性程度和制片工艺都会影响制剂的溶出度。

### (二)测定方法

《中国药典》(2020年版)收载了第一法(篮法)、第二法(桨法)、第三法(小杯法)、第四法(桨碟法)、第五法(转筒法)、第六法(流池法)、第七法(往复筒法)。在此只介绍第一法、第二法和第三法。分析方法主要有紫外-可见分光光度法、高效液相色谱法等。

1. 第一法(篮法)

(1)仪器装置:见图6-3、图6-4和《中国药典》(2020年版)四部通则0931中的有关说明。

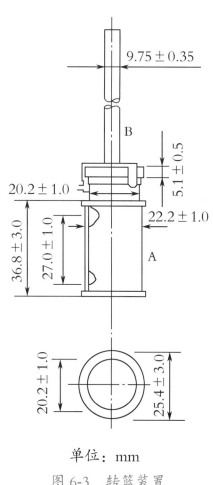

单位:mm

图6-3 转篮装置

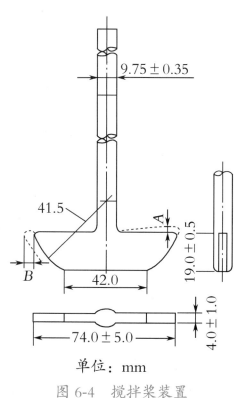

单位:mm

图6-4 搅拌桨装置

（2）测定法：测定前，应对仪器装置进行必要的调试，使转篮底部距溶出杯的内底部25mm±2mm。分别量取经脱气处理的溶出介质900ml，置各溶出杯内，加温，待溶出介质温度恒定在37℃±0.5℃后，取供试品6片（粒、袋），分别投入6个干燥的转篮内，按照各品种项下的规定调节电动机转速，待其平稳后，将转篮降入溶出杯中，自供试品接触溶出介质起，立即计时；至规定的取样时间，吸取溶出液适量（取样位置应在转篮顶端至液面的中点，距溶出杯内壁10mm处；在多次取样时，所量取溶出介质的体积之和应在溶出介质的±1%之内，如超过总体积的1%时，应及时补充相同体积的温度为37℃±0.5℃的溶出介质，或在计算时加以校正），立即用适当的微孔滤膜（滤孔应不大于0.8μm的，并使用惰性材料制成的滤器，以免吸附活性成分或干扰分析测定）滤过，自取样至滤过应在30秒内完成。取澄清滤液，照该品种项下规定的方法测定，计算每片（粒、袋）的溶出量。

### 2. 第二法（桨法）

（1）仪器装置：见图6-5和《中国药典》（2020年版）四部通则0931中的有关说明。

（2）测定法：与转篮法类似。如片剂或胶囊剂浮于液面，当品种项下规定需要使用沉降篮时，可将胶囊剂先装入规定的沉降篮内；品种项下未规定使用沉降篮时，如胶囊剂浮于液面，可用一小段耐腐蚀的细金属丝轻绕于胶囊外壳。沉降篮的形状尺寸如图6-5所示。

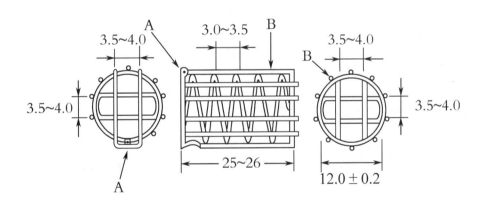

单位：mm

A. 耐酸金属卡；B. 耐酸金属支架图

图6-5　沉降篮示意图

### 3. 第三法（小杯法）

（1）仪器装置：见图6-6和《中国药典》（2020年版）四部通则0931中的有关说明。

（2）测定法：此法与第二法的操作一致，不同的是采用小杯小桨，溶出杯的容积为250ml，可装介质的体积150~250ml，用于测定主药含量很小品种的溶出度。详细情况可查阅《中国药典》（2020年版）四部通则0931中的相关规定。

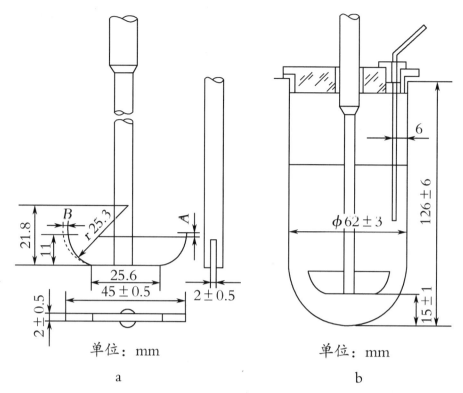

单位：mm             单位：mm

a             b

a. 小杯法搅拌桨装置；b. 小杯法溶出杯装置

图 6-6 小杯法仪器装置图

### 4. 溶出量计算公式

$$溶出量，\% = \frac{溶出质量}{标示量} \times 100\%$$

### （三）结果判定

普通制剂：符合下述条件之一者，可判为符合规定。

（1）6 片（粒、袋）中，每片（粒、袋）的溶出量按标示量计算，均不低于规定限度（Q）。

（2）6 片（粒、袋）中，有 1~2 片（粒、袋）低于 Q，但不低于 Q-10%，且其平均溶出量不低于 Q。

（3）6 片（粒、袋）中，有 1~2 片（粒、袋）低于 Q，其中仅有 1 片（粒、袋）低于 Q-10%，但不低于 Q-20%，且其平均溶出量不低于 Q 时，应另取 6 片（粒、袋）复试；初、复试的 12 片（粒、袋）中有 1~3 片（粒、袋）低于 Q，其中仅有 1 片（粒、袋）低于 Q-10%，但不低于 Q-20%，且其平均溶出量不低于 Q。

以上结果判断中所示的 10%、20% 是指相对于标示量的百分率（%）。

其他制剂，如缓释制剂或控释制剂、肠溶制剂、透皮贴剂参考《中国药典》（2020 年版）四部通则 0931。

### （四）溶出条件和注意事项

**1. 溶出度仪的适用性及性能确认试验** 除仪器的各项机械性能应符合规定外，还应用溶出度标准片对仪器进行性能确认试验,按照标准片的说明书操作,试验结果应符合标准片的规定。

**2. 溶出介质**　应使用各品种项下规定的溶出介质,除另有规定外,室温下体积为900ml,并应新鲜配制和经脱气处理;如果溶出介质为缓冲液,当需要调节 pH 值时,一般调节 pH 值至规定 pH 值 ±0.05 之内。

**3. 取样时间**　应按照品种各论中规定的取样时间取样,自 6 杯中完成取样的时间应在 1 分钟内。

4. 除另有规定外,颗粒剂或干混悬剂的投样应在溶出介质表面分散投样,避免集中投样。

5. 如胶囊壳对分析有干扰,应取不少于 6 粒胶囊,除尽内容物后,置一个溶出杯内,按该品种项下规定的分析方法测定空胶囊的平均值,作必要的校正。如校正值大于标示量的 25%,试验无效。如校正值不大于标示量的 2%,可忽略不计。

例题 6-4:取标示量为 0.25mg 的地高辛片 6 片,按《中国药典》(2020 年版)方法测定溶出度。6 片的溶出质量分别为 0.150mg、0.170mg、0.165mg、0.173mg、0.175mg 和 0.170mg,计算各片的溶出量和 6 片的平均溶出量,判断该片剂的溶出度是否符合规定。

解:本品的溶出限度为 65%。按公式:

$$溶出量,\% = \frac{溶出质量}{标示量} \times 100\%$$

算出各片的溶出量分别为 60.0%、68.0%、66.0%、69.2%、70.0% 和 68.0%,6 片平均溶出量为 66.9%。其中只有 1 片低于规定限度 65%,但不低于 55%,且其平均溶出量不低于规定限度,该片剂的溶出度仍可判为符合规定。

# 任务三　注射剂常规检查

注射剂系指原料药物或与适宜的辅料制成的供注入人体内的无菌制剂。注射剂可分为注射液、注射用无菌粉末与注射用浓溶液等。《中国药典》(2020 年版)四部制剂通则项下规定了注射剂的常规检查项。除另有规定外,应检查装量、装量差异、可见异物、不溶性微粒、无菌、细菌内毒素或热原等。

## 一、装量

为保证单剂量注射液的注射用量不少于标示量,以达到临床用药剂量要求,《中国药典》(2020年版)规定注射液及注射用浓溶液照下述方法检查装量,应符合规定。本项适用于50ml及50ml以下的单剂量注射液及注射用浓溶液的装量检查。标示装量为50ml以上的注射液及注射用浓溶液照最低装量检查法(通则0942)检查,应符合规定。

1. **仪器与用具** 注射器及注射针头、预经标化的量筒(量入型)。

2. **取样量** 按表6-2注射剂供试品取用量抽取供试品。

表6-2 注射剂供试品取用量

| 标示装量 | 供试品取用量 / 支 |
| --- | --- |
| 2ml 或 2ml 以下 | 5 |
| 2ml 以上至 50ml | 3 |

3. **操作方法** 擦净瓶外壁,轻弹瓶颈部使液体全部下落,用相应体积的干燥注射器(包括注射器针头)抽尽内容物,缓慢连续注入经标化的量入式量筒内,在室温下检视,读出每支装量。测定油溶液或混悬液的装量时,如有必要时,应先加温摇匀,再用干燥注射器及注射针头抽尽后,同前法操作,放冷(加温时),检视。

4. **结果判定** 每支(瓶)装量均不得少于其标示装量(准确至标示装量的百分之一);如有少于其标示装量者,即判为不符合规定。

5. **注意事项**

(1)开启时注意避免损失。

(2)所用注射器及量筒必须洁净、干燥并经定期校准。

(3)量筒的大小应使待测体积至少占其额定体积的40%。

(4)注射器应配上适宜号数的注射针头,其大小与临床使用情况相近为宜。

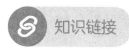 知识链接

## 注射用水和灭菌注射用水

注射用水为纯化水经蒸馏所得的水,应符合细菌内毒素试验要求。注射用水必须在防止细菌内毒素产生的设计条件下生产、贮藏及分装。其质量应符合注射用水项下的规定。

注射用水可作为配制注射剂、滴眼剂等的溶剂或稀释剂及容器的精洗。

为保证注射用水的质量,应减少原水中的细菌内毒素,监控蒸馏法制备注射用水的各生产环节,并防止微生物的污染。应定期清洗与消毒注射用水系统。注射用水的储存方式和静态储存期限应经过验证确保水质符合质量要求,例如可以在80℃以上保温或70℃以上保温循环或4℃以下的状态下存放。

灭菌注射用水为注射用水按照注射剂生产工艺制备所得。不含任何添加剂。主要用于注射用灭菌粉末的溶剂或注射剂的稀释剂。其质量应符合灭菌注射用水项下的规定。

灭菌注射用水灌装规格应与临床需要相适应,避免大规格、多次使用造成的污染。

## 二、装量差异

为控制各瓶间装量的一致性,以保证使用剂量的准确,《中国药典》(2020年版)规定注射用无菌粉末照下述方法检查装量差异,应符合规定。凡规定检查含量均匀度的注射用无菌粉末,一般不再进行装量差异检查。

1. **仪器与用具**　电子天平。

(1)分度值0.1mg,适用于平均装量为0.15g及其以下的粉针剂。

(2)分度值1mg,适用于平均装量为0.15g以上的粉针剂。

2. **取样量**　5瓶(支)。

3. **操作方法**

(1)取供试品5瓶(支),除去标签,容器外壁用乙醇擦净,待干燥后,除去铝盖,分别编号,依次放于固定位置。

(2)轻叩橡皮塞或安瓿颈,使其上面附着的粉末全部落下,开启容器,分别迅速精密称定,倾出内容物,容器用水或乙醇洗净,依次放回原固定位置,在适宜条件下干燥后,再分别精密称定每一容器的重量。

(3)求出每瓶(支)的装量与平均装量。

4. **结果判定**

(1)每1瓶(支)中的装量均未超出允许装量范围($\overline{W}+\overline{W}×$装置差异限度);或其装量差异均未超过表6-3注射用无菌粉末装量差异限度规定者,均判为符合规定。

表6-3　注射用无菌粉末装量差异限度

| 标示装量或平均装量 | 装量差异限度 |
| --- | --- |
| 0.05g及0.05g以下 | ±15% |
| 0.05g以上至0.15g | ±10% |
| 0.15g以上至0.50g | ±7% |
| 0.50g以上 | ±5% |

(2)如有1瓶(支)不符合规定,应另取10瓶(支)复试,均应符合规定。若复试结果

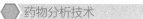

仍有 1 瓶(支)或 1 瓶(支)以上超出规定,则判为不符合规定。

**5. 注意事项**

(1)开启安瓿装注射用无菌粉末时,应避免玻璃屑落入容器中或溅失;开启橡皮塞铝盖玻璃瓶装注射用无菌粉末时,应先稍稍打开橡皮内塞使瓶内外的气压平衡,再盖紧后称重。

(2)用水、乙醇洗涤倾去内容物后的容器时,应避免将瓶外编号的字迹擦掉,以免影响称量结果;并将空容器与原橡皮塞或安瓿颈部配对放于原固定位置。

(3)空容器的干燥,一般可于 60~70℃加热 1~2 小时,也可在干燥器内干燥较长时间。

(4)称量空容器时,应注意瓶身与瓶塞(或折断的瓶颈部分)的配对。

# 三、可见异物检查法

可见异物系指存在于注射剂、眼用液体制剂和无菌原料药中,在规定条件下目视可以观测到的不溶性物质,其粒径或长度通常大于 50μm。

注射剂、眼用液体制剂在出厂前,应采用适宜的方法逐一检查并剔除不合格产品。可见异物的检查按照《中国药典》(2020 年版)可见异物检查法(通则 0904)进行,有灯检法和光散射法两种,一般常用灯检法。灯检法应在暗室中进行。灯检法不适用的品种,如用深色透明容器包装或液体色泽较深(一般深于各标准比色液 7 号)的品种可选用光散射法;混悬型、乳状液型注射液和滴眼液不能使用光散射法。

# 四、不溶性微粒检查法

不溶性微粒检查法用以检查静脉用注射剂(溶液型注射液、注射用无菌粉末、注射用浓溶液)及供静脉注射用无菌原料药中不溶性微粒的大小及数量。照不溶性微粒检查法(通则 0903)检查。

本法包括光阻法和显微计数法。光阻法不适用于黏度过高和易析出结晶的制剂,也不适用于进入传感器时容易产生气泡的注射剂。当光阻法测定结果不符合规定或供试品不适于用光阻法测定时,应采用显微计数法进行测定,并以显微计数法的测定结果作为判定依据。

对于黏度过高,采用两种方法都无法直接测定的注射液,可用适宜的溶剂稀释后测定。

# 五、无菌检查法

无菌检查法系用于检查药典要求无菌的药品、生物制品、医疗器械、原料、辅料及其他品种是否无菌的一种方法。若供试品符合无菌检查法的规定,仅表明了供试品在该检验条件下未发现微生物污染。

注射剂照《中国药典》(2020 年版)无菌检查法(通则 1101)检查,应符合规定。

无菌检查法包括薄膜过滤法和直接接种法。检查应在无菌条件下进行,试验环境必须达到无菌检查的要求,检验全过程应严格遵守无菌操作。

## 六、细菌内毒素和热原检查法

　　除另有规定外,静脉用注射剂按各品种项下的规定,照细菌内毒素检查法(通则1143)或热原检查法(通则1142)检查,应符合规定。

　　细菌内毒素检查法是利用鲎试剂来检测或量化由革兰氏阴性菌产生的细菌内毒素,以判断供试品中细菌内毒素的限量是否符合规定的一种方法。有凝胶法和光度测定法。供试品检测时,可使用其中任何一种方法进行试验。当测定结果有争议时,除另有规定外,以凝胶限度试验结果为准。本试验操作过程应防止内毒素的污染。

　　热原检查法采用家兔法。本法系将一定剂量的供试品,静脉注入家兔体内,在规定时间内,观察家兔体温升高的情况,以判定供试品中所含热原的限度是否符合规定。

## 知 识 小 结

| 概述 | | 药物制剂分析是利用物理、化学或生物学测定方法对不同剂型的药物进行分析,检验其是否符合质量标准的规定。本项目只列举应用广泛的两大剂型片剂和注射剂的常规检查 |
| --- | --- | --- |
| 片剂常规检查 | 重量差异检查 | 重量差异系指按规定的称量方法称量片剂时,每片片重与平均片重之间的差异。<br>取供试品20片,均未超出重量差异限度,或超出重量差异限度的不多于2片,且均未超出限度1倍,均判为符合规定 |
| | 崩解时限检查 | 崩解系指口服固体制剂在规定条件下全部崩解溶散或成碎粒,除不溶性包衣材料或破碎的胶囊壳外,应全部通过筛网。<br>除另有规定外,取供试品6片,各片均应在15分钟内全部崩解。如有1片不能完全崩解,应另取6片复试,均应符合规定 |
| | 含量均匀度检查法 | 含量均匀度系指单剂量的固体、半固体和非均相液体制剂,其含量符合标示量的程度。<br>除另有规定外,取供试品10片,根据初试、复试结果,计算30片的$\bar{X}$、$S$、$A$,再按《中国药典》(2020年版)含量均匀度检查法规定公式计算并判定 |
| | 溶出度测定法 | 溶出度系指药物活性成分从片剂(或胶囊剂、颗粒剂等普通制剂)在规定条件下溶出的速率和程度。<br>取供试品6片,按溶出度测定法测定,结果按《中国药典》(2020年版)四部通则0931中的相关规定判断 |

<table>
<tr><td rowspan="7">注射剂常规检查</td><td rowspan="2">装量</td><td colspan="2">为保证单剂量注射液的注射用量不少于标示量,以达到临床用药剂量要求,《中国药典》(2020 年版)规定注射液及注射用浓溶液照下述方法检查装量,应符合规定。</td></tr>
</table>

| 标示装量 | 供试品取用量 / 支 |
|---|---|
| 2ml 或 2ml 以下 | 5 |
| 2ml 以上至 50ml | 3 |

每支(瓶)装量均不得少于其标示装量(准确至标示装量的百分之一);如有少于其标示装量者,即判为不符合规定

**装量差异**

为控制各瓶间装量的一致性,以保证使用剂量的准确,《中国药典》(2020 年版)规定注射用无菌粉末照下述方法检查装量差异,应符合规定。

| 标示装量或平均装量 | 装量差异限度 |
|---|---|
| 0.05g 及 0.05g 以下 | ±15% |
| 0.05g 以上至 0.15g | ±10% |
| 0.15g 以上至 0.50g | ±7% |
| 0.50g 以上 | ±5% |

**可见异物**

可见异物系指存在于注射剂、眼用液体制剂和无菌原料药中,在规定条件下目视可以观测到的不溶性物质,其粒径或长度通常大于 $50\mu m$。

可见异物的检查有灯检法和光散射法两种,一般常用灯检法

**不溶性微粒**

除另有规定外,静脉用注射剂(溶液型注射液、注射用无菌粉末、注射用浓溶液)及供静脉注射用无菌原料药,照不溶性微粒检查法(通则 0903)检查不溶性微粒的大小及数量。

不溶性微粒检查法包括光阻法和显微计数法

**无菌**

无菌检查法系用于检查药典要求无菌的药品、生物制品、医疗器械、原料、辅料及其他品种是否无菌的一种方法。无菌检查法包括薄膜过滤法和直接接种法

**细菌内毒素和热原**

除另有规定外,静脉用注射剂按各品种项下的规定,照细菌内毒素检查法(通则 1143)或热原检查法(通则 1142)检查,应符合规定

# 目 标 检 测

## 一、填空题

1. 凡规定检查＿＿＿＿＿＿＿的片剂,一般不再检查重量差异。凡规定检查溶出度、释放度的片剂,一般不再进行＿＿＿＿＿＿＿检查。凡规定检查含量均匀度的注射用无菌粉末,一般不再进行＿＿＿＿＿＿＿检查。

2. 片剂的重量差异、崩解时限等属于＿＿＿＿＿＿,鉴别、检查和含量测定属于＿＿＿＿＿＿,生物效价测定和微生物限度检查属于＿＿＿＿＿＿。

3. 注射剂可分为＿＿＿＿＿＿、＿＿＿＿＿＿与＿＿＿＿＿＿等。

4. 装量检查适用于 50ml 及 50ml 以下的单剂量＿＿＿＿＿＿及＿＿＿＿＿＿。

## 二、单项选择题

1. 下列常规检查项目中,不属于片剂检查的是(　　)

　　A. 重量差异　　　　　　　　　　B. 溶出度

　　C. 热原　　　　　　　　　　　　D. 微生物限度

2. 片剂检查中凡规定检查含量均匀度的,不需再进行(　　)的检查

　　A. 重量差异　　　　　　　　　　B. 装量差异

　　C. 溶出度　　　　　　　　　　　D. 含量均匀度

3. 对固体制剂进行含量均匀度的检查是为了(　　)

　　A. 避免辅料的干扰

　　B. 避免制剂工艺的干扰

　　C. 控制小剂量或单剂量固体制剂中含药量的均匀度

　　D. 控制重量差异

4. 片剂的含量均匀度检查中,除另有规定外,可判定为供试品符合规定的指标是(　　)

　　A. $A+2.2S>15.0$　　　　　　　B. $A+2.2S\leqslant15.0$

　　C. $A+S>15.0$　　　　　　　　D. $A+S<15.0$

5. 崩解时限采用的检查装置是(　　)

　　A. 升降式崩解仪　　　　　　　　B. 平行式崩解仪

　　C. 转动式崩解仪　　　　　　　　D. 搅拌式崩解仪

6. 片剂检查中凡规定检查(　　)的,不需再进行崩解时限的检查

　　A. 重量差异　　　　　　　　　　B. 装量差异

　　C. 溶出度　　　　　　　　　　　D. 含量均匀度

7. 溶出度测定时,溶出介质温度一般应保持在(　　)℃

　　A. 37±0.1　　　　　　　　　　B. 37±0.2

  C. 37±0.5          D. 37±1.0

 8. 片重在 0.3g 或 0.3g 以上的片剂的重量差异限度为（   ）

   A. ±5%           B. ±7.5%

   C. 5%            D. 7.5%

 9.《中国药典》（2020 年版）规定注射液的一般检查项目不包括（   ）

   A. 含量均匀度        B. 热原或细菌内毒素

   C. 不溶性微粒        D. 可见异物

 10. 静脉用注射剂除应检查"装量"或"装量差异""可见异物"（澄明度）和"无菌"外，还应检查（   ）

   A. 含量均匀度        B. 溶出度

   C. 细菌内毒素或热原     D. 崩解时限

### 三、多项选择题

 1.《中国药典》（2020 年版）规定，除另有规定外，片剂应进行以下（   ）相应的检查

   A. 重量差异     B. 崩解时限     C. 发泡量

   D. 分散均匀性     E. 微生物限度检查

 2. 属于片剂的物理检查的项目包括（   ）

   A. 外观       B. 重量差异     C. 崩解时限

   D. 硬度       E. 鉴别真伪

 3. 关于重量差异检查，下列说法正确的是（   ）

   A. 检查的目的在于控制各片重量的一致性，保证用药剂量的准确

   B. 重量差异系指每片片重与平均片重之间的差异

   C. 凡规定检查重量差异的片剂，一般不再检查含量均匀度

   D. 超出重量差异限度的不多于 2 片，且均未超出限度 1 倍，均判为符合规定

   E. 使用升降式崩解仪测定片剂的重量差异

 4.《中国药典》（2020 年版）规定需检查装量的制剂包括（   ）

   A. 注射液         B. 注射用浓溶液

   C. 注射用无菌粉末      D. 片剂

   E. 胶囊剂

 5.《中国药典》（2020 年版）规定，除另有规定外，注射液和注射用浓溶液应进行以下（   ）相应检查

   A. 装量          B. 装量差异

   C. 渗透压摩尔浓度      D. 可见异物及不溶性微粒

   E. 无菌、细菌内毒素或热原

## 四、配伍选择题

【1~5】

    A. 崩解时限　　　　　　B. 装量差异　　　　　　C. 装量

    D. 溶出度　　　　　　　E. 含量均匀度

1. 注射用无菌粉末的常规检查(　　)

2. 注射液的常规检查(　　)

3. 大多数片剂的常规检查(　　)

4. 规格小于 25mg 的片剂需检查(　　)

5. 难溶性药物的片剂需检查(　　)

【6~10】

    A. 20 片　　　　　　　B. 10 片　　　　　　　C. 6 片

    D. 5 支　　　　　　　　E. 3 支

6. 崩解时限检查法进行检查时,要求取供试品的数量为(　　)

7. 片剂重量差异检查法进行检查时,要求取供试品的数量为(　　)

8. 含量均匀度检查法进行检查时,要求取供试品的数量为(　　)

9. 溶出度检查法进行检查时,要求取供试品的数量为(　　)

10. 作注射剂装量检查时,如标示装量不大于 2ml 的注射液,取供试品(　　)支进行检查。

【11~15】

    A. 15 分钟　　　　　　B. 30 分钟　　　　　　C. 60 分钟

    D. 5 分钟　　　　　　　E. 10 分钟

11. 薄膜衣片在规定条件下进行崩解时限检查时的崩解时限为(　　)

12. 舌下片在规定条件下进行崩解时限检查时的崩解时限为(　　)

13. 普通片在规定条件下进行崩解时限检查时的崩解时限为(　　)

14. 含片在规定条件下进行崩解时限检查时的崩解时限为(　　)

15. 糖衣片在规定条件下进行崩解时限检查时的崩解时限为(　　)

## 五、计算题

1. 取标示量为 2mg 的奋乃静片 10 片,按《中国药典》(2020 年版)规定检查含量均匀度。分别将每片配成 50ml 溶液,再将此溶液稀释 10 倍后作为供试品溶液,按分光光度法在 258nm 波长处测定吸光度,分别为 0.331、0.332、0.368、0.386、0.408、0.343、0.384、0.332、0.331 和 0.368。另取奋乃静对照品配成每 1ml 中含 4.0μg 的对照品溶液,在同一波长处测得吸光度为 0.360。计算其含量均匀度是否符合规定?

2. 取标示量为 25mg 的盐酸氯丙嗪片 6 片,用转篮法测定溶出度,溶剂体积为 1 000ml,溶出 30 分钟时,取溶液 10ml 滤过,精密量取滤液 5ml,稀释为 25ml 后,在 254nm

波长处测得各片的吸光度分别为 0.384、0.393、0.366、0.375、0.403 和 0.382，按 $C_{17}H_{19}ClN_2S$ 的吸收系数（$E_{1cm}^{1\%}$）为 915 计算每片的溶出量和 6 片的平均溶出量，并判断该片剂的溶出度是否符合规定？（本品的溶出限度为 70%）

项目六
自测题

# 实训十三　片剂的常规检查

## 一、实训目的

1. 能使用电子天平检查片剂的重量差异。

2. 学会升降崩解仪的基本操作，并会对片剂崩解时限进行检查。

3. 会根据药品质量标准的要求判断检查结果，并正确填写检验记录。

## 二、实训准备

1. **仪器**　电子天平（万分之一）、称量瓶、镊子、升降式崩解仪等。

2. **试剂**　维生素 C 片。

## 三、实训内容

1. **重量差异**

（1）方法：精密称定 20 片供试品总重量，求得平均片重后，再分别精密称定每片的重量，每片重量与平均片重相比较，超出重量差异限度的不得多于 2 片，并不得有 1 片超出限度 1 倍。

（2）步骤：置称量瓶于天平中央，关天平门，待天平稳定后清零；取供试品 20 片，置此称量瓶中，待天平稳定后，记录读数，清零；从已称定总重量的 20 片供试品中，用镊子取出 1 片，记录减轻的重量，即为该片重量；再清零，用镊子取出第 2 片，记录减轻的重量，依次精密称定 20 片，并记录每片重量。

（3）计算

$$平均片重：\overline{W}=\frac{W_{总}}{20}（g）$$

$$限度范围：\overline{W}\times(1\pm\text{重量差异限度})$$

（4）结果判定：各片均未超出重量差异限度，或超出重量差异限度的不多于 2 片，且均未超出限度 1 倍，判为符合规定。

## 2. 崩解时限

（1）方法：取供试品 6 片，分别置升降式崩解仪吊篮的各玻璃管中，启动崩解仪进行检查，观察药品在规定时间内的崩解情况。

（2）步骤：按《中国药典》（2020 年版）要求调试仪器，使升降的金属支架上下移动距离为 55mm±2mm，往返频率为每分钟 30~32 次。将吊篮通过上端的不锈钢轴悬挂于金属支架上，浸入 1 000ml 烧杯中，并调节吊篮位置使其下降至低点时筛网距烧杯底部 25mm，烧杯内盛有温度为 37℃±1℃的水，调节液面高度使吊篮上升至高点时筛网在水面下 15mm 处。取供试品 6 片，分别置上述吊篮的玻璃管中，启动崩解仪进行检查。

（3）结果判定：各片均应在 15 分钟内全部崩解。如有 1 片不能完全崩解，应另取 6 片复试，均应符合规定。如有少量不能通过筛网，但已软化或轻质上漂且无硬心者，可作符合规定论。

## 四、实训记录

| 品名 | | 生产日期 | |
|---|---|---|---|
| 批号 | | 规格 | |
| 检验日期 | | 生产企业 | |
| 检验项目 | | 实验室湿度／温度 | |
| 检验依据 | | | |
| 检验内容 | 重量差异 | | |
| 检验程序及检验记录 | 1. 仪器<br><br>2. 操作过程<br><br>3. 记录<br>$W_{总}=$　　　　g, $\overline{W}=$　　　　g, 重量差异范围：　　　　g | | |

| 编号 | 1 | 2 | 3 | 4 | 5 | 6 | 7 | 8 | 9 | 10 |
|---|---|---|---|---|---|---|---|---|---|---|
| 片重／g | | | | | | | | | | |
| 编号 | 11 | 12 | 13 | 14 | 15 | 16 | 17 | 18 | 19 | 20 |
| 片重／g | | | | | | | | | | |

| 检验结果 | 标准规定：<br><br>测定结果：<br>结论：□符合规定　□不符合规定 |
| --- | --- |

| 检验内容 | 崩解时限 |
| --- | --- |

| 检验程序及检验记录 | 1. 仪器<br><br>2. 操作过程<br><br><br><br>3. 记录 |
| --- | --- |

| | 序号 | 1 | 2 | 3 | 4 | 5 | 6 |
| --- | --- | --- | --- | --- | --- | --- | --- |
| 初试 | 崩解时间 /min | | | | | | |
| | 判定(√) | | | | | | |
| | 结论 | | | | | | |

| | 序号 | 1 | 2 | 3 | 4 | 5 | 6 |
| --- | --- | --- | --- | --- | --- | --- | --- |
| 复试 | 崩解时间 /min | | | | | | |
| | 判定(√) | | | | | | |
| | 结论 | | | | | | |

| 检验结果 | 标准规定：<br><br>测定结果：<br>结论：□符合规定　□不符合规定 |
| --- | --- |

审核员：　　　　　　复核员：　　　　　　检验员：

## 五、实训思考

1. 片剂的常规检查项目有哪些?

2. 检查片剂的装量差异和崩解时限有何意义?

# 实训十四　注射剂的常规检查

## 一、实训目的

1. 学会使用伞棚灯检查注射液的可见异物。
2. 学会使用注射器检查注射液的装量。
3. 能按药品质量标准的要求判断检查结果,并正确填写检验记录。

## 二、实训准备

1. **仪器**　伞棚灯、注射器及注射针头、量筒等。
2. **试剂**　维生素 C 注射液。

## 三、实训内容

**1. 可见异物**

(1) 方法:除去供试品容器标签,擦净容器外壁,分别在黑色背景和白色背景下目视检查。

(2) 步骤:取供试品 20 支,除去容器标签,擦净容器外壁。手持 2 支供试品置于遮光板边缘处,在明视距离(指供试品至人眼的清晰观测距离,通常为 25cm),手持容器颈部,轻轻旋转和翻转容器(注意不使药液产生气泡),使药液中可能存在的可见异物悬浮,分别在黑色背景和白色背景下目视检查,重复观察,总检查时限为 20 秒。

(3) 结果判断:供试品中不得检出金属屑、玻璃屑、长度超 2mm 的纤维及其他外来异物。供试品中如未检出点状物、2mm 以下的短纤维和块状物等微细可见异物,判为符合规定;如 2 支以上检出,判为不符合规定;如有 1~2 支检出,应另取 20 支同法复试,初复试 40 支中,超过 2 支检出,判为不符合规定。

**2. 装量**

(1) 方法:测定供试品内容物的体积。

(2) 步骤:取供试品 5 支,擦净瓶外壁,轻弹瓶颈部使液体全部下落,小心开启,用相应体积的干燥注射器(包括注射器针头)抽尽内容物,注入预经标化的量筒内,在室温下检视,读取每支装量。

(3) 结果判定:每支装量均不得少于其标示装量(准确至标示装量的百分之一);如有少于其标示装量者,即判为不符合规定。

## 四、实训记录

| 品名 | | 生产日期 | |
|---|---|---|---|
| 批号 | | 规格 | |
| 检验日期 | | 生产企业 | |
| 检验项目 | | 实验室湿度／温度 | |
| 检验依据 | | | |
| 检验内容 | 可见异物检查 | | |

<table>
<tr><td rowspan="18">检验程序及<br>检验记录</td><td colspan="11">1. 仪器<br><br>2. 操作过程<br><br><br>3. 记录<br>初试：</td></tr>
</table>

检验程序及检验记录

1. 仪器

2. 操作过程

3. 记录
初试：

| 编号 | 1 | 2 | 3 | 4 | 5 | 6 | 7 | 8 | 9 | 10 |
|---|---|---|---|---|---|---|---|---|---|---|
| 合格（√） | | | | | | | | | | |
| 编号 | 11 | 12 | 13 | 14 | 15 | 16 | 17 | 18 | 19 | 20 |
| 合格（√） | | | | | | | | | | |
| 结论 | | | | | | | | | | |

复试：

| 编号 | 1 | 2 | 3 | 4 | 5 | 6 | 7 | 8 | 9 | 10 |
|---|---|---|---|---|---|---|---|---|---|---|
| 合格（√） | | | | | | | | | | |
| 编号 | 11 | 12 | 13 | 14 | 15 | 16 | 17 | 18 | 19 | 20 |
| 合格（√） | | | | | | | | | | |

| 检验结果 | 标准规定：<br>测定结果：<br>结论：□符合规定　□不符合规定 |
|---|---|
| 检验内容 | 装量 |

| 检验程序及检验记录 | 1. 仪器<br><br>2. 操作过程<br><br><br>3. 记录<br>注射器号数：　　　　　　　　　量筒： |
| :--- | :--- |

注射器号数：　　　　　　　　　量筒：

| 序号 | 1 | 2 | 3 | 4 | 5 | 6 |
| :---: | :---: | :---: | :---: | :---: | :---: | :---: |
| 装量 | | | | | | |
| 合格(√) | | | | | | |

| 检验结果 | 标准规定：<br>测定结果：<br>结论:□符合规定　　□不符合规定 |
| :--- | :--- |

审核员：　　　　　　　复核员：　　　　　　　检验员：

## 五、实训思考

1. 注射剂的常规检查项目有哪些?
2. 检查注射液的可见异物和装量有何意义?

# 项目七

# 药物的含量测定

项目七
课件

---

● 学习目标 ●

**知识目标**

1. 掌握药物含量测定的容量分析法和紫外-可见分光光度法及其含量计算方法。

2. 熟悉药物含量测定的高效液相色谱法及其含量计算方法。

3. 了解药物其他含量测定的方法。

**技能目标**

1. 能应用容量分析法、紫外-可见分光光度法的含量检测技术测定药物的含量。

2. 能应用含量测定方法相应计算公式计算原料药和制剂的含量。

**素养目标**

1. 培养认真、细致、严谨的工作态度。

2. 培养团队合作的工作观念。

---

情景导入

2023年全国职业院校技能大赛"食品药品检验"赛项（中职）赛题中的"实操任务B对乙酰氨基酚片的质量分析"收录了对乙酰氨基酚片含量测定项目,该项目考察试样制备、前处理、常规检验方法（化学分析法、仪器分析法）的操作技能,常用检验仪器的使用技能和数据处理、结果分析能力,培育选手的工匠精神和信息素养。项目赛题如下:

（1）供试品溶液配制:取重量差异项下对乙酰氨基酚片20片,精密称定,研细,精密称取适量（约相当于对乙酰氨基酚40mg）,置250ml量瓶中,加0.4%氢氧化钠溶液 50ml 与水 50ml,振摇 15 分钟,用水稀释至刻度,摇匀,滤过,精密量取续滤液 5.00ml,置 100ml 量瓶中,加 0.4% 氢氧化钠溶液 10ml,用水稀释至刻度,摇匀。平行配制 2 份供试品溶液。

(2)测定:取供试品溶液,在 257nm 的波长处测定吸光度,由测得吸光度从标准工作曲线查出待测溶液中对乙酰氨基酚的浓度,计算对乙酰氨基酚片标示百分含量。

(3)对乙酰氨基酚片标示百分含量按下式计算:

$$标示量,\% = \frac{c_X \times D \times V}{m_S} \times \frac{平均片重}{标示量} \times 100\%$$

完成一份报告,应包括:实验过程中必须做好的健康、安全、环保措施;实验过程记录、数据处理、结果评价和问题分析。

# 任务一　原料药的含量测定

## 一、概述

根据药物的化学结构、理化性质和使用该药物生产制剂的剂型剂量等特点综合考虑适宜的含量测定法。选用的含量测定方法应能准确测试有效成分的含量;并应具有一定的分辨力、专属性、稳定性和灵敏度,其准确度和精密度均高。

化学原料药含量测定的容量分析法,如用指示剂难以确定终点时,可采用电位滴定法、永停滴定法等电化学方法指示终点。当无合适的容量分析法时,可选用重量法、氮测定法和旋光度测定法。其次为仪器分析法,选用顺序为紫外 - 可见分光光度法、高效液相色谱法、电泳法等。抗生素类药物和生化药品也可选用微生物检定法和生物测定法。

## 二、常用方法

### (一)容量分析法

《中国药典》(2020 年版)二部常用的容量分析法有非水溶液滴定法、酸碱滴定法、银量法、碘量法、亚硝酸钠法、高锰酸钾法、铈量法、离子对双相滴定法、配位滴定法、溴酸钾法、碘酸钾法和高碘酸钾法等。

1. 非水溶液滴定法和酸碱滴定法　非水溶液滴定法是在非水溶剂中进行滴定的方法,主要用来测定有机碱及其氢卤酸盐、磷酸盐、硫酸盐或有机酸盐,以及有机碱金属盐类药物的含量。非水溶剂的种类:①最常用的酸性溶剂为冰醋酸,有机弱碱在酸性溶剂中可显著地增强其相对碱度;②最常用的碱性溶剂为二甲基甲酰胺,有机弱酸在碱性溶剂中可显著地增强其相对酸度;③最常用的两性溶剂为甲醇,兼有酸、碱两种性能;④惰性溶剂没有酸、碱性,如三氯甲烷等。常用非水碱量法测定含氮碱性有机药物及其氢卤酸盐、磷酸盐、硫酸盐或有机酸盐的含量。该法以高氯酸为滴定液,冰醋酸或醋酸酐为溶剂,结晶紫等为指示剂或用电位法指示终点。如氨基酸类、有机碱及其盐类常用非水溶液酸碱滴定法。如乙胺嘧啶、丙氨酸、组氨酸、吡嗪酰胺、地西泮、氯氮草、尼可刹米、苯噻啶、盐酸氯丙嗪、盐酸麻黄碱、硫酸阿托品、维生素 $B_1$ 等原料药的含量测定均用非水溶液滴定法。

酸碱滴定法又称中和法,是以水溶液中酸碱反应为基础的滴定分析法。芳酸及其酯类如阿司匹林、布洛芬、萘普生、盐酸异丙嗪等原料药的含量测定采用酸碱滴定法。终点判断一般可选用指示剂法。当没有合适指示剂,或遇到有色溶液、浑浊溶液的终点判断或滴定突跃不明显(如用高氯酸滴定氨基酸类药物的含量)时,则可借助电位滴定法判断终点。

**2. 醇溶液或水溶液中的银量法** 药物若容易发生水解,或结构中含有卤族元素,能与 $AgNO_3$ 生成 $AgX$ 的药品,可选用银量法测定含量。可选用指示剂指示终点,也可选用电位滴定法指示终点。如丁溴东莨菪碱、丙硫氧嘧啶、胆茶碱、泛影酸、胆影酸、碘番酸、氯化钠、异戊巴比妥、异戊巴比妥钠、苯巴比妥等原料药,三氯叔丁醇等药用辅料的含量测定。

**3. 碘量法** 碘量法是以碘作为氧化剂或以碘化物作为还原剂进行的氧化还原反应为基础的氧化还原滴定分析方法。根据滴定方式的不同,碘量法分为直接碘量法和间接碘量法,间接碘量法又分为剩余碘量法和置换碘量法。有强还原性、能被碘氧化的药物,可选用直接碘量法进行含量测定,如乙酰半胱氨酸、维生素 C 的含量测定。右旋糖酐 20 葡萄糖注射液中的葡萄糖采用剩余碘量法测定含量,葡萄糖分子中的醛基有还原性,能在碱性条件下被 $I_2$ 氧化成羧基。先加入一定量过量的碘滴定液,待反应完全后,用硫代硫酸钠滴定液滴定剩余的碘。葡萄糖酸锑钠采用置换碘量法测定含量,葡萄糖酸锑钠将碘化钾氧化成碘,再用硫代硫酸钠滴定生成的碘。

**4. 亚硝酸钠法** 对于含有芳伯氨基或水解后能生成芳伯氨基的药物,可选用亚硝酸钠法测定含量,用永停滴定法指示终点。如对氨基水杨酸钠、异卡波肼、盐酸普鲁卡因、苯佐卡因、盐酸克仑特罗、盐酸普鲁卡因胺、氨力农、氨苯砜、甲氧氯普胺等药品的含量测定;《中国药典》(2020 年版)二部收载的磺胺类药物磺胺甲噁唑、磺胺多辛、磺胺嘧啶、磺胺嘧啶锌、磺胺醋酰钠用本法测定含量,磺胺异噁唑用甲醇钠滴定液测定含量,磺胺嘧啶银用硫氰酸铵滴定液测定含量。

**5. 铈量法和高锰酸钾法** 硫酸铈的氧化性比高锰酸钾弱,可根据药物还原性的强弱,分别选用铈量法或高锰酸钾法滴定。如《中国药典》(2020 年版)二部中富马酸亚铁、硝苯地平、尼莫地平、尼索地平、尼群地平等原料药的含量测定均用铈量法。硫酸亚铁、亚硝酸钠等原料药的含量测定选用高锰酸钾法。

**6. 配位滴定法** 《中国药典》(2020 年版)中主要应用于含金属离子药物的含量测定,

以配位反应为基础的滴定分析法,目前多用氨基配位剂为滴定液,其中以乙二胺四乙酸(EDTA)应用最广泛。药物能与配位滴定剂形成稳定的配位物,则选用配位滴定法测定含量。如氢氧化铝、葡萄糖酸钙、醋氨己酸锌、硫糖铝、泛酸钙、枸橼酸铋钾等原料药的含量测定。

## （二）其他化学分析方法

通过测定原料药中的氮元素求出药物的含量。如尿素、扑米酮等原料药的含量测定采用氮测定法。

## （三）仪器分析方法

当常用化学测定法无法消除残留溶剂、有关物质和其他特殊杂质的干扰时,则选用仪器分析法测定药物含量。选用原则为:在紫外 - 可见光区有特征吸收峰的药物,其共存杂质无干扰时,可选紫外 - 可见分光光度法测定含量。没有特征吸收峰的,并受共存杂质干扰时,则先分离再分析,以选用高效液相色谱法为宜。对于挥发性原料药则可选用气相色谱法测定含量。

**1. 紫外 - 可见分光光度法（UV）** 本法准确度较高,精密度较好,仪器操作简便快捷。通常分子结构中含有共轭体系结构、苯环和杂环的药物在紫外光区有特征吸收光谱,可在近紫外区进行分光光度分析。有色药物或与显色剂反应后在可见区有特征吸收的药物,可选用可见分光光度法测定含量。紫外 - 可见分光光度法是药品检验中应用广泛的一类仪器分析法,该法中收载的定量方法有对照品比较法、吸收系数法、计算分光光度法和比色法。对照品容易得到的原料药可采用对照品比较法,缺少对照品且吸收系数大于100的原料药,则采用吸收系数法。《中国药典》（2020 年版）二部中吸收系数法比对照品比较法的应用更为广泛。如酞丁安、水杨酸镁等原料药采用对照品比较法测定含量。五肽胃泌素、乙酰唑胺、柳氮磺吡啶、维生素 $B_{12}$ 等原料药采用吸收系数法测定含量。由于影响计算分光光度法精度的因素较多,计算分光光度法一般不宜用作含量测定。《中国药典》（2020 年版）选用三点校正法测定维生素 A 和维生素 AD 软胶囊及滴剂中的维生素 A 的含量。

**2. 色谱法**

（1）高效液相色谱法（HPLC）:高效液相色谱法系采用高压输液泵将规定的流动相泵入装有填充剂的色谱柱,对供试品进行分离测定的色谱方法。该法使用高效固定相,流动相采用高压泵输送,在线进行检测,具有分离效能高、分析速度快、应用范围广、流出组分容易收集等优点,广泛应用于药物的含量测定。杂质或其他干扰因素较多的品种其含量测定多选用 HPLC。色谱柱填充剂以十八烷基硅烷键合硅胶（ODS）应用最为广泛,辛基硅烷键合硅胶也有使用。最常用的检测器为紫外检测器,其他常见的检测器有二极管阵列检测器（DAD）等。定量方法大量采用外标法,也采用内标法加校正因子法、面积归一化法等。《中国药典》（2020 年版）二部中大量采用 HPLC 测定药物含量。例如,头孢菌素类、青霉素类药物的含量测定全部选用 HPLC。

（2）气相色谱法（GC）：用气体作为流动相经装有填充剂的色谱柱进行分离测定的色谱法叫气相色谱法（GC）。GC 常用气液填充柱,常用固定相为 SE 系列（甲基聚硅氧烷）、OV 系列（苯基甲基聚硅氧烷）、PEG 系列（聚乙二醇）。首选载体为经酸洗的硅烷化白色载体。根据供试品的性质和检测器种类选择载气,除另有规定外,常用载气为氮气,检测器一般用火焰离子化检测器,用氢气作为燃气,空气作为助燃气。《中国药典》（2020 年版）采用 GC 测定含量的有维生素 E、樟脑（天然）、樟脑（合成）、七氟烷、多烯酸乙酯。

## 三、含量计算

### （一）计算公式

$$含量,\% = \frac{测得量(g)}{供试品重(g)} \times 100\% = \frac{m_X}{m_S} \times 100\%$$

式中,$m_X$ 为供试品的测得量,g;$m_S$ 为供试品的质量,g。

原料药的含量计算公式因所用方法不同而有区别。

### （二）容量分析法

**1. 直接滴定法**　用滴定液直接滴定被测物质的一种方法。

$$含量,\% = \frac{TVF}{m_S} \times 100\%$$

式中,$T$ 为滴定度,指每 1ml 某摩尔浓度的滴定液相当于被测物的质量;$V$ 为滴定液的体积,ml;$m_S$ 为供试品的质量;$F$ 为所用滴定液的浓度与药典规定不同时 $V$ 的校正系数。

$$F = \frac{c_{实测浓度}(mol/L)}{c_{规定浓度}(mol/L)}$$

例题 7-1：**磺胺嘧啶含量测定。**精密称取磺胺嘧啶 0.498 5g 置 150ml 烧杯中,加 HCl(1→2)15ml 溶解,再加水 40ml,混匀溶解后,加 KBr 2g 摇匀,照永停滴定法用亚硝酸钠滴定液（0.099 02mol/L）滴定至终点时分别用去 20.06ml。以每 1ml NaNO$_2$ 滴定液（0.1mol/L）相当于 25.03mg 的 C$_{10}$H$_{10}$N$_4$O$_2$S 计算本品含量。

解：

$$磺胺嘧啶,\% = \frac{TVF}{m_S} \times 100\% = \frac{25.03 \times 10^{-3} \times 20.06 \times \dfrac{0.099\ 02}{0.1}}{0.498\ 5} \times 100\% = 99.7\%$$

**2. 剩余滴定法**　剩余滴定法,也称回滴定法。若出现滴定反应速度较慢,滴定剂加入样品后反应无法马上定量完成,或某些反应没有合适的指示剂等情况时,可采用剩余滴定法,先加入定量过量的滴定液 A,使其与被测物定量反应,待反应完全后,再用另一滴定液 B 回滴定反应剩余的滴定液 A。

$$含量,\% = \frac{T(V_0 - V)F}{m_S} \times 100\%$$

或

$$含量,\% = \frac{T(V - V_0)F}{m_S} \times 100\%$$

式中,$T$ 为滴定度;$V_0$ 为空白消耗滴定液的体积,ml;$V$ 为供试品消耗滴定液的体积,ml;$m_S$ 为供试品的质量;$F$ 为所用滴定液的浓度与药典规定不同时 $V$ 的校正系数。

例题 7-2:盐酸小檗碱的含量测定。取本品,精密称定 0.302 1g,置烧杯中,加沸水 150ml 使溶解,放冷,移置 250ml 量瓶中,精密加重铬酸钾滴定液(0.016 69mol/L)50ml,加水稀释至刻度,振摇 5 分钟,用干燥滤纸滤过,精密量取续滤液 100ml,置 250ml 具塞锥形瓶中,加碘化钾 2g,振摇使溶解,加盐酸溶液(1→2)10ml,密塞,摇匀,在暗处放置 10 分钟,用硫代硫酸钠滴定液(0.1mol/L)滴定,至近终点时,加淀粉指示液 2ml,继续滴定至蓝色消失,溶液显亮绿色,消耗硫代硫酸钠滴定液 13.02ml,并将滴定的结果用空白试验校正,消耗硫代硫酸钠滴定液 22.54ml。每 1ml 重铬酸钾滴定液(0.016 67mol/L)相当于 12.39mg 的 $C_{20}H_{18}ClNO_4$。计算盐酸小檗碱的含量。

解:

$$盐酸小檗碱,\% = \frac{T(V_0 - V)F}{m_S} \times 100\%$$

$$= \frac{12.39 \times 10^{-3} \times (22.54 - 13.03) \times \dfrac{0.016\ 69}{0.016\ 67}}{0.302\ 1 \times \dfrac{100}{250}} \times 100\%$$

$$= 99.7\%$$

### (三)紫外 - 可见分光光度法

#### 1. 对照品比较法

$$含量,\% = \frac{c_R \times \dfrac{A_X}{A_R} \times D \times V}{m_S} \times 100\%$$

或

$$含量,\% = \frac{A_X \times m_R}{A_R \times m_S} \times 100\%$$

式中，$c_R$ 为对照品溶液的浓度；$m_R$ 为对照品取样量；$A_R$ 为对照品溶液的吸光度；$A_X$ 为供试品溶液的吸光度；$D$ 为稀释倍数；$V$ 为溶液体积；$m_S$ 为供试品取样量。

例题 7-3：呋喃唑酮的含量测定。精密称取本品 20.9mg，置 250ml 量瓶中，加 $N,N$-二甲基甲酰胺 40ml，振摇使溶解，用水稀释至刻度，摇匀，精密量取 10ml，置 100ml 量瓶中，用水稀释至刻度，摇匀。照紫外-可见分光光度法，在 367nm 的波长处测得吸光度为 0.508。另精密称取呋喃唑酮对照品 20.3mg，同法操作，测定吸光度为 0.496。计算呋喃唑酮的含量。

解：

$$\text{呋喃唑酮},\% = \frac{A_X \times m_R}{A_R \times m_S} \times 100\% = \frac{0.508 \times 20.3}{0.496 \times 20.9} \times 100\% = 99.5\%$$

### 2. 吸收系数法

$$\text{含量},\% = \frac{\dfrac{A \times 1\%}{E_{1cm}^{1\%} L} \times D \times V}{m_S} \times 100\%$$

式中，$A$ 为吸光度；$E_{1cm}^{1\%}$ 为吸收系数；$L$ 为液层厚度，1cm。

例题 7-4：卡比马唑的含量测定。精密称取本品 0.050 12g，置 500ml 量瓶中，加水使溶解并稀释至刻度，摇匀，精密量取 10.0ml，置 100ml 量瓶中，加盐酸溶液（9 → 100）10ml，用水稀释至刻度，摇匀，用紫外-可见分光光度法测定，在 292nm 的波长处测得吸光度为 0.555，按 $C_7H_{10}N_2O_2S$ 的吸收系数（$E_{1cm}^{1\%}$）为 557，计算卡比马唑的含量。

解：

$$\text{卡比马唑},\% = \frac{\dfrac{A \times 1\%}{E_{1cm}^{1\%} L} \times D \times V}{m_S} \times 100\% = \frac{0.555 \times \dfrac{1}{100} \times \dfrac{100}{10} \times 500}{557 \times 0.050 \ 12} \times 100\% = 99.4\%$$

## （四）色谱法（GC 和 HPLC）
### 1. 内标法加校正因子法
（1）系统适用性试验

$$\text{理论板数}：n = 5.54 \times \left(\frac{t_R}{W_{h/2}}\right)^2$$

$$\text{分离度}：R = \frac{2(t_{R2} - t_{R1})}{W_1 + W_2}$$

$$校正因子:f=\frac{A_S/c_S}{A_R/c_R}$$

式中,$t_{R2}$ 为相邻两峰中后一峰的保留时间;$t_{R1}$ 为相邻两峰中前一峰的保留时间;$W_{h/2}$ 为半高峰宽;$W_1$ 及 $W_2$ 为相邻两峰各自的基底宽;$A_S$ 为内标物质的峰面积或峰高;$c_S$ 为内标物质的浓度;$A_R$ 为对照品的峰面积或峰高;$c_R$ 为对照品的浓度。

（2）含量测定

$$含量,\%=\frac{f\times\dfrac{A_X}{A'_S}\times c'_S}{c_X}\times100\%$$

式中,$A_X$ 为供试品(或其杂质)的峰面积或峰高;$c_X$ 为供试品(或其杂质)的浓度;$A'_S$ 为内标物质的峰面积或峰高;$c'_S$ 为内标物质的浓度。

例题 7-5:按《中国药典》(2020 年版)二部的规定测定维生素 E,做系统适用性试验时的数据为:

| | $t_R$/min | $W_{h/2}$/min | $W$/min |
|---|---|---|---|
| 对照品 | 8.88 | 0.25 | 0.6 |
| 内标物 | 5.74 | 0.6 | 1.2 |

取维生素 E 对照品 20.80mg(98.0%),精密加入浓度为 1.044mg/ml 的内标物(正三十二烷)溶液 10.00ml 溶解,取 1μl 注入气相色谱仪,对照品峰面积为 481 763,内标物峰面积为 238 787,求维生素 E 的理论板数、维生素 E 与内标物的分离度和校正因子各为多少?

再精密称取维生素 E 供试品 22.68mg,内标物 28.00mg,用气相色谱法测得供试品峰面积为 529 887,内标物峰面积为 644 911,计算供试品中维生素 E 的含量。

解:

$$n=5.54\times\left(\frac{t_R}{W_{h/2}}\right)^2=5.54\times\left(\frac{8.88}{0.25}\right)^2=6\ 990$$

$$R=\frac{2(t_{R2}-t_{R1})}{W_1+W_2}=\frac{2(8.88-5.74)}{0.6+1.2}=3.49$$

$$f=\frac{A_S/c_S}{A_R/c_R}=\frac{238\ 787/1.044}{481\ 763/\dfrac{20.80\times98.0\%}{10.00}}=0.967\ 8$$

$$维生素 E,\% = \frac{f \times \frac{A_X}{A'_S} \times m'_S}{m_X} \times 100\% = \frac{0.967\ 8 \times \frac{529\ 887}{644\ 911} \times 28.00}{22.68} \times 100\% = 98.2\%$$

## 2. 外标法

$$含量,\% = \frac{c_R \times \frac{A_X}{A_R}}{c_X} \times 100\%$$

式中,$A_R$ 为对照品的峰面积或峰高;$c_R$ 为对照品的浓度;$A_X$ 为供试品的峰面积或峰高;$c_X$ 为供试品的浓度。

例题 7-6:用高效液相色谱法外标法测定头孢拉定含量时,取含头孢拉定为 94.1% 和头孢氨苄为 2.3% 的对照品 35.35mg 溶解定容为 50ml,取 10μl 注入高效液相色谱仪,测得头孢拉定峰面积为 13 842 558,头孢氨苄的峰面积为 354 934;另称取头孢拉定供试品 35.88mg,溶解定容为 50ml,取 10μl 注入液相色谱仪,测定头孢拉定的峰面积为 14 158 286,头孢氨苄的峰面积为 472 368;按供试品的总量分别计算头孢拉定和头孢氨苄的百分含量。

解:

$$头孢拉定,\% = \frac{m_R \times B\% \times A_X}{m_X \times A_R} \times 100\% = \frac{35.35 \times 94.1\% \times 14\ 158\ 286}{35.88 \times 13\ 842\ 558} \times 100\% = 94.8\%$$

$$头孢氨苄,\% = \frac{m_R \times B\% \times A_X}{m_X \times A_R} \times 100\% = \frac{35.35 \times 2.3\% \times 472\ 368}{35.88 \times 354\ 934} \times 100\% = 3.02\%$$

## 3. 面积归一化法

$$A_{总} = \sum A_i = A_1 + A_2 + \cdots + A_n$$

$$i,\% = \frac{A_i}{A_{总}} \times 100\%$$

式中,$A_{总}$ 为除溶剂以外的各色谱峰总面积之和;$A_i$ 为 $i$ 组分色谱峰面积。

例题 7-7:用气相色谱法检查大豆油的脂肪酸组成,相应于棕榈酸、硬脂酸、油酸、亚油酸和亚麻酸的峰面积分别为 129 758、43 286、296 522、654 868、92 570,按峰面积归一化法,计算上述脂肪酸的百分含量。

解:

$$A_{总} = 129\ 758 + 43\ 286 + 296\ 522 + 654\ 868 + 92\ 570 = 1\ 217\ 004$$

$$\text{棕榈酸}, \% = \frac{A_{\text{棕榈酸}}}{A_{\text{总}}} \times 100\% = \frac{129\ 758}{1\ 217\ 004} \times 100\% = 10.66\%$$

$$\text{硬脂酸}, \% = \frac{A_{\text{硬脂酸}}}{A_{\text{总}}} \times 100\% = \frac{43\ 286}{1\ 217\ 004} \times 100\% = 3.56\%$$

$$\text{油酸}, \% = \frac{A_{\text{油酸}}}{A_{\text{总}}} \times 100\% = \frac{296\ 522}{1\ 217\ 004} \times 100\% = 24.36\%$$

$$\text{亚油酸}, \% = \frac{A_{\text{亚油酸}}}{A_{\text{总}}} \times 100\% = \frac{654\ 868}{1\ 217\ 004} \times 100\% = 53.81\%$$

$$\text{亚麻酸}, \% = \frac{A_{\text{亚麻酸}}}{A_{\text{总}}} \times 100\% = \frac{92\ 570}{1\ 217\ 004} \times 100\% = 7.61\%$$

# 任务二 制剂的含量测定

## 一、概述

制剂的含量测定容易受到共存药物、辅料、附加剂等的干扰,因此,在选用测定方法时应注意考虑以下几点:

1. 可能时应选用与原料药相同的测定方法。

2. 共存药物、辅料、附加剂有干扰时,可考虑增加预处理或改进方法,排除干扰后用原料药的测定方法。

3. 制剂生产中新出现的降解产物有干扰时,可选用专属性较高的方法。

4. 主药含量很小的制剂可选用灵敏度较高的方法,可用 UV 或 HPLC。但用 UV 时应注意避免溶剂或降解产物的干扰,选用的波长应具有合适的峰形和吸收,吸收系数 ($E_{1\text{cm}}^{1\%}$) 在 100 以上,应尽量减少使用有机溶剂,尤其避免使用有毒害作用的溶剂。

5. 含量测定法应能适用于含量均匀度和溶出度的共同应用,三种测定尽可能用相同的溶剂。

6. 计算分光光度法有多种,使用时应按各品种项下规定的方法进行。当吸光度处在吸收曲线的陡然上升或下降的部位测定时,波长的微小变化可能对测定结果造成显著影响,故对照品和供试品的测试条件应尽可能一致。计算分光光度法一般不宜用作含量测定。

7. 对于所含杂质或赋形剂干扰含量测定,需先经繁杂的分离才能测定,或各成分间互相干扰的制剂或复方制剂,可选用 HPLC。《中国药典》(2020 年版)大量采用了 HPLC。

## 二、常用方法

### （一）共存成分无干扰时常用的含量测定法

当共存成分无干扰时，应选用与原料药相同的测定方法。测定之前必须对制剂进行处理。用物理方法将辅料除去，如片剂可先溶解，滤过，取续滤液进行实验；或将滤液蒸干，用溶剂溶解后，再测定；或经提取分离并经干燥后才进行测定。

**1. 容量分析法** 异戊巴比妥片、注射用异戊巴比妥钠、注射用苯巴比妥钠、泛影酸制剂、盐酸丙卡巴肼肠溶片、葡萄糖氯化钠注射液中的氯化钠含量测定选用测定原料药的银量法。维生素 C 制剂的含量测定选用与原料药相同的碘量法。选用与原料药测定法相同的亚硝酸钠法永停法指示终点测定含量的制剂有注射用盐酸普鲁卡因、盐酸普鲁卡因胺片和注射液、磺胺甲噁唑片、磺胺多辛片、磺胺嘧啶软膏和眼膏、磺胺嘧啶钠注射液、注射用磺胺嘧啶钠、磺胺嘧啶银软膏和乳膏、磺胺嘧啶锌软膏、磺胺醋酰钠滴眼液等。采用与原料药同一测定法高锰酸钾法测定的有右旋糖酐铁片剂。而当辅料有干扰时，则选用方法与原料药略有区别。如硫酸亚铁原料药选用高锰酸钾法，硫酸亚铁片选用氧化势稍低的铈量法。富马酸亚铁制剂均用铈量法。醋氨己酸锌制剂、硫糖铝制剂、枸橼酸铋钾制剂的含量测定选用测定原料药的配位滴定法。和原料药一样采用碘酸钾法测定含量的有碘化钠制剂、碘化钾制剂等药物。

**2. 其他化学分析方法** 氯硝柳胺片的含量测定选用氮测定法（通则 0704 第一法）。当原料药未收载含量测定法时，其制剂也可选用特有的物理性质进行测定。例如右旋糖酐 20（40、70）葡萄糖注射液中右旋糖酐 20（40、70）的含量测定，右旋糖酐 20（40、70）氯化钠注射液中右旋糖酐 20（40、70）的含量测定，以及葡萄糖氯化钠注射液中葡萄糖的含量测定均采用旋光度测定法。

**3. 仪器分析法** 《中国药典》（2020 年版）二部中制剂与原料药的含量测定选用同一种仪器分析法的药物很多。例如酞丁安制剂、水杨酸镁制剂采用 UV 中的对照品比较法测定含量，与原料药一致。柳氮磺吡啶制剂、维生素 $B_2$ 制剂采用与其原料药一致的吸收系数法测定含量。与原料药一样，维生素 A 胶丸、维生素 AD 胶丸、维生素 AD 滴剂中维生素 A 的含量均用三点校正法测定。

头孢菌素类、青霉素类和维生素 $B_6$ 的制剂与原料药相同，均采用 HPLC 测定含量。

维生素 E 制剂与其原料药一样同样选用 GC 测定含量。

### （二）共存成分有干扰时常用的含量测定方法

当制剂的共存成分对药物的含量测定有干扰，不能沿用原料药的含量测定方法时，则应另选适合的测定方法，以消除共存成分的干扰。

**1. 高效液相色谱法（HPLC）** 《中国药典》（2020 年版）二部采用容量分析法测定含量的原料药，由于其制剂的辅料对测定有干扰，改用高效液相色谱法进行测定。如阿司匹林、布洛芬、萘普生原料药的含量测定采用酸碱滴定法,它们的制剂采用高效液相色谱法测定含量。高效液相色谱法具有分离效能高、分析速度快、灵敏度高、自动化程度高等特点。通过手动或自动模式注入的供试品,由流动相带入色谱柱内,各组分在柱内被分离,并进入检测器检测,由积分仪或数据处理系统记录和处理色谱信号。配备自动进样装置的高效液相色谱仪,能按设定的指令自动进样,色谱工作站能对色谱仪进行控制和管理,对色谱仪输出的供试品数据进行积分和运算,实现自动化。

对制剂中主药含量少,又容易产生降解产物,分离困难的品种,可选用高效液相色谱法。先用色谱法进行分离,然后再进行测定。如双唑泰栓这种复方制剂是由甲硝唑、克霉唑与醋酸氯己定组成的,《中国药典》(2000 年版)二部规定这三个成分分别用 UV、滴定法和 UV 组合法测定,方法烦琐且干扰因素多。2005 年版改为 HPLC,在同一种色谱条件下有效地分离开了三个组分,分别测定出三者的含量。又如异福酰胺片(胶囊)也是采用HPLC 将三种组分及降解产物醌式利福平有效分离,用同一种方法测出了三种组分的含量。

《中国药典》(2020 年版)二部中大量采用 HPLC 测定制剂的含量。

**2. 紫外 - 可见分光光度法(UV)** 辅料无吸收、主药有特征吸收的制剂,由于大多数辅料对紫外 - 可见光区无特征吸收,对 UV 无干扰,UV 具有一定的专属性;其准确度和精密度均较高。所以当制剂测定不能选用原料药的化学测定方法,而该药物在紫外区又有特征吸收峰时,则可选 UV。为有效地消除辅料的干扰,可在溶解滤过后使用 UV 测定。例如维生素 $B_1$ 原料药采用非水溶液滴定法测定含量,但因其片剂辅料有干扰,可溶解滤过,除去辅料的干扰后,取续滤液用 UV 测定含量。再如盐酸罗通定用非水溶液滴定法,其片剂用盐酸溶解,滤过后用 UV 中的吸收系数法测定含量。

## 三、含量计算

制剂的含量按标示百分含量表示,本书重点讨论片剂和注射剂的含量测定。

$$标示量,\% = \frac{实测含量}{标示量} \times 100\% = \frac{\dfrac{测得量(g)}{供试品重(g)} \times 平均装量}{标示量} \times 100\%$$

### (一)片剂的含量计算

片剂的含量限度按标示百分含量表示:

$$标示量,\% = \frac{每片实测含量}{标示量} \times 100\% = \frac{\dfrac{测得量(g)}{供试品重(g)} \times 平均片重(g/片)}{标示量(g/片)} \times 100\%$$

$$= \frac{\dfrac{m_X \times \overline{m}}{m_S}}{标示量} \times 100\%$$

片剂的含量计算公式因所用方法不同而有区别。计算式中各符号意义同原料药。

## （二）注射剂的含量计算

注射剂的含量测定结果用标示百分含量表示。

$$标示量,\%=\frac{c_{实测}}{c_{标示}}\times100\%$$

注射剂的含量计算公式也因所用方法不同而有区别。计算式中各符号意义同上。

## （三）容量分析法

### 1. 直接滴定法

$$片剂:标示量,\%=\frac{TVF}{m_S}\times\frac{平均片重}{标示量}\times100\%$$

$$注射剂:标示量,\%=\frac{TVF}{c_{标示}V_S}\times100\%$$

例题7-8:苯巴比妥片的含量测定。取本品40片（规格15mg），精密称得4.192 0g，研细，精密称取1.341 2g，加甲醇40ml使苯巴比妥溶解后，再加新制的3%无水碳酸钠溶液15ml，用电位滴定法测定，用硝酸银滴定液（0.102 2mol/L）滴定，消耗硝酸银滴定液（0.102 2mol/L）8.05ml。每1ml硝酸银滴定液（0.1mol/L）相当于23.22mg的$C_{12}H_{12}N_2O_3$。求本片的标示百分含量。

解：

$$苯巴比妥标示量,\%=\frac{TVF}{m_S}\times\frac{平均片重}{标示量}\times100\%$$

$$=\frac{23.22\times10^{-3}\times8.05\times\dfrac{0.102\ 2}{0.10}}{1.341\ 2}\times\frac{\dfrac{4.192\ 0}{40}}{15\times10^{-3}}\times100\%$$

$$=99.5\%$$

### 2. 剩余滴定法

$$标示量,\%=\frac{T(V_0-V)F}{m_S}\times\frac{平均片重}{标示量}\times100\%$$

例题7-9:阿司匹林片的含量测定。取标示量为0.3g的阿司匹林片10片，精密称出总重为3.584 6g，研细后称取0.348 4g，按《中国药典》（2005年版）测定。供试品消耗硫酸滴定液（0.050 23mol/L）21.65ml，空白试验消耗硫酸滴定液（0.050 23mol/L）38.16ml，并将滴定的结果用空白试验校正。每1ml氢氧化钠滴定液（0.1mol/L）相当于 18.02mg 的 $C_9H_8O_4$，求此片剂的标示百分含量。

解：

$$阿司匹林标示量,\% = \frac{T(V_0-V)F}{m_S} \times \frac{平均片重}{标示量} \times 100\%$$

$$= \frac{18.02 \times 10^{-3} \times (38.16-21.65) \times \dfrac{0.050\ 23}{0.05}}{0.348\ 4} \times \frac{\dfrac{3.584\ 6}{10}}{0.3} \times 100\%$$

$$=102.5\%$$

### （四）紫外 - 可见分光光度法

1. 对照品比较法

$$片剂:标示量,\% = \frac{c_R \times \dfrac{A_X}{A_R} \times D \times V}{m_S} \times \frac{平均片重}{标示量} \times 100\%$$

$$注射剂:标示量,\% = \frac{c_R \times \dfrac{A_X}{A_R} \times D}{c_{标示}} \times 100\%$$

例题 7-10：盐酸安他唑啉片的含量测定。取本品（规格 0.1g）20 片，精密称重为 2.561 2g，研细，精密称取 0.095 4g，置 200ml 量瓶中，加 0.1mol/L 盐酸溶液约 160ml，振摇，温热使溶解，放冷，用 0.1mol/L 盐酸溶液稀释至刻度，摇匀，滤过，精密量取续滤液 2.0ml，置 100ml 量瓶中，加 0.1mol/L 盐酸溶液至刻度，摇匀，照紫外 - 可见分光光度法（通则 0401）在 241nm 的波长处测得吸光度为 0.432；另精密称取盐酸安他唑啉对照品 0.052 1g，置 100ml 量瓶中，加 0.1mol/L 盐酸溶液溶解并稀释至刻度，摇匀，精密量取 1.0ml，置 50ml 量瓶中，加 0.1mol/L 盐酸溶液至刻度，摇匀，同法测得吸光度 0.585。计算本片的含量。

解：

$$盐酸安他唑啉标示量,\% = \frac{c_R \times \dfrac{A_X}{A_R} \times D \times V}{m_S} \times \frac{平均片重}{标示量} \times 100\%$$

$$= \frac{\dfrac{0.052\ 1}{100} \times \dfrac{1.0}{50} \times \dfrac{0.432}{0.585} \times \dfrac{100}{2.0} \times 200}{0.095\ 4} \times \frac{\dfrac{2.561\ 2}{20}}{0.1} \times 100\%$$

$$=103.3\%$$

例题 7-11：硫酸阿托品注射液的含量测定。精密称取硫酸阿托品对照品 24.98mg，置 25ml 量瓶中，加水稀释至刻度，摇匀；精密量取 5.0ml，置 100ml 量瓶中，加水稀释至刻度，摇匀。精密量取本品（规格 1ml∶0.5mg）5.0ml，置 50ml 量瓶中，加水稀释至刻度，摇匀。精密量取对照品溶液与供试品溶液各 2.0ml，分别置预先精密加入三氯甲烷 10ml 的分液漏斗中，各加溴甲酚绿溶液 2.0ml，振摇提取 2 分钟后，静置使分层，分取澄清的三氯甲烷液，照紫外 - 可见分光光度法，在 420nm 波长处分别测得吸光度 $A_R$ 0.521 和 $A_X$ 0.498。计算，并将结果乘以 1.027。

解：

$$硫酸阿托品标示量，\% = \frac{c_R \times \dfrac{A_X}{A_R} \times D}{c_{标示}} \times 100\%$$

$$= \frac{\dfrac{\dfrac{24.98}{25} \times 5}{100} \times \dfrac{0.498}{0.521} \times \dfrac{50}{5}}{\dfrac{0.5}{1}} \times 1.027 \times 100\%$$

$$= 98.1\%$$

### 2. 吸收系数法

$$片剂：标示量，\% = \frac{\dfrac{A \times 1\%}{E_{1cm}^{1\%}} \times D \times V}{m_S} \times \frac{平均片重}{标示量} \times 100\%$$

$$注射剂：标示量，\% = \frac{\dfrac{A \times 1\%}{E_{1cm}^{1\%}} \times D \times V}{c_{标示} V_S} \times 100\%$$

例题 7-12：维生素 $B_1$ 片的含量测定。精密称取标示量为 0.01g 的本品 20 片，总重为 1.603 1g。精密称取本品细粉 0.205 1g，置研钵中，加盐酸溶液（9→1 000）数滴，研磨成糊状后，用盐酸溶液（9→1 000）70ml 移至 100ml 量瓶中，振摇 15 分钟使维生素 $B_1$ 溶解，加盐酸溶液（9→1 000）稀释至刻度，摇匀，滤过，精密量取续滤液 5ml，置另一 100ml 量瓶中，加盐酸溶液（9→1 000）稀释至刻度，摇匀，照紫外 - 可见分光光度法（通则 0401），在 246nm 的波长处测定吸光度为 0.541。已知 $E_{1cm}^{1\%}$ 为 421，计算其标示百分含量。

解:

$$维生素 B_1 标示量,\%= \frac{\dfrac{A \times 1\%}{E_{1cm}^{1\%}} \times D \times V}{m_S} \times \frac{平均片重}{标示量} \times 100\%$$

$$= \frac{\dfrac{0.541 \times 1\%}{421} \times \dfrac{100}{5} \times 100}{0.205\ 1} \times \frac{\dfrac{1.603\ 1}{20}}{0.01} \times 100\%$$

$$=100.4\%$$

例题 7-13:盐酸氯丙嗪注射液的含量测定。避光操作。精密量取本品(规格 10mg/ml)5.0ml,置 250ml 量瓶中,加盐酸溶液(9→1 000)至刻度,摇匀,精密量取 10.0ml,置 50ml 量瓶中,加盐酸溶液(9→1 000)至刻度,摇匀,照紫外 - 可见分光光度法(通则 0401)在 306nm 的波长处测得吸光度 0.455,按 $C_{17}H_{19}ClN_2S \cdot HCl$ 的吸收系数($E_{1cm}^{1\%}$)为 115 计算,求本品的含量。

解:

$$盐酸氯丙嗪标示量,\%= \frac{\dfrac{A \times 1\%}{E_{1cm}^{1\%}} \times D \times V}{c_{标示} V_S} \times 100\%$$

$$= \frac{\dfrac{0.455 \times 1\%}{115} \times \dfrac{50.00}{10.00} \times 250}{10 \times 10^{-3} \times 5.0} \times 100\%$$

$$=98.9\%$$

## (五) 色谱法(GC 和 HPLC)

### 1. 内标法加校正因子法

(1) 系统适用性试验

$$理论板数:n=5.54 \times \left( \frac{t_R}{W_{h/2}} \right)^2$$

$$分离度:R= \frac{2(t_{R2}-t_{R1})}{W_1+W_2}$$

$$校正因子:f= \frac{A_S/c_S}{A_R/c_R}$$

(2) 含量测定

$$片剂:标示量,\%= \frac{f \times \dfrac{A_X}{A'_S} \times c'_S \times 平均片重}{c_X \times 标示量} \times 100\%$$

$$注射剂:标示量,\%=\frac{f\times\dfrac{A_\mathrm{X}}{A'_\mathrm{s}}\times c'_\mathrm{s}}{c_{标示}}\times100\%$$

例题 7-14:按《中国药典》(2020 年版)规定用高效液相色谱法测定哈西奈德乳膏含量,检查系统适用性和测定校正因子时,取含有哈西奈德对照品 0.025mg/ml 和含内标物黄体酮 0.015mg/ml 的混合溶液 20μl 注入液相色谱仪,测得数据为:

| | $t_\mathrm{R}$ | $W_{h/2}$/min | $W$/min | $H$/min |
|---|---|---|---|---|
| 对照品 | 9.00 | 0.40 | 0.75 | 32.00 |
| 内标物 | 11.50 | 0.40 | 0.80 | 26.50 |

求哈西奈德的理论板数,哈西奈德与内标物的分离度和校正因子各为多少?

称取规格为 10g:10mg 的哈西奈德乳膏 1.250g,适当处理后,加浓度为 0.15mg/ml 内标溶液 5.00ml,一并定容为 50ml。取 20μl 注入液相色谱仪,测得数据如下表,求该乳膏中哈西奈德的标示百分含量。

| | $W_{h/2}$/min | $H$/min |
|---|---|---|
| 供试品 | 0.38 | 31.52 |
| 内标物 | 0.40 | 26.50 |

解:

$$n=5.54\times\left(\frac{t_\mathrm{R}}{W_{h/2}}\right)^2=5.54\times\left(\frac{9.00}{0.40}\right)^2=2\ 805$$

$$R=\frac{2(t_{\mathrm{R}2}-t_{\mathrm{R}1})}{W_1+W_2}=\frac{2(11.50-9.00)}{0.75+0.80}=3.2$$

$$f=\frac{A_\mathrm{S}/c_\mathrm{S}}{A_\mathrm{R}/c_\mathrm{R}}=\frac{0.40\times26.50/0.015}{0.40\times32.00/0.025}=1.380$$

$$哈西奈德标示量,\%=\frac{f\times\dfrac{A_\mathrm{X}}{A'_\mathrm{s}}\times c'_\mathrm{s}\times\ 平均装量}{c_\mathrm{X}\times\ 标示量}\times100\%$$

$$=\frac{1.380\times\dfrac{0.38\times31.52}{0.40\times26.50}\times0.15\times\dfrac{5.00}{50.00}\times10}{\dfrac{1.250}{50.00}\times10}\times100\%$$

$$=93.6\%$$

## 2. 外标法

$$\text{片剂：标示量}, \% = \frac{c_R \times \dfrac{A_X}{A_R} \times \text{平均片重}}{c_X \times \text{标示量}} \times 100\%$$

$$\text{注射剂：标示量}, \% = \frac{c_R \times \dfrac{A_X}{A_R}}{c_{\text{标示}}} \times 100\%$$

例题 7-15：取标示量 0.375g（阿莫西林 0.25g，克拉维酸钾 0.125g）的阿莫西林克拉维酸钾片 10 片，按《中国药典》（2020 年版）规定先配成 1 000ml，稀释 5 倍后，用 HPLC 测定含量。阿莫西林峰面积为 $7.85 \times 10^6$，克拉维酸钾峰面积为 $5.16 \times 10^6$。另用对照品配成对照品溶液，阿莫西林浓度为 0.50mg/ml，克拉维酸钾浓度为 0.25mg/ml。同法测定，阿莫西林峰面积为 $7.62 \times 10^6$，克拉维酸钾峰面积为 $5.26 \times 10^6$。按外标法计算供试品标示百分含量。

解：

$$
\begin{aligned}
\text{阿莫西林标示量}, \% &= \frac{c_R \times \dfrac{A_X}{A_R}}{c_X(\text{片}/\text{ml}) \times \text{标示量}(\text{g}/\text{片})} \times 100\% \\[4mm]
&= \frac{0.50 \times \dfrac{7.85 \times 10^6}{7.62 \times 10^6}}{\dfrac{10}{1\,000 \times 5} \times 0.25 \times 10^3} \times 100\% \\[4mm]
&= 103.0\%
\end{aligned}
$$

$$
\begin{aligned}
\text{克拉维酸钾标示量}, \% &= \frac{c_R \times \dfrac{A_X}{A_R}}{c_X(\text{片}/\text{ml}) \times \text{标示量}(\text{g}/\text{片})} \times 100\% \\[4mm]
&= \frac{0.25 \times \dfrac{5.16 \times 10^6}{5.26 \times 10^6}}{\dfrac{10}{1\,000 \times 5} \times 0.125 \times 10^3} \times 100\% \\[4mm]
&= 98.1\%
\end{aligned}
$$

# 知 识 小 结

| | | |
|---|---|---|
| 原料药的含量测定 | 概述 | 选用的含量测定方法应能准确测试有效成分的含量;并应具有一定的分辨力、专属性、稳定性和灵敏度,其准确度和精密度均高 |
| | 常用方法 | 容量分析法:①非水溶液滴定法和酸碱滴定法;②醇溶液或水溶液中的银量法;③碘量法;④亚硝酸钠法;⑤铈量法和高锰酸钾法;⑥配位滴定法;⑦碘酸钾法 |
| | | 其他化学分析方法:如氮测定法 |
| | | 仪器分析方法:①紫外 - 可见分光光度法(UV);②色谱法常用高效液相色谱法(HPLC)、气相色谱法(GC) |
| | 含量计算 | 含量,%$=\dfrac{测得量(g)}{供试品重(g)}\times100\%=\dfrac{m_X}{m_S}\times100\%$ |
| 制剂的含量测定 | 概述 | 制剂的含量测定容易受到共存药物、辅料、附加剂等的干扰 |
| | 常用方法 | 共存成分无干扰时常用的含量测定法,增加预处理或改进方法,排除干扰后用原料药的测定方法 |
| | | 共存成分有干扰时常用的含量测定方法,可选用专属性较高的方法,如高效液相色谱法、紫外 - 可见分光光度法等 |
| | 含量计算 | 标示量,%$=\dfrac{实测含量}{标示量}\times100\%=\dfrac{\dfrac{测得量(g)}{供试品重(g)}\times 平均装量}{标示量}\times100\%$ |

# 目 标 检 测

## 一、填空题

1. 选用容量分析法测定化学原料药的含量,用指示剂难以确定终点时,可采用＿＿＿＿＿＿＿＿、＿＿＿＿＿＿＿等电化学方法指示终点。

2. 通常分子结构中含有＿＿＿＿＿＿＿、＿＿＿＿＿＿＿和＿＿＿＿＿＿＿的药物在紫外光区有特征吸收光谱,可在近紫外区进行分光光度分析。

3. 高效液相色谱法具有＿＿＿＿＿＿＿、＿＿＿＿＿＿＿、＿＿＿＿＿＿＿、流出组分容易收集等优点,广泛应用于药物的含量测定。

4. 取布洛芬片(规格为 0.1g)20 片(去糖衣),称得重量为 4.7g,研细,取适量(约相当于布洛芬 50mg),置 200ml 量瓶中,制成溶液,则应称取供试品＿＿＿＿＿＿＿g。

5. 精密量取规格为 1ml:0.5mg 维生素 B$_{12}$ 适量,加水定量稀释成 10ml,每 1ml 中含维生素 B$_{12}$ 25μg 的溶液,则应精密量取_____ml 的维生素 B$_{12}$ 供试品。

## 二、单项选择题

1. 采用酸碱滴定法萘普生测定的含量时,终点判断一般可选用( )

    A. 结晶紫为指示剂           B. 电位滴定法

    C. 永停滴定法             D. 酚酞为指示剂

2. 可选用碘量法进行含量测定的药物有( )

    A. 布洛芬               B. 维生素 A

    C. 维生素 C            D. 盐酸普鲁卡因

3. 含有芳伯氨基的药物,可选用哪种方法测定含量( )

    A. 非水溶液酸碱滴定法      B. 亚硝酸钠法

    C. 银量法               D. 铈量法

4.《中国药典》(2020 年版)收载的测定富马酸亚铁原料药的含量测定方法是( )

    A. 亚硝酸钠法           B. 铈量法

    C. 高锰酸钾法          D. 碘量法

5. 采用非水溶液滴定法测定盐酸氯丙嗪的含量时,其终点可选用( )

    A. 酚酞指示剂           B. 荧光黄指示剂

    C. 电位滴定法           D. 永停滴定法

6. 当采用紫外 - 可见分光光度法测定药物含量且缺乏对照品时,可选用的方法是( )

    A. 对照品比较法       B. 吸收系数法

    C. 计算分光光度法     D. 比色法

7. 药物中杂质或其他干扰因素较多时,其含量测定多选用( )

    A. UV               B. FTIR

    C. TLC             D. HPLC

8. 当采用 GC 测定药物含量时,常用的载气是( )

    A. 空气               B. 氢气

    C. 氧气              D. 氮气

## 三、多项选择题

1. 非水碱量法测定药物的含量时,其测定条件包括( )

    A. 冰醋酸溶剂     B. 甲醇溶剂         C. 高氯酸滴定液

    D. 甲醇钠滴定液    E. 电位法指示终点

2. 选用容量分析法测定化学原料药的含量,用指示剂难以确定终点时,可选用仪器分析法指示终点的方法有( )

A. 电化学分析法    B. 紫外分光光度法    C. 红外分光光度法

D. 高效液相色谱法    E. 永停滴定法

3.《中国药典》(2020 年版)中收载的紫外 - 可见分光光度法定量分析方法的有（   ）

A. 对照品比较法    B. 吸收系数法    C. 计算分光光度法

D. 比色法    E. 内标法

4. 用气相色谱法且使用火焰离子化检测器测定药物含量时,常用的气体包括（   ）

A. 高纯度空气    B. 氢气    C. 二氧化碳气体

D. 氩气    E. 氮气

5. 高效液相色谱法在制剂分析中具有（   ）

A. 分离效能高    B. 分析速度快    C. 灵敏度高

D. 自动化程度高    E. 流动相选择广泛

## 四、简答题

1. 非水溶液滴定法主要用于哪类药物的含量测定？终点的判断要注意什么？

2. 高锰酸钾法与铈量法有何区别？

3. 选用 UV 测定含量的药物其结构有什么特点？

4. 哪些药物的含量测定常选用 HPLC？

## 五、计算题

1. 维生素 C 的含量测定:精密称取本品 0.208 4g,加新沸过的冷水 100ml 与稀醋酸 10ml 使溶解,加淀粉指示液 1ml,立即用碘滴定液（0.099 81mol/L）滴定,至溶液显蓝色,在 30 秒内不褪色,消耗碘滴定液（0.099 81mol/L）23.65ml。每 1ml 碘滴定液（0.1mol/L）相当于 8.806mg 的 $C_6H_8O_6$,计算维生素 C 的含量。

2. 取水杨酸镁供试品,精密称定,加水溶解并定量稀释制成每 1ml 中含无水水杨酸镁 20.1μg 的溶液。取水杨酸镁对照品,精密称定,加水溶解并定量稀释制成每 1ml 中含无水水杨酸镁 19.8μg 的溶液。取供试品溶液与对照品溶液,在 296nm 的波长处分别测定吸光度为 0.504 和 0.498,计算水杨酸镁的含量。

3. 精密量取（规格 0.5mg∶1ml）维生素 $B_{12}$ 注射液 0.5ml,加蒸馏水稀释至 10ml,照紫外 - 可见分光光度法在 361nm 波长处测定其吸光度为 0.516,按 $C_{63}H_{88}CoN_{14}O_{14}P$ 的吸收系数为 207,计算供试品中维生素 $B_{12}$ 的标示百分含量。

4. 按《中国药典》(2020 年版)规定用气相色谱法检查克罗米通的顺式异构体。顺式、反式异构体的峰面积分别为 185 230 和 1 358 420,按峰面积归一化法计算顺式异构体的百分含量。

5. 按照《中国药典》(2005 年版)二部规定测定维生素 E 含量,做系统适用性试验时的数据为:

|  | $W_{h/2}$/min | $W$/min | $t_R$/min |
|---|---|---|---|
| 内标物 | 1.00 | 2.00 | 5.90 |
| 维生素 E 对照品 | 0.800 | 1.50 | 9.70 |

维生素 E 对照品 21.00mg,得峰面积为 504 338,内标物 28.00mg,得峰面积为 643 805,求以维生素 E 表示的理论板数、校正因子、维生素 E 和内标物的分离度各为多少? 再精密称取维生素 E 供试品 22.68mg,内标物 28.03mg,同法实验得供试品峰面积为 529 887,内标物峰面积为 644 911,求供试品中维生素 E 的百分含量。

6. 按《中国药典》(2020 年版)规定用 HPLC 外标法测定哌拉西林含量,取哌拉西林对照品(水分 4.00%)40.00mg 定容为 100ml,另取哌拉西林供试品 42.1mg(水分 4.00%)定容为 100ml,各取 10μl 上样,所得数据如下表,求供试品的含量。

|  | $W_{h/2}$/min | $H$/min |
|---|---|---|
| 对照品 | 0.85 | 33.53 |
| 供试品 | 0.75 | 37.25 |

项目七
自测题

# 实训十五　维生素 C 的含量测定

## 一、实训目的

1. 能熟练使用常用容量分析仪器进行药物的含量测定。

2. 能熟练应用公式计算原料药的含量,并能对结果作出判断。

3. 能正确填写检验记录及检验报告书。

## 二、实训原理

维生素 C 分子中的二烯醇结构,在醋酸的酸性条件下,可被碘定量氧化。根据消耗碘滴定液的体积,即可计算出维生素 C 的含量。反应式如下:

$$\begin{array}{c}CH_2OH\\ \mid \\ H-C-OH\end{array}\quad\text{+}\quad I_2\quad\longrightarrow\quad \begin{array}{c}CH_2OH\\ \mid \\ H-C-OH\end{array}\quad\text{+}\quad 2HI$$

## 三、实训准备

1. **仪器** 电子天平、25ml 滴定管、250ml 锥形瓶、100ml 量筒、10ml 量筒。
2. **试剂** 维生素 C 原料药、碘滴定液、淀粉指示液、新沸过的冷水、稀醋酸溶液。

## 四、实训内容

取本品约 0.2g，精密称定，加新沸过的冷水 100ml 与稀醋酸 10ml 使溶解，加淀粉指示液 1ml，立即用碘滴定液（0.05mol/L）滴定至溶液显蓝色并在 30 秒内不褪色。每 1ml 碘滴定液（0.05mol/L）相当于 8.806mg 的 $C_6H_8O_6$。本品为 L- 抗坏血酸，含 $C_6H_8O_6$ 不得少于 99.0%。

计算公式：

$$\text{维生素 C，\%}=\frac{TVF}{m_S}\times100\%$$

## 五、实训记录

| 品名 | | 生产日期 | |
|---|---|---|---|
| 批号 | | 规格 | |
| 检验日期 | | 生产企业 | |
| 检验项目 | | 实验室湿度 / 温度 | |
| 检验依据 | | | |
| 检验内容 | | | |
| 仪器设备 | 天平型号 | | 仪器编号 | |
| | 校正状态 | 是□　否□ | | |
| 检验程序及检验记录 | 1. 操作过程 | | | |

| 检验程序及<br>检验记录 | 2. 实验记录<br><br>滴定液浓度 $c=$<br>取样量：$m_1=$ $\qquad$ $m_2=$<br>滴定液消耗体积：$V_1=$ $\qquad$ $V_2=$<br>3. 计算过程<br><br><br><br><br><br><br><br><br> |
|---|---|
| 检验结果 | 标准规定：<br>测定结果：<br>结论：□符合规定 □不符合规定 |
| 审核员： | 复核员： 检验员： |

## 六、注意事项

1. 操作中加新沸过的冷水是为了减少水中溶解氧对测定的影响。

2. 加入稀醋酸使滴定在酸性溶液中进行，维生素 C 在酸性介质中受空气中氧的氧化作用减慢。

3. 供试品溶解后需立即进行滴定，减少氧的干扰。

4. 为消除制剂中辅料对测定的干扰，滴定前要作些处理。

片剂：溶解后经干燥滤纸迅速滤过，取续滤液测定，以消除滑石粉等辅料的干扰。

泡腾片：用 0.1mol/L 的硫酸溶液为溶剂，同时调节溶液酸性。

注射液：加 2ml 丙酮，消除抗氧剂焦亚硫酸钠的干扰。

$$Na_2S_2O_5 + H_2O \longrightarrow 2NaHSO_3$$

$$NaHSO_3 + \begin{array}{c} H_3C \\ H_3C \end{array}\!\!C{=}O \longrightarrow H_3C-\underset{\underset{OH}{|}}{\overset{\overset{CH_3}{|}}{C}}-SO_3Na$$

## 七、实训思考

1. 维生素 C 含量测定应用的是容量分析法中的哪种方法？为何可以使用该法？

2. 维生素 C 含量测定中为什么要使用新沸过的冷水和稀醋酸?

# 实训十六　维生素 $B_1$ 片的含量测定

## 一、实训目的

1. 学会对药物制剂进行前处理。

2. 进一步巩固使用紫外 - 可见分光光度计测定供试品的吸光度。

3. 能熟练应用公式计算片剂的标示百分含量,并能对结果作出判断。

4. 能正确填写检验记录。

## 二、实训原理

维生素 $B_1$ 分子中具有共轭双键结构,故具有紫外吸收,将其溶于盐酸溶液($9 \rightarrow 1\,000$),在最大吸收波长 246nm 处测定吸光度即可定量。

## 三、实训准备

1. **仪器**　紫外 - 可见分光光度计、2 个 100ml 量瓶、5ml 移液管、100ml 量杯、中速滤纸、电子天平。

2. **试剂**　维生素 $B_1$ 片、盐酸溶液($9 \rightarrow 1\,000$)、蒸馏水。

## 四、实训内容

取本品 20 片,精密称定,研细,精密称取适量(约相当于维生素 $B_1$ 25mg),置 100ml 量瓶中,加盐酸溶液($9 \rightarrow 1\,000$)约 70ml,振摇 15 分钟使维生素 $B_1$ 溶解,加盐酸溶液($9 \rightarrow 1\,000$)稀释至刻度,摇匀,用干燥滤纸滤过,精密量取续滤液 5ml,置另一 100ml 量瓶中,再加盐酸溶液($9 \rightarrow 1\,000$)稀释至刻度,摇匀,照紫外 - 可见分光光度法(通则 0401),在 246nm 的波长处测定吸光度,按 $C_{12}H_{17}ClN_4OS \cdot HCl$ 的吸收系数($E_{1cm}^{1\%}$)为 421 计算,即得。计算标示百分含量。

$$片剂计算公式:标示量,\% = \frac{\dfrac{A \times 1\%}{E_{1cm}^{1\%}} \times V \times D}{m_S} \times \frac{\overline{m}}{标示量} \times 100\%$$

## 五、实训记录

| 品名 | | 生产日期 | |
|---|---|---|---|
| 批号 | | 规格 | |
| 检验日期 | | 生产企业 | |
| 检验项目 | | 实验室湿度／温度 | |
| 检验依据 | | | |
| 检验内容 | | | |

| 仪器设备 | 紫外 - 可见分光光度计型号 | | 编号 | |
|---|---|---|---|---|
| | 校正状态 | 是□  否□ | | |

| 检验程序及检验记录 | 1. 操作过程<br><br><br>2. 实验记录<br>最大吸收波长：<br>吸收系数（$E_{1cm}^{1\%}$）：<br>总片重：$m_{总}=$<br>取样量：$m_1=$          $m_2=$<br>吸光度：$A_1=$          $A_2=$<br>3. 计算过程 |
|---|---|
| 检验结果 | 标准规定：<br>测定结果：<br>结论：□符合规定   □不符合规定 |

审核员：          复核员：          检验员：

## 六、实训思考

1. 对照品比较法和吸收系数法在含量测定中各有什么优缺点?

2. 药用辅料对测定产生干扰时应怎样处理?

# 模块三

# 综合知识与技能应用部分

# 项目八
# 阿司匹林的检验

0801
项目八
课 件

◇ 学 习 目 标 ◇

**知识目标**

1. 掌握阿司匹林的鉴别、含量测定的原理和检验方法。

2. 熟悉阿司匹林的性状观测、检查的质量标准和检验方法。

3. 了解阿司匹林的结构特点和理化性质。

**技能目标**

1. 能根据药品质量标准的要求,对阿司匹林进行分析,并对检验结果作出判断。

2. 能正确书写检验记录。

**素养目标**

1. 培养自主学习,发现问题、分析问题和解决问题的能力。

2. 培养具备遵守质量标准和操作规范的工作态度。

情 景 导 入

## 阿 司 匹 林

Asipilin

Aspirin

（$C_9H_8O_4$　180.16）

阿司匹林,又名乙酰水杨酸,《中国药典》(2020年版)收载有阿司匹林、阿司匹林片、阿司匹林肠溶片、阿司匹林肠溶胶囊、阿司匹林泡腾片及阿司匹林栓剂等药品。常用于解热、镇痛、抗炎和抗血小板聚集。

1. 结构特点 本品分子结构中含有苯环、羧基(—COOH)及酯键(—COO—),具水杨酸(邻羟基苯甲酸)基本结构。因其结构中的羧基直接与芳香环相连,属于芳酸类药物。

2. 主要性质

(1)酸性:本品结构中具有游离羧基而显酸性,易溶于氢氧化钠溶液或碳酸钠溶液。利用此结构性质可用于阿司匹林原料药的含量测定,《中国药典》(2020年版)采用氢氧化钠滴定液直接滴定。

(2)水解性:本品结构中具有酯键,在干燥空气中较稳定,如遇湿气(遇热、遇碱可加速水解)可水解生成水杨酸和醋酸。水解生成的水杨酸含酚羟基结构,在空气中可被氧化(碱、光线、高温及金属离子可加速氧化)成一系列醌型有色物质,使阿司匹林变色。本品分子结构中本身无游离酚羟基,不能直接与三氯化铁反应显色,但其水解生成的水杨酸具有游离酚羟基,在中性或弱酸性(pH 4~6)条件下可与三氯化铁试液作用生成紫色或紫堇色的配位化合物。因此,阿司匹林水解产物的特殊性质可用于阿司匹林鉴别。

(3)光谱特性:本品分子结构中具有羧基、酯基和苯环结构,可产生紫外和红外特征吸收峰,可用于阿司匹林鉴别。

# 任务一 性 状

## 一、外观、臭及稳定性

### (一)质量标准

阿司匹林为白色结晶或结晶性粉末;无臭或微带醋酸臭;遇湿气即缓缓水解。

### (二)检验方法

1. 室温下称取本品约0.1g,置于适宜器皿上,目视观察外观性状。

2. 轻嗅,判定其有无臭味。

3. 吹润湿气体,观察供试品变化。

### (三)检验记录

| 品名 | | 生产日期 | |
| --- | --- | --- | --- |
| 批号 | | 规格 | |

续表

| 检验日期 | | 生产企业 | |
|---|---|---|---|
| 检验项目 | | 实验室湿度/温度 | |
| 检验依据 | | | |
| 检验内容 | | | |
| 检验程序及<br>检验记录 | 室温下取本品适量,置于适宜器皿上目视观察,外观_____<br>轻嗅,_____<br>遇湿气,现象_____ | | |
| 检验结果 | 标准规定:<br>测定结果:<br>结论:□符合规定　□不符合规定 | | |

### （四）注意事项

1. 尽快进行检验,避免样品暴露在光、空气、金属、酸和碱中,避免样品受热。

2. 阿司匹林应密封并在干燥处保存。

## 二、溶解性

### （一）质量标准

在乙醇中易溶,在三氯甲烷或乙醚中溶解,在水或无水乙醚中微溶;在氢氧化钠溶液或碳酸钠溶液中溶解,但同时分解。

### （二）检验方法

分别取阿司匹林 1.0g,在 25℃±2℃时加入以下规定量的乙醇、三氯甲烷(或乙醚)、水(或无水乙醚)、氢氧化钠(或碳酸钠)溶剂,每隔 5 分钟强力振摇 30 秒。观察 30 分钟内的溶解情况,记录试验现象。如无目视可见的溶质颗粒时,即视为完全溶解。

### （三）检验记录

| 检验内容 | | | | | |
|---|---|---|---|---|---|
| 仪器设备 | 天平型号 | | 仪器编号 | | |
| | 校正状态 | 是□　否□ | | | |
| 检验程序及<br>检验记录 | 样品取样量/g | 溶剂名称 | 溶剂体积/ml | 溶解情况 | 备注 |
| | 1.000 | 乙醇 | 9.0 | □完全溶解<br>□未完全溶解 | |
| | 1.000 | 三氯甲烷<br>(乙醚) | 29 | □完全溶解<br>□未完全溶解 | |
| | | | 2.0 | □完全溶解<br>□未完全溶解 | |

| | | | | |
|---|---|---|---|---|
| 检验程序及检验记录 | 1.000 | 水（无水乙醚） | 500 | □完全溶解<br>□未完全溶解 |
| | | | 50 | □完全溶解<br>□未完全溶解 |
| | 1.000 | 氢氧化钠（碳酸钠） | 29.0 | □完全溶解<br>□未完全溶解 |
| | | | 5.0 | □完全溶解<br>□未完全溶解 |
| 检验结果 | 标准规定：<br>测定结果：<br>结论：□符合规定　□不符合规定 | | | |
| 审核员： | 复核员： | | 检验员： | |

### （四）注意事项

1. 测定溶解度时，注意每隔 5 分钟强力振摇 30 秒。

2. 检验工作结束后，应及时将仪器、试剂等归位，清场。

# 任务二　鉴　　别

## 一、化学鉴别反应

### （一）质量标准

1. 取阿司匹林约 0.1g，加水 10ml，煮沸，放冷，加三氯化铁试液 1 滴，即显紫堇色。

2. 取阿司匹林约 0.5g，加碳酸钠试液 10ml，煮沸 2 分钟后，放冷，加过量的稀硫酸，即析出白色沉淀，并发生醋酸的臭气。

### （二）检验原理

1. **三氯化铁显色反应**　阿司匹林分子结构中无游离酚羟基，不能直接与三氯化铁试液发生显色反应。但阿司匹林分子结构中具有酯键，遇水可水解，在加热条件下可加速水解生成具有游离酚羟基结构的水杨酸，水杨酸在中性或弱酸性（pH 4~6）条件下与三氯化铁试液反应生成紫色或紫堇色的配位化合物。具体反应如下：

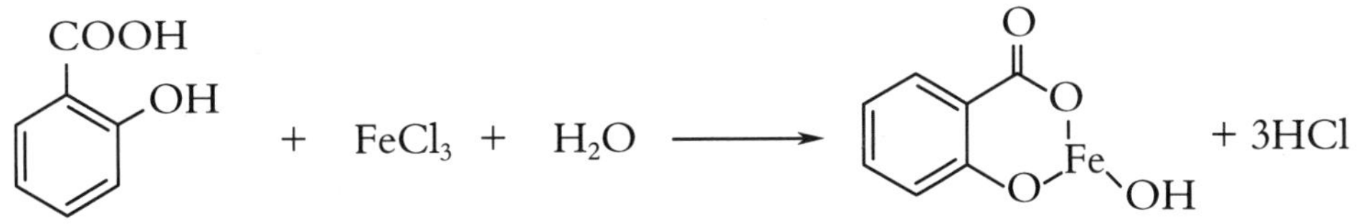

**2. 水解反应** 阿司匹林分子结构中具有酯键,与显碱性的碳酸钠试液在加热条件下可水解生成水杨酸钠和醋酸钠,放冷后加过量稀硫酸酸化,生成白色的水杨酸沉淀,并有醋酸的臭气。具体反应如下:

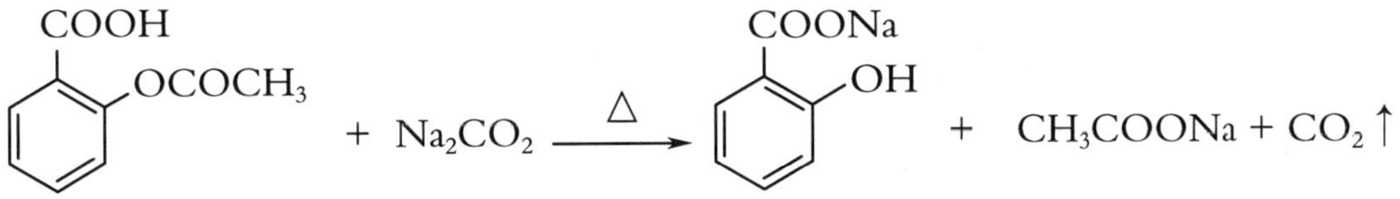

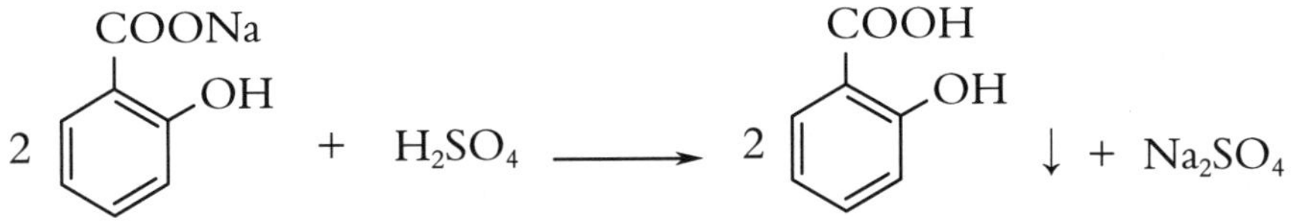

$$2CH_3COONa + H_2SO_4 \longrightarrow 2CH_3COOH\uparrow + Na_2SO_4$$

**(三)检验方法**

1. 称取阿司匹林约 0.1g,置试管中,加水 10ml,置水浴锅煮沸,放冷,加三氯化铁试液 1 滴,即显紫堇色。

2. 称取阿司匹林约 0.5g,置试管中,加碳酸钠试液 10ml,置水浴锅中煮沸 2 分钟后,放冷,加过量的稀硫酸,观察试验现象;轻嗅并判定其有无臭味。

**(四)检验记录**

| 品名 | | 生产日期 | |
|---|---|---|---|
| 批号 | | 规格 | |
| 检验日期 | | 生产企业 | |
| 检验项目 | | 实验室湿度 / 温度 | |
| 检验依据 | | | |
| 检验内容 | | | |
| 检验程序及检验记录 | 1. 仪器<br><br>2. 操作过程<br><br>3. 记录 | | |

续表

| 检验结果 | 标准规定： |
| --- | --- |
| | 测定结果： |
| | 结论：□符合规定　□不符合规定 |

**（五）注意事项**

1. 检验原始记录不得随意删除、修改或增减数据，如需修改，应在修改处划两斜线，保证修改前的记录能辨认，并由修改人签名，注明修改时间。

2. 鉴别试验在试管中进行，如需加热时，应使用试管夹，且试管口不要对着试验操作者或其他旁人。

# 二、红外分光光度法

## （一）质量标准

本品的红外吸收图谱应与对照的图片（光谱号5）一致。如图8-1所示。

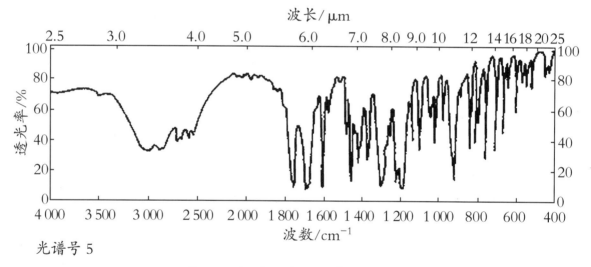

光谱号5

图8-1　阿司匹林的红外吸收图谱

## （二）检验原理

红外光谱是由于分子吸收红外光后产生振-转能级跃迁而产生的吸收光谱。红外分光光度法是在4 000~400cm⁻¹范围内测定物质的吸收光谱，用于化合物的鉴别、检查或含量测定的方法。药物的红外光谱能反映药物分子的结构特点，专属性强，准确度高，是验证已知药物的重要的有效方法。用红外光谱法鉴别药物时，常用对照品比较法和标准图谱对照法。《中国药典》（2020年版）主要采用标准图谱对照法，本法不需要对照品，操作简便，但无法消除不同仪器和不同操作条件造成的差异。通常在得到供试品的红外光谱后，与对应药品标准图谱进行比对，在4 000~400cm⁻¹区间两谱的峰位、峰形和相对强度一致,则为同一种药品。

（三）检验方法

**1. 空白片的制备**　取干燥的溴化钾(光谱纯)200mg,置玛瑙研钵中,充分研磨混匀后,移置直径为 13mm 的压模中,用冲头将样品铺均匀,把模具放入油压机,加压至 $(0.8\sim1)\times10^6kPa(8\sim10t/cm^2)$,保持压力 2~5 分钟。取下模具,得厚度约 1mm 的透明溴化钾片,目视检查应均匀透明。

**2. 样品片的制备**　取供试品 1mg,加干燥的溴化钾(光谱纯)200mg,置玛瑙研钵中,按空白片的制备方法制备样品片。

**3. 测定**　将溴化钾片置于红外分光光度计的测定光路中。在波数 4 000~400cm$^{-1}$ 绘制空白红外光吸收图谱。再将样品片置光路中绘制阿司匹林的红外光谱。

**4. 真伪鉴别**　将阿司匹林的红外光谱与红外光谱集图 5 比较,检查两谱的峰形、峰位和相对强度是否一致。

（四）检验记录

| 检验内容 | | | | |
|---|---|---|---|---|
| 仪器设备 | 天平型号 | | 编号 | |
| | 校正状态 | 是□　否□ | | |
| | 红外分光光度计型号 | | 编号 | |
| | 校正状态 | 是□　否□ | | |
| 检验程序及检验记录 | 1. 仪器<br><br>2. 操作过程<br><br>3. 记录 | | | |
| 检验结果 | 标准规定:<br>测定结果:<br>结论:□符合规定　□不符合规定 | | | |

审核员:　　　　　　　复核员:　　　　　　　检验员:

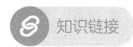

## 阿司匹林的合成及杂质

1. 实验室制备阿司匹林是以水杨酸为原料,用浓硫酸为催化剂,醋酐为酰化剂,在70~75℃的水浴上加热进行乙酰化反应,约30分钟即可完成,待反应完全后,缓缓冷却后析出阿司匹林结晶,但硫酸根离子不易洗脱。工业上制备阿司匹林的反应用醋酸催化可以避免杂质硫酸根离子,但反应温度较高,反应时间一般为8小时。反应式如下:

$$\underset{\text{OH}}{\overset{\text{COOH}}{\bigcirc}} + (CH_3CO)_2O \xrightarrow{\text{乙酰化}} \underset{\text{OCOCH}_3}{\overset{\text{COOH}}{\bigcirc}} + CH_3COOH$$

2. 本品成品由于原料残存、副反应和保管不当等因素,会产生苯酚、水杨酸、苯酯、乙酰水杨酸酐等杂质,这些杂质会影响药品的质量和疗效。故《中国药典》(2020年版)规定要求检查"溶液的澄清度""易炭化物""干燥失重""炽灼残渣""重金属"等一般杂质和"游离水杨酸""有关物质"等特殊杂质。

(1)游离水杨酸:阿司匹林在生成过程中因乙酰化反应不完全,或在精制过程及贮藏期间的水解而产生水杨酸,游离水杨酸对人体有毒性,且其分子中所含的酚羟基在空气中易被逐渐氧化而使阿司匹林变色,因此需控制其限量。《中国药典》(2020年版)采用高效液相色谱法(通则0512)测定游离水杨酸。

(2)有关物质:阿司匹林中的"有关物质"系指除"游离水杨酸"外的合成原料苯酚及其他合成副产物,如醋酸苯酯、水杨酸苯酯、乙酰水杨酸苯酯、水杨酰水杨酸、乙酰水杨酸酐等。《中国药典》(2020年版)采用高效液相色谱法(通则0512)测定有关物质。

# 任务三　检　查

## 一、溶液的澄清度

### (一)质量标准
取阿司匹林0.50g,加温热至约45℃的碳酸钠试液10ml溶解后,溶液应澄清。

### (二)检验方法
1. 对照品溶液制备　照"澄清度检查法"配制浊度标准液。

**2. 供试品溶液制备**　取阿司匹林 0.50g,置纳氏比色管中,加温热至约 45℃的碳酸钠试液 10ml,振摇,使溶解,即得供试品溶液。

**3. 澄清度检查**　将供试品溶液和对照品溶液立即同置澄清度测试仪中,照度为 1 000lx,从水平方向观察溶液澄清情况,记录实验现象。

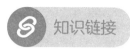 知识链接

## 影响阿司匹林溶液澄清度的原因

　　阿司匹林原料药在合成过程中,若温度过高会发生脱羧的副反应,生成苯酚。苯酚会继续与醋酐、水杨酸、乙酰水杨酸等反应生成醋酸苯酯、水杨酸苯酯和乙酰水杨酸苯酯等副产物。这些杂质的分子结构中不含羧基,不溶于碳酸钠试液;而阿司匹林分子结构中含羧基,可溶于碳酸钠试液。利用阿司匹林与杂质在碳酸钠试液中溶解行为差异检查溶液的澄清度。以控制这些杂质的量。

### （三）检验记录

| 品名 | | 生产日期 | |
|---|---|---|---|
| 批号 | | 规格 | |
| 检验日期 | | 生产企业 | |
| 检验项目 | | 实验室湿度/温度 | |
| 检验依据 | | | |
| 检验内容 | | | |
| 仪器设备 | 天平型号 | | 编号 | |
| | 校正状态 | 是□　否□ | | |
| | 澄明度测试仪 | | 编号 | |
| | 校正状态 | 是□　否□ | | |
| 检验程序及检验记录 | 1. 仪器<br><br>2. 操作过程<br><br>3. 记录 | | | |

续表

| 检验结果 | 标准规定：<br>测定结果：<br>结论：□符合规定　□不符合规定 |
| --- | --- |

### （四）注意事项

1. 除另有规定外，供试品溶解后应立即检视。

2. 浊度标准液应临用时制备，使用前充分摇匀。

3. 使用以上方法（目视法）无法准确判定澄清度差异时，应改用澄清度检查法第二法（浊度仪法）进行测定并以其测定结果进行判定。

## 二、游离水杨酸

### （一）质量标准

照高效液相色谱法测定，供试品溶液色谱图中如有与水杨酸峰保留时间一致的色谱峰，按外标法以峰面积计算，不得过 0.1%。

### （二）检验方法

1. **供试品溶液制备**　取本品约 0.1g，精密称定，置 10ml 量瓶中，加 1% 冰醋酸的甲醇溶液适量，振摇使溶解，并稀释至刻度，摇匀。

2. **对照品溶液制备**　取水杨酸对照品约 10mg，精密称定，置 100ml 量瓶中，加 1% 冰醋酸的甲醇溶液适量使溶解并稀释至刻度，摇匀，精密量取 5ml，置 50ml 量瓶中，用 1% 冰醋酸的甲醇溶液稀释至刻度，摇匀。

3. **色谱条件**　用十八烷基硅烷键合硅胶为填充剂；以乙腈 - 四氢呋喃 - 冰醋酸 - 水（20：5：5：70）为流动相；检测波长为 303nm。

4. **系统适用性试验**　理论板数按水杨酸峰计算不低于 5 000，阿司匹林峰与水杨酸峰的分离度应符合要求。

5. **测定法**　精密量取对照品溶液与供试品溶液各 10μl 分别注入液相色谱仪，记录色谱图。

### （三）检验记录

| 检验内容 | | | | |
| --- | --- | --- | --- | --- |
| 仪器设备 | 天平型号 | | 编号 | |
| | 校正状态 | 是□　否□ | | |
| | 高效液相色谱仪型号 | | 编号 | |
| | 校正状态 | 是□　否□ | | |

| 检验程序及<br>检验记录 | 1. 供试品溶液<br><br>2. 对照品溶液<br><br>3. 色谱条件<br><br>4. 系统适用性试验<br><br>5. 测定法 |
|---|---|
| 检验结果 | 标准规定：<br>测定结果：<br>结论：□符合规定　　□不符合规定 |

## 三、易炭化物

### （一）质量标准

取本品 0.5g，与对照液（取比色用氯化钴液 0.25ml、比色用重铬酸钾液 0.25ml、比色用硫酸铜液 0.40ml，加水使成 5ml）比较，不得更深。

### （二）检验方法

1. **供试品溶液**　取本品 0.5g，缓缓加到 5ml 硫酸[含 $H_2SO_4$ 94.5%~95.5%（g/g）]中，振摇溶解，静置 15 分钟。

2. **对照液溶液**　取比色用氯化钴液 0.25ml、比色用重铬酸钾液 0.25ml、比色用硫酸铜液 0.40ml，加水使成 5ml。

3. **结果判定**　供试品溶液与对照溶液比较，不得更深。

### （三）检验记录

| 检验内容 | |
|---|---|
| 检验程序及<br>检验记录 | 1. 仪器<br><br>2. 操作过程<br><br>3. 记录 |

| 检验结果 | 标准规定：<br>测定结果：<br>结论：□符合规定　□不符合规定 |
|---|---|

### （四）注意事项

1. 阿司匹林中易炭化物的检查，目的是检查能被硫酸炭化呈色的低分子有机杂质。

2. 供试品溶液与对照溶液比较时，应将两管同置白色背景上，从上往下观察，对照溶液所显颜色不得比供试品溶液更深。

## 四、有关物质

### （一）质量标准

照高效液相色谱法测定，供试品溶液色谱图中如有杂质峰，除水杨酸峰外，其他各杂质峰面积的和不得大于对照溶液主峰面积（0.5%）。供试品溶液色谱图中小于灵敏度溶液主峰面积的色谱峰忽略不计。

### （二）检验方法

1. **供试品溶液**　取本品约 0.1g，置 10ml 量瓶中，加 1% 冰醋酸的甲醇溶液适量，振摇使溶解并稀释至刻度，摇匀。

2. **对照溶液**　精密量取 1ml，置 200ml 量瓶中，用 1% 冰醋酸的甲醇溶液稀释至刻度，摇匀。

3. **水杨酸对照溶液**　见游离水杨酸项下对照溶液。

4. **灵敏度溶液**　精密量取对照溶液 1ml，置 10ml 量瓶中，用 1% 冰醋酸的甲醇溶液稀释至刻度，摇匀。

5. **色谱条件**　用十八烷基硅烷键合硅胶为填充剂；以乙腈 - 四氢呋喃 - 冰醋酸 - 水（20：5：5：70）为流动相 A，乙腈为流动相 B，按表 8-1 进行梯度洗脱；检测波长为 276nm。进样体积 10μl。

表 8-1　梯度洗脱方案

| 时间 /min | 流动相 A/% | 流动相 B/% |
|---|---|---|
| 0 | 100 | 0 |
| 60 | 20 | 80 |

6. **系统适用性试验**　阿司匹林峰的保留时间约为 8 分钟，阿司匹林峰与水杨酸峰的分离度应符合要求。

7. **测定法** 精密量取供试品溶液、对照溶液、灵敏度溶液与游离水杨酸对照品溶液，注入液相色谱仪，记录色谱图。

## （三）检验记录

| 检验内容 | | | | |
|---|---|---|---|---|
| 仪器设备 | 天平型号 | | 编号 | |
| | 校正状态 | 是□ 否□ | | |
| | 高效液相色谱仪型号 | | 编号 | |
| | 校正状态 | 是□ 否□ | | |
| 检验程序及检验记录 | 1. 供试品溶液<br><br>2. 对照溶液<br><br>3. 水杨酸对照溶液<br><br>4. 灵敏度溶液<br><br>5. 色谱条件<br><br>6. 系统适用性试验<br><br>7. 测定法 | | | |
| 检验结果 | 标准规定：<br>测定结果：<br>结论:□符合规定　□不符合规定 | | | |

## （四）注意事项

1. 高效液相色谱仪的检测器打开时一定要保持有流动相经过检测器，否则可能对检测器流通池造成损害。

2. 使用高效液相色谱仪进样前，所有样品应经过微孔滤膜处理，否则会对色谱柱造成损害。

# 五、干燥失重

## （一）质量标准

取阿司匹林，置五氧化二磷为干燥剂的干燥器中，在60℃减压干燥至恒重，减失重量

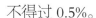

不得过 0.5%。

## （二）检验方法

1. **扁形称量瓶恒重** 将与供试品相同条件干燥至恒重后的称量瓶称重，记录数据 $W_0$。

2. **称取供试品** 取供试品，混合均匀（如为较大的结晶，应先迅速捣碎使成 2mm 以下的小粒），取约 1g，置于与供试品相同条件下干燥至恒重的扁形称量瓶中（供试品平铺厚度不可超过 10mm），精密称定，记录数据 $W_1$。

3. **恒温减压干燥** 将装有供试品称定后的扁形称量瓶置电热恒温减压干燥箱内，瓶盖半开或置称量瓶旁，同时放入一个装有五氧化二磷干燥剂的培养皿，在 60℃减压到 2.67kPa（20mmHg）以下，关闭真空活塞，关掉真空泵，并保持规定条件，干燥至规定时间，缓缓打开真空活塞，使空气缓缓地进入装有干燥剂的干燥器内。

4. **称重** 经恒温减压干燥箱干燥后的供试品，取出置于干燥器中放冷至室温，再精密称定，记录数据 $W_2$。

5. **恒重** 按步骤 2 和 3 操作，直至恒重。

## （三）检验记录

| 检验内容 | | | | | |
|---|---|---|---|---|---|
| 仪器设备 | 天平型号 | | | 编号 | |
| | 校正状态 | 是□ 否□ | | | |
| | 干燥箱型号 | | | 编号 | |
| | 确认有效期内 | 是□ 否□ | | | |
| | 干燥温度 | | | 干燥时压力 | |
| 检验程序及检验记录 | 项目 | 供试品（1） | | 供试品（2） | |
| | 称量瓶恒重过程 /g（$W_0$） | 第一次称量 | 第二次称量 | 第一次称量 | 第二次称量 |
| | | | | | |
| | 干燥前称量瓶与供试品的重量 /g（$W_1$） | | | | |
| | 干燥后称量瓶与供试品的重量 /g（$W_2$） | 第一次称量 | 第二次称量 | 第一次称量 | 第二次称量 |
| | | | | | |
| | 干燥失重 /% | | | | |
| | 平均值 | | | | |

干燥失重（%）按下式计算：

$$干燥失重,\% = \frac{W_1 - W_2}{W_1 - W_0} \times 100\%$$

| 检验结果 | 标准规定：<br>测定结果：<br>结论:□符合规定　□不符合规定 |
| --- | --- |

### （四）注意事项

1. 减压干燥箱开盖时,因箱内压力小于外部,必须先将活塞缓缓旋开,使干燥的空气缓缓进入才能开盖。但活塞应注意缓缓旋开,以免造成气流将供试品吹散。

2. 扁形称量瓶(包括瓶盖)应先编码标记,注意瓶与瓶盖的配套,以免混淆。扁形称量瓶放入干燥箱和取出称量时,应注意顺序一致。

3. 五氧化二磷干燥器使用完毕后应减压后关闭活塞保存。五氧化二磷不可直接倒入下水道,以免遇水剧烈反应,应埋入土中或统一处理。

## 六、炽灼残渣

### （一）质量标准

炽灼残渣不得过 0.1%。

### （二）检验方法

1. 取空坩埚,在 500~600℃干燥至恒重 $W_0$。

2. 取本品 1.0g,置于已恒重的空坩埚中,精密称定重为 $W_1$。

3. 将坩埚中的供试品先在电炉上缓缓炽灼至完全炭化,放冷,加硫酸 0.5~1ml 使湿润,在电炉上低温加热至硫酸蒸气除尽。

4. 将供试品和坩埚在 500~600℃干燥至恒重 $W_2$。

### （三）检验记录

| 检验内容 | | | | | | |
| --- | --- | --- | --- | --- | --- | --- |
| 仪器设备 | 天平型号 | | 编号 | | | |
| | 校正状态 | 是□　否□ | | | | |
| | 高温炉型号 | | 编号 | | | |
| | 确认有效期内 | 是□　否□ | | | | |
| 检验程序及检验记录 | 炽灼温度 | | 炽灼前供试品＋坩埚重（$W_1$） | | | |
| | 炽灼 | 称重／第一次 | 称重／第二次 | 称重／第三次 | 称重／第四次 | |
| | 炽灼后空坩埚重（$W_0$） | ___g／___h | ___g／___h | ___g／___h | ___g／___h | |

| 检验程序及检验记录 | 炽灼后供试品＋坩埚重（$W_2$） | ____g/____h | ____g/____h | ____g/____h | ____g/____h |
|---|---|---|---|---|---|
| | 炽灼残渣(%)按下式计算：$$炽灼残渣，\%=\frac{W_2-W_0}{W_1-W_0}\times100\%$$ | | | | |
| 检验结果 | 标准规定：<br>测定结果：<br>结论：□符合规定　　□不符合规定 | | | | |

### （四）注意事项

1. 坩埚应编码标记，盖子与坩埚编码应一致。

2. 坩埚放冷后干燥器内易形成负压，应小心开启干燥器，以免吹散坩埚内的轻质残渣。

## 七、重金属

### （一）质量标准

取阿司匹林 1.0g，加乙醇 23ml 溶解后，加醋酸盐缓冲液（pH 3.5）2ml，依法检查（通则 0821 第一法），含重金属不得过百万分之十。

### （二）检验方法

1. **甲管**　取标准铅溶液 1.0ml（每 1ml 相当于 10μg 的 Pb）与醋酸盐缓冲液（pH 3.5）2ml，转移至 25ml 纳氏比色管中，加乙醇稀释成 25ml。

2. **乙管**　取本品 1.0g，加乙醇 23ml 溶解后，转移至 25ml 纳氏比色管中，再加醋酸盐缓冲液（pH 3.5）2ml，至 25ml。

3. **丙管**　取本品 1.0g，加乙醇适量溶解后，转移至 25ml 纳氏比色管中，再取标准铅溶液 1.0ml 与醋酸盐缓冲液（pH 3.5）2ml，置 25ml 纳氏比色管中，加乙醇稀释成 25ml。

4. **测定与比色**　在甲管、乙管和丙管中分别加硫代乙酰胺试液 2ml，摇匀，放置 2 分钟，同置白纸上，自上向下透视。

5. **结果判定**　丙管中显出的颜色不浅于甲管时，乙管中显示的颜色与甲管比较，不得更深。如丙管中显出的颜色浅于甲管，应取样按第二法重新检查。

### （三）检验记录

| 检验内容 | | | | |
|---|---|---|---|---|
| 仪器设备 | 天平型号 | | 编号 | |
| | 校正状态 | 是□　　否□ | | |

续表

| 检验程序及<br>检验记录 | 1. 仪器 |
| | 2. 操作过程 |
| | 3. 记录 |
| 检验结果 | 标准规定：<br>测定结果：<br>结论：□符合规定　□不符合规定 |
| 审核员： | 复核员：　　　　　　　　　检验员： |

**（四）注意事项**

1. 限度检查应遵循平行操作原则，各纳氏比色管的试验条件应尽可能一致，包括试验用具的选择、反应时间的长短等。

2. 比色前应使比色管内试剂充分混匀。

3. 使用过的纳氏比色管应及时清洗，不能用毛刷刷洗。

# 任务四　含量测定

## 一、质量标准

取阿司匹林约 0.4g，精密称定，加中性乙醇（对酚酞指示液显中性）20ml 溶解后，加酚酞指示液 3 滴，用氢氧化钠滴定液（0.1mol/L）滴定。每 1ml 氢氧化钠滴定液（0.1mol/L）相当于 18.02mg 的 $C_9H_8O_4$。按干燥品计算，含 $C_9H_8O_4$ 不得少于 99.5%。

## 二、检验原理

阿司匹林的分子结构中具有游离的羧基而显酸性，且酸性较强，可与碱发生酸碱中和反应生成盐。《中国药典》（2020 年版）采用直接酸碱滴定法测定阿司匹林原料药的含量。因阿司匹林在乙醇中易溶，在水中微溶，且其分子结构中有酯键，遇水易发生水解。为防止阿司匹林在滴定时发生水解,综上所述,故应选用中性乙醇作溶剂。采用氢氧化钠滴定酸性的阿司匹林,滴定至终点时,化学计量点偏碱性,故选用酚酞作指示剂。选用乙醇作溶剂时,因乙醇对酚酞指示液显微酸性,滴定时,乙醇可消耗氢氧化钠滴定液而使测定结果偏高,故乙醇在临用前需用氢氧化钠中和至对酚酞指示剂显中性。若供试品中水杨酸杂质超过规定限度,不宜采用直接酸碱滴定法测定阿司匹林含量,否则阿司匹林中的水杨酸杂质也消耗氢氧化钠滴定液导致测定结果偏高。

阿司匹林原料药与氢氧化钠滴定液反应式如下:

$$
\text{阿司匹林结构} + NaOH \longrightarrow \text{产物} + H_2O
$$

## 三、检验方法

**1. 供试品溶液的配制**　取阿司匹林约 0.4g,精密称定,置锥形瓶中,加中性乙醇(对酚酞指示液显中性)20ml 溶解后,加酚酞指示液 3 滴,即得。

**2. 测定**　用氢氧化钠滴定液(0.1mol/L)滴定,滴定至溶液显粉红色为终点。记录消耗滴定液的体积。每 1ml 氢氧化钠滴定液(0.1mol/L)相当于 18.02mg 的 $C_9H_8O_4$。

**3. 计算公式**　按以下公式计算阿司匹林的含量:

$$
阿司匹林,\% = \frac{TVF}{m_s} \times 100\%
$$

例题 8-1:精密称取阿司匹林供试品 0.401 5g,溶于中性乙醇,用酚酞为指示剂,以 0.101 8mol/L 氢氧化钠滴定液滴定到终点时,消耗氢氧化钠体积 21.78ml,计算阿司匹林的百分含量?

解:

$$
阿司匹林,\% = \frac{TVF}{m_s} \times 100\% = \frac{0.018\ 02 \times 21.78 \times \frac{0.101\ 8}{0.1}}{0.401\ 5} \times 100\% = 99.5\%
$$

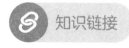　知识链接

## 试 剂 试 液

1. **中性乙醇**　对酚酞指示液显中性即得。

2. **酚酞指示液**　取酚酞 1g,加乙醇 100ml 溶解,即得。

3. 氢氧化钠滴定液

（1）氢氧化钠滴定液（0.1mol/L）配制：取氢氧化钠适量，加水振摇使溶解成饱和溶液，冷却后，置聚乙烯塑料瓶中，静置数日，澄清后备用。取澄清的氢氧化钠饱和溶液5.6ml，加新沸过的冷水使成1 000ml，摇匀，即得。

（2）氢氧化钠滴定液（0.1mol/L）标定：取在105℃干燥至恒重的基准邻苯二甲酸氢钾约0.6g，精密称定，加新沸过的冷水50ml，振摇，使其尽量溶解；加酚酞指示液2滴，用本液滴定；在接近终点时，应使邻苯二甲酸氢钾完全溶解，滴定至溶液显粉红色，记录消耗氢氧化钠滴定液体积。每1ml氢氧化钠滴定液（0.1mol/L）相当于20.42mg的邻苯二甲酸氢钾。根据本液的消耗量与邻苯二甲酸氢钾的取用量，算出本液的浓度，即得。

## 四、检验记录

| 品名 | | 生产日期 | |
|---|---|---|---|
| 批号 | | 规格 | |
| 检验日期 | | 生产企业 | |
| 检验项目 | | 实验室湿度/温度 | |
| 检验依据 | | | |
| 检验内容 | | | |
| 仪器设备 | 天平型号 | | 编号 | |
| | 校正状态 | 是□　否□ | | |
| 检验程序及检验记录 | 1. 操作过程<br><br><br>2. 实验记录<br>滴定液浓度 $c=$<br>取样量：$m_1=$　　　　　　　$m_2=$<br>滴定液消耗体积：$V_1=$　　　　　　　$V_2=$<br>3. 计算过程 | | | |

续表

| 检验结果 | 标准规定：<br>测定结果：<br>结论：□符合规定　□不符合规定 |
| --- | --- |
| 审核员： | 复核员：　　　　　　　　　检验员： |

## 五、注意事项

1. 滴定应在不断振摇下稍快进行,以防止阿司匹林溶液局部氢氧化钠浓度过大造成阿司匹林水解而影响结果。

2. 根据《中国药典》(2020 年版)规定,做含量测定检验时,供试品取样范围为 $0.4g \pm 0.4g \times 10\%$。

3. 检验工作中应注意数据实时记录并注意有效数字的运算。

4. 滴定过程中,注意滴定管的读数、洗涤和保管。

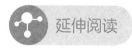
延伸阅读

### 知止而后有定

2016 年 7 月 7 日,国家食品药品监督管理总局官网发布《"走出国人用药误区"阿司匹林双刃剑,过量乱服有危害》的用药提醒中提到,有着 100 多年历史的阿司匹林除了作为解热镇痛抗炎药外,还可用于预防和治疗某些心脑血管疾病等,俨然成为一种"神奇万能药"。据中新网报道,一名七旬老翁梁某因患脑梗死,一直服用小剂量的阿司匹林以防脑卒中复发。有一天当老人自觉有些头晕,以为脑卒中要再次发作时,想到阿司匹林能减轻血管堵塞,误认为"吃得越多,血管越通畅",于是在几分钟内连续服下上百片阿司匹林,险些丧命。

其实,人生亦如此。无论我们做什么事情,都要把握一个度,过度了,事情便会发生质的变化,甚至走向反面。《大学》说:"知止而后有定,定而后能静,静而后能安,安而后能虑,虑而后能得。物有本末,事有终始。知所先后,则近道矣。"作为学生,我们守纪律,讲规矩,也讲究个"知止",养成正确的辩证思维习惯。求真,务实,讲科学,而不是想当然。守住思想防线、人生底线和交往界线,认清可为与不可为的边界,清楚什么事该干,什么事不该干,把严于律己落实到具体行动上,真正做到行有所止、行稳致远、修身至善、笃学弘医。

另外,从上述案例我们也可以感受到药物的量对我们生命影响是重大的。作为药物分析工作者,我们要时刻谨记自己身上肩负的责任与使命,在药物质量检验过程中应认真执行各项技术标准,一丝不苟,严肃认真,养成科学严谨、实事求是的工作作风,为群众用药保驾护航。

# 知 识 小 结

| 结构与性质 | 官能团 | 羧基、酯键、苯环 |
|---|---|---|
| | 化学性质 | 酸性;水解性;光谱吸收特性 |
| 性状 | 外观 | 白色结晶或结晶性粉末 |
| | 臭 | 无臭或微带醋酸臭 |
| | 稳定性 | 遇湿气即缓缓水解 |
| | 溶解性 | 在乙醇中易溶,在三氯甲烷或乙醚中溶解,在水或无水乙醚中微溶;在氢氧化钠溶液或碳酸钠溶液中溶解,但同时分解 |
| 鉴别 | 化学鉴别法 | 三氯化铁显色反应;水解反应 |
| | 仪器鉴别法 | 红外分光光度法 |
| 检查 | 一般杂质检查 | 溶液的澄清度、易炭化物、干燥失重、炽灼残渣、重金属 |
| | 特殊杂质检查 | 游离水杨酸、有关物质 |
| 含量测定 | 质量标准 | 含 $C_9H_8O_4$ 不得少于99.5% |
| | 检验原理 | 阿司匹林的分子结构中具有游离的羧基而显酸性,且酸性较强,可与碱发生酸碱中和反应生成盐 |
| | 检验方法 | 直接酸碱滴定法<br>溶剂:中性乙醇<br>滴定液:氢氧化钠滴定液(0.1mol/L)<br>指示剂:酚酞<br>终点:浅粉红色<br>计算公式:阿司匹林,$\% = \dfrac{TVF}{m_s} \times 100\%$ |
| | 检验记录 | 按要求规范书写 |

# 目 标 检 测

## 一、单项选择题

1.《中国药典》(2020年版)测定阿司匹林原料药的含量,采用的测定方法是(  )

    A. HPLC
    B. 双相酸碱滴定法

    C. 非水溶液滴定法
    D. 直接酸碱滴定法

2. 用三氯化铁反应鉴别阿司匹林的原理是(  )

    A. 阿司匹林和$Fe^{3+}$反应生成紫堇色产物

    B. 阿司匹林的羧基与$Fe^{3+}$生成盐显色

    C. 阿司匹林的酯键水解,生成水杨酸,再与$Fe^{3+}$发生呈色反应

    D. 阿司匹林水解产生醋酸,再与$Fe^{3+}$发生呈色反应

3. 阿司匹林溶解性检查时的测定温度是(  )

    A. 10℃±2℃
    B. 20℃±2℃

    C. 25℃±2℃
    D. 30℃±2℃

4. 阿司匹林置空气中颜色逐渐变深,是因为(  )

    A. 药物本身直接被氧化
    B. 酯水解变色

    C. 水解后产物被氧化
    D. 水解后产物被还原

5. 阿司匹林分子结构中不含有(  )

    A. 苯环
    B. 酯键

    C. 羧基
    D. 芳伯氨基

6. 阿司匹林遇湿气即缓慢水解,因此阿司匹林应贮藏在(  )

    A. 避光,在阴凉处
    B. 遮光,在阴凉处

    C. 密封,在干燥处
    D. 密闭,在干燥处

7. 氢氧化钠滴定液应储存在(  )容器中

    A. 玻璃具磨口塞储液瓶
    B. 聚乙烯塑料瓶

    C. 锥形瓶
    D. 容量瓶

8. 某药厂采购回一批阿司匹林原料药,质检员接到检测任务,可从(  )查到我国对阿司匹林原料药的质量规定

    A.《中国药典》(2020年版)一部
    B.《中国药典》(2020年版)二部

    C.《中国药典》(2020年版)三部
    D.《中国药典》(2020年版)四部

9. 阿司匹林中需要检查的特殊杂质是(  )

    A. 游离水杨酸
    B. 易炭化物

    C. 炽灼残渣
    D. 重金属

10. 检查阿司匹林溶液的澄清度,是利用药物与杂质的(  )

A. 溶解性差异　　　　　　　　　　　B. 熔点差异

C. 颜色差异　　　　　　　　　　　　D. 外观差异

## 二、多项选择题

1. 阿司匹林原料药中应检查的项目是（　　）

　　A. 溶液的澄清度　　　　　　　　　B. 溶液的颜色

　　C. 易炭化物　　　　　　　　　　　D. 游离水杨酸

　　E. 重金属

2. 阿司匹林分析中碳酸钠溶液不溶物应包括（　　）

　　A. 酚类　　　　　　　　　　　　　B. 醋酸苯酯

　　C. 游离水杨酸　　　　　　　　　　D. 水杨酸苯酯

　　E. 乙酰水杨酸苯酯

3.《中国药典》(2020年版)规定阿司匹林需检查（　　）杂质

　　A. 溶液的澄清度　　　　　　　　　B. 游离水杨酸

　　C. 有关物质　　　　　　　　　　　D. 干燥失重

　　E. 炽灼残渣

4. 下列关于阿司匹林中的游离水杨酸的说法,正确的是（　　）

　　A. 在生产过程中若乙酰化反应不完全,易产生

　　B. 在阿司匹林贮藏过程中若保存不当,易产生

　　C. 游离水杨酸可用于抗炎,对人体无害

　　D. 含有酚羟基结构,易氧化

　　E. 可用重氮化偶合反应检测出来

## 三、配伍选择题

【1~3】

　　A. 苯环　　　　　　　　B. 酯键　　　　　　　　C. 羧基

　　D. 芳伯氨基　　　　　　E. 酚羟基

1. 阿司匹林可以用酸碱滴定法测定含量是因为其分子结构中含有（　　）

2. 阿司匹林极易发生水解,是因为其分子结构中含有（　　）

3. 阿司匹林可以用三氯化铁反应鉴别,是因为其水解生成的产物分子结构中有（　　）

活性基团

【4~6】

　　A. 酸碱滴定法　　　　　　　　　　B. 高效液相色谱法

　　C. 银量法　　　　　　　　　　　　D. 三氯化铁反应法

　　E. 紫外分光光度法

4.《中国药典》(2020年版)规定的阿司匹林原料药含量测定采用（　　）

5.《中国药典》(2020 年版)规定的阿司匹林中游离水杨酸杂质检查采用(　　)

6.《中国药典》(2020 年版)规定的阿司匹林原料药鉴别的方法之一是(　　)

## 四、计算题

精密称取阿司匹林供试品 0.400 5g,加中性乙醇 20ml 溶解后,加酚酞指示液 3 滴,用氢氧化钠滴定液(0.100 5mol/L)滴定到终点,消耗 22.09ml,已知每 1ml 氢氧化钠滴定液(0.1mol/L)相当于 18.02mg 的 $C_9H_8O_4$,求阿司匹林的百分含量。

项目八
自测题

# 项目九
# 对乙酰氨基酚片的检验

项目九
课件

## 学习目标

### 知识目标

1. 掌握对乙酰氨基酚片含量测定的原理、方法及含量计算公式的使用。

2. 熟悉对乙酰氨基酚片的性状观测、鉴别和检查。

3. 了解对乙酰氨基酚的化学结构特点、性质及红外光谱鉴别法。

### 技能目标

1. 会通过性状观测判断对乙酰氨基酚片是否符合规定。

2. 能通过化学鉴别法判断对乙酰氨基酚片的真伪。

3. 会检查药物的杂质限量及溶出仪检查溶出度的操作技术。

4. 能用紫外 - 可见分光光度计测定对乙酰氨基酚片的含量,并正确使用计算公式,正确填写检验记录。

### 素养目标

1. 培养严谨认真、做事细心、扎实的工作态度。

2. 培养职业自信,提升互动交流能力。

# 对乙酰氨基酚

Duiyixian'anjifen

Paracetamol

$C_8H_9NO_2$    151.16

对乙酰氨基酚的化学名称为 4′- 羟基乙酰苯胺,按干燥品计算,含 $C_8H_9NO_2$ 应为 98.0%~102.0%。本品为白色结晶或结晶性粉末;无臭;在热水或乙醇中易溶,在丙酮中溶解,在水中略溶。本品的熔点为 168~172℃。对乙酰氨基酚为最常用的解热镇痛药,我国以其为主药生产供应抗感冒复方制剂。《中国药典》(2020 年版)收载的制剂有对乙酰氨基酚片、对乙酰氨基酚咀嚼片、对乙酰氨基酚泡腾片、对乙酰氨基酚注射液、对乙酰氨基酚栓、对乙酰氨基酚胶囊、对乙酰氨基酚颗粒、对乙酰氨基酚滴剂、对乙酰氨基酚凝胶。

1. 结构特点　本品分子结构中含有苯环、酚羟基、芳伯氨基(芳伯氨基被酰化),属于芳胺类药物。

2. 主要性质

(1)分子中有酚羟基,可直接与三氯化铁反应。

(2)水解生成对氨基酚,具芳伯胺结构,可发生重氮化 - 偶合反应。

(3)光谱特性:本品分子结构中具有苯环、羟基和酰胺基结构,可产生紫外和红外特征吸收峰。

# 任务一　性　　状

## 一、质量标准

本品为白色片、薄膜衣或明胶包衣片,除去包衣后显白色。

## 二、检验方法

1. 取对乙酰氨基酚片置白色背景下观察颜色。

2. 如为薄膜衣或明胶包衣片,需除去包衣后,置白色背景下观察颜色。

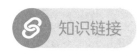

## 对乙酰氨基酚的诞生

对乙酰氨基酚为解热镇痛药,主要用于感冒引起的发热,也用于缓解轻至中度疼痛,如关节痛、头痛等。该药是复方感冒药中成分之一,也可单独使用。在1986年,人们研究发现乙酰苯胺具有很强的解热镇痛作用而用于临床,但后来发现其毒性较大特别是高剂量时,可导致出现高铁血红蛋白血症和黄疸,因此在临床上已停止使用。随后人们研究苯胺和乙酰苯胺的体内代谢时发现,其主要代谢产物对氨基苯酚具有解热镇痛的作用,但由于其毒性仍然较大,因此无临床使用价值。但这一代谢产物的发现,却引起人们研究对氨基苯酚结构修饰的兴趣。随后,研究发现在对氨基苯酚结构中的氨基进行乙酰化后合成得到了对乙酰氨基酚,该药物的解热镇痛作用较强,毒副作用也较小,迅速在临床上得到广泛使用。

# 三、检验记录

| 品名 | | 生产日期 | |
|---|---|---|---|
| 批号 | | 规格 | |
| 检验日期 | | 生产企业 | |
| 检验项目 | | 实验室湿度/温度 | |
| 检验依据 | | | |
| 检验内容 | | | |
| 检验程序及检验记录 | 1. 仪器<br><br>2. 操作过程<br><br>3. 记录 | | |
| 检验结果 | 标准规定:<br>测定结果:<br>结论:□符合规定　□不符合规定 | | |

审核员:　　　　　　复核员:　　　　　　检验员:

# 任务二　鉴　　别

## 一、化学鉴别反应

### （一）质量标准

取本品的细粉适量（约相当于对乙酰氨基酚 0.5g），用乙醇 20ml 分次研磨使对乙酰氨基酚溶解，滤过，合并滤液，蒸干，残渣照对乙酰氨基酚项下的鉴别（1）（2）项试验，显相同的反应。

### （二）检验原理

1. **与三氯化铁的显色反应**　对乙酰氨基酚分子中有酚羟基，可直接与三氯化铁试液作用，生成显蓝紫色的配位化合物。反应如下：

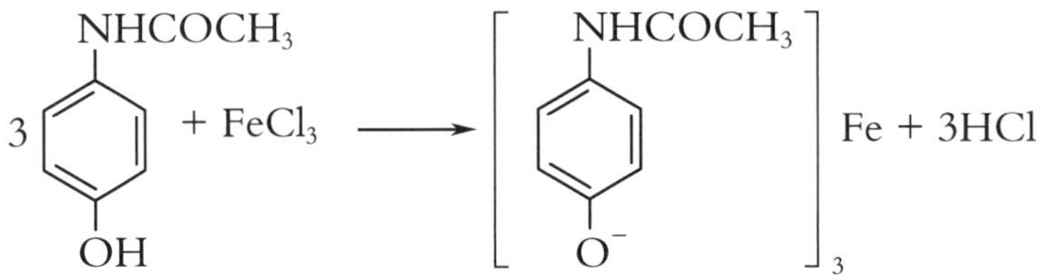

2. **芳香第一胺鉴别反应**　对乙酰氨基酚加稀盐酸水浴加热，水解生成对氨基酚，具芳伯胺结构。能与亚硝酸钠试液作用生成重氮盐，再与碱性 β- 萘酚试液作用生成红色偶氮化合物。反应如下：

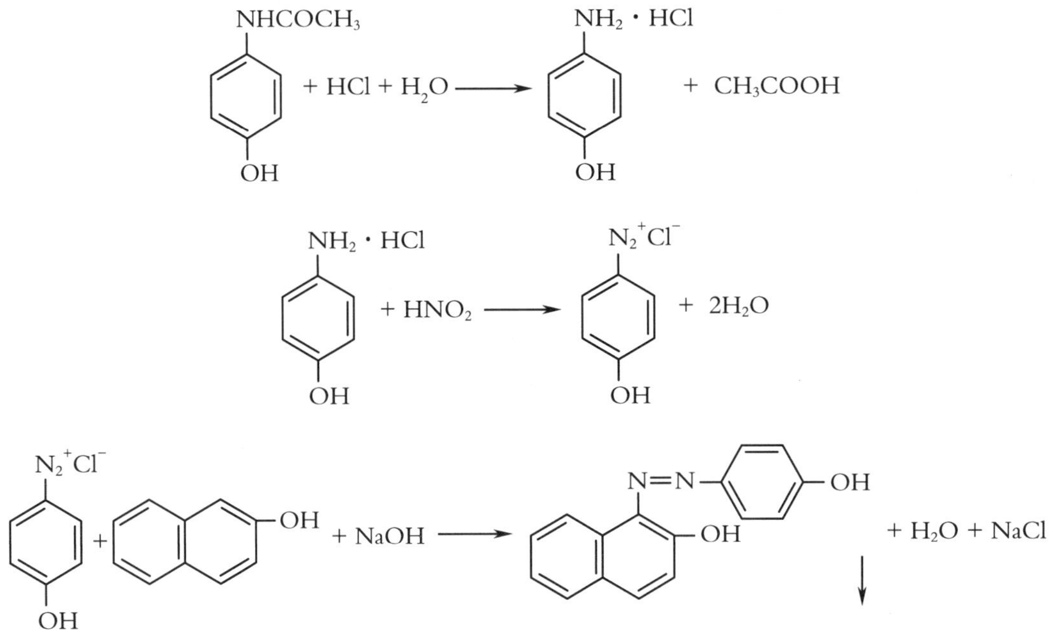

### （三）检验方法

取本品的细粉适量（约相当于对乙酰氨基酚 0.5g），用乙醇 20ml 分次研磨使对乙酰氨基酚溶解，滤过，合并滤液，蒸干，残渣照以下的鉴别 1、2 项试验，显对乙酰氨基酚相同的反应。

**1. 三氯化铁反应** 取残渣适量(约 10mg),置试管中,加水 1ml,振摇,使溶解,加三氯化铁试液 1 滴,即显蓝紫色。

**2. 芳香第一胺鉴别反应** 取残渣约 0.1g,加稀盐酸 5ml,置水浴中加热 40 分钟,放冷;取 0.5ml,滴加亚硝酸钠试液 5 滴,摇匀,用水 3ml 稀释后,加碱性 β- 萘酚试液 2ml,振摇,即显红色(或猩红色)。

### (四)检验记录

| 品名 | | 生产日期 | |
|---|---|---|---|
| 批号 | | 规格 | |
| 检验日期 | | 生产企业 | |
| 检验项目 | | 实验室湿度 / 温度 | |
| 检验依据 | | | |
| 检验内容 | | | |
| 检验程序及检验记录 | 1. 三氯化铁反应<br>取残渣适量(约 10mg),置试管中,加水溶解,加三氯化铁试液 1 滴,即显_____色。<br>2. 芳香第一胺鉴别反应<br>取残渣约 0.1g,加稀盐酸 5ml,置水浴中加热 40 分钟,放冷;取 0.5ml,滴加_____试液 5 滴,摇匀,显色,用水 3ml 稀释后,加_____试液 2ml,振摇,即显_____色 | | |
| 检验结果 | 标准规定:<br>测定结果:<br>结论:□符合规定 □不符合规定 | | |

## 二、红外分光光度法

### (一)质量标准

本品的红外光吸收图谱应与对照的图谱(光谱号 131)一致,如图 9-1 所示。

### (二)检验方法

取本品细粉适量(约相当于对乙酰氨基酚 100mg),加丙酮 10ml,研磨溶解,滤过,滤液水浴蒸干,残渣经减压干燥,依红外分光光度法测定(通则 0402)。

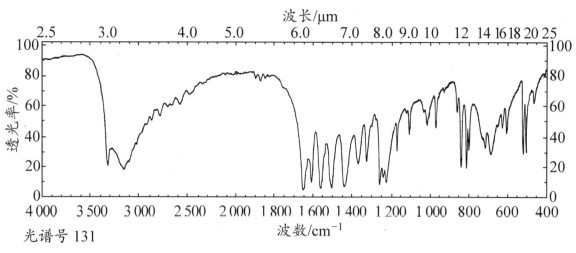

光谱号 131

图 9-1　对乙酰氨基酚标准红外光谱

## （三）检验记录

| 检验内容 | | | | |
|---|---|---|---|---|
| 仪器设备 | 天平型号 | | 编号 | |
| | 校正状态 | 是□　否□ | | |
| | 红外分光光度计型号 | | 编号 | |
| | 校正状态 | 是□　否□ | | |
| 检验程序及检验记录 | 1. 仪器<br><br>2. 操作过程<br><br>3. 记录 | | | |
| 检验结果 | 标准规定：<br>测定结果：<br>结论：□符合规定　□不符合规定 | | | |

审核员：　　　　　　复核员：　　　　　　检验员：

# 任务三 检 查

## 一、有关物质

### （一）质量标准

按外标法以峰面积计算,含对氨基酚不得过对乙酰氨基酚标示量的 0.1%。

### （二）检验方法

对氨基酚:照高效液相色谱法(通则 0512)测定。临用新制。

**1. 供试品溶液制备** 取本品细粉适量(约相当于对乙酰氨基酚 0.2g),精密称定,置 10ml 量瓶中,加溶剂适量,振摇使对乙酰氨基酚溶解,加溶剂稀释至刻度,摇匀,滤过,取续滤液。

**2. 对照品溶液制备** 取对氨基酚对照品与对乙酰氨基酚对照品各适量,精密称定,加溶剂溶解并定量稀释制成每 1ml 中各约含 20μg 的混合溶液。

**3. 溶剂** 甲醇 - 水(4:6)。

**4. 色谱条件** 用辛基硅烷键合硅胶为填充剂;以磷酸盐缓冲液(取磷酸氢二钠 8.95g,磷酸二氢钠 3.9g,加水溶解至 1 000ml,加 10% 四丁基氢氧化铵溶液 12ml)- 甲醇 (90:10)为流动相;紫外检测器检测波长为 245nm;柱温为 40℃;进样体积 20μl。

**5. 系统适用性试验** 理论板数按对乙酰氨基酚峰计算不低于 2 000。对氨基酚峰与对乙酰氨基酚峰之间的分离度应符合要求。

**6. 测定法** 精密量取供试品溶液与对照品溶液,分别注入液相色谱仪,记录色谱图。

**7. 杂质限度** 供试品溶液色谱图中如有与对照品溶液中对氨基酚保留时间一致的色谱峰,按外标法以峰面积计算,含对氨基酚不得过对乙酰氨基酚标示量的 0.1%。

### （三）检验记录

| 品名 | | 生产日期 | |
|---|---|---|---|
| 批号 | | 规格 | |
| 检验日期 | | 生产企业 | |
| 检验项目 | | 实验室湿度 / 温度 | |
| 检验依据 | | | |
| 检验内容 | | | |
| 仪器设备 | 天平型号 | | 编号 | |
| | 校正状态 | 是□　否□ | | |
| | 高效液相色谱仪型号 | | 编号 | |
| | 校正状态 | 是□　否□ | | |

| | |
|---|---|
| 检验程序及<br>检验记录 | 1. 操作过程<br><br><br>2. 记录 |
| 检验结果 | 标准规定：<br>测定结果：<br>结论：□符合规定　　□不符合规定 |

## 二、溶出度

### （一）质量标准

照溶出度与释放度测定法（通则 0931 第一法）测定。对乙酰氨基酚片的溶出限度为标示量的 80%，应符合规定。

### （二）检验方法

1. **溶出条件**　以稀盐酸 24ml 加水至 1 000ml 为溶出介质，转速为 100r/min，依法操作，经 30 分钟时取样。

2. **测定法**　取溶出液适量，滤过，精密量取续滤液适量，用 0.04% 氢氧化钠溶液定量稀释成每 1ml 中含对乙酰氨基酚 5~10μg 的溶液。照紫外 - 可见分光光度法（通则 0401），在 257nm 的波长处测定吸光度，按 $C_8H_9NO_2$ 的吸收系数（$E_{1cm}^{1\%}$）为 715 计算每片的溶出量。

3. **计算**　按以下公式计算溶出度：

$$溶出量,\% = \frac{溶出质量}{标示量} \times 100\%$$

例题 9-1：取标示量为 0.3g 的对乙酰氨基酚片 6 片，按《中国药典》（2020 年版）方法测定溶出度 [ 照溶出度测定法（通则 0931 第一法），以稀盐酸 24ml 加水至 1 000ml 为溶剂，转速为 100r/min，依法操作，经 30 分钟时，取溶液 5ml 滤过，精密量取续滤液 1ml，加 0.04% 氢氧化钠溶液稀释至 50ml，摇匀，照紫外 - 可见分光光度法（通则 0401），在 257nm 的波长处测定吸光度，按 $C_8H_9NO_2$ 的吸收系数（$E_{1cm}^{1\%}$）为 715 计算出每片的溶出量，限度为标示量的 80% ]。测得每片的吸光度分别为 0.345、0.348、

0.351、0.360、0.354 和 0.359,求各片的溶出量和平均溶出量,并判断该产品的溶出度是否符合规定?

解:

$$溶出量,\% = \frac{溶出质量}{标示量} \times 100\% = \frac{\dfrac{A \times 1\%}{E_{1cm}^{1\%}} \times V \times D}{m_{标示}} \times 100\%$$

按上式算出各片的溶出量分别为 80.4%、81.1%、81.8%、83.9%、82.5% 和 83.7%。平均溶出量为 82.2%,每片溶出量均高于规定限度 80%,该产品溶出度符合规定。

### (三) 检验记录

| 检验内容 | | | | | | | |
|---|---|---|---|---|---|---|---|
| 仪器设备 | 天平型号 | | | 编号 | | | |
| | 校正状态 | 是□  否□ | | | | | |
| 仪器设备 | 溶出仪型号 | | | 编号 | | | |
| | 校正状态 | 是□  否□ | | | | | |
| | 紫外 - 可见分光光度计型号 | | | 编号 | | | |
| | 校正状态 | 是□  否□ | | | | | |
| 检验程序及检验记录 | 序号 | 1 | 2 | 3 | 4 | 5 | 6 |
| | 吸光度 | | | | | | |
| | 溶出量 | | | | | | |
| | 平均溶出量 | | | | | | |
| | 溶出限度($Q$) | | | | | | |
| | 低于 $Q-10\%$ 个数 | | | | | | |
| | 低于 $Q-20\%$ 个数 | | | | | | |
| | 是否复试 | | | | | | |
| 检验结果 | 标准规定:<br>测定结果:<br>结论:□符合规定   □不符合规定 | | | | | | |
| 审核员: | 复核员: | | | 检验员: | | | |

223

# 任务四 含量测定

## 一、质量标准

对乙酰氨基酚片含对乙酰氨基酚（$C_8H_9NO_2$）应为标示量的 95.0%~105.0%。

## 二、检验原理

紫外 - 可见分光光度法是在 190~800nm 波长范围内测定物质的吸光度，用于定量时，在最大吸收波长处测量一定浓度样品溶液的吸光度，并与一定浓度的对照溶液的吸光度进行比较或采用吸收系数法求算出样品溶液的浓度。

采用吸收系数法测定时，应以配制供试品溶液的同批溶剂为空白对照，按含量测定项下的方法配制供试品溶液，采用 1cm 的石英吸收池，最大吸收波长作为测定波长，一般供试品溶液的吸光度读数，以在 0.3~0.7 之间为宜。以在规定条件下的吸收系数计算供试品含量。用吸收系数法测定时，吸收系数通常应大于 100，并注意仪器的校正和检定。

对乙酰氨基酚分子有共轭结构，具有紫外吸收特征，最大吸收波长为 257nm，吸收系数为 715。

## 三、检验方法

照紫外 - 可见分光光度法（通则 0401）测定。

1. **供试品溶液** 取本品 20 片，精密称定，研细，精密称取适量（约相当于对乙酰氨基酚 40mg），置 250ml 量瓶中，加 0.4% 氢氧化钠溶液 50ml 与水 50ml，振摇 15 分钟，用水稀释至刻度，摇匀，滤过，精密量取续滤液 5ml，置 100ml 量瓶中，加 0.4% 氢氧化钠溶液 10ml，用水稀释至刻度，摇匀。

2. **测定法** 取供试品溶液，在 257nm 的波长处测定吸光度，按 $C_8H_9NO_2$ 的吸收系数（$E_{1cm}^{1\%}$）为 715 计算。

3. **含量计算**

（1）原料药含量可按下式计算：

$$含量，\%=\frac{\dfrac{A \times 1\%}{E_{1cm}^{1\%}} \times D \times V}{m_S} \times 100\%$$

例题 9-2：称取对乙酰氨基酚 42mg，置 250ml 量瓶中，加 0.4% 氢氧化钠溶液 50ml 溶解后，加水至刻度，摇匀，精密量取 5ml，置 100ml 量瓶中，加 0.4% 氢氧化钠溶

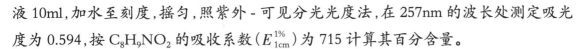

液 10ml,加水至刻度,摇匀,照紫外 - 可见分光光度法,在 257nm 的波长处测定吸光度为 0.594,按 $C_8H_9NO_2$ 的吸收系数($E_{1cm}^{1\%}$)为 715 计算其百分含量。

解:

$$对乙酰氨基酚,\%=\frac{\dfrac{A \times 1\%}{E_{1cm}^{1\%}} \times D \times V}{m_S} \times 100\%=\frac{\dfrac{0.594 \times 1\%}{715} \times \dfrac{100}{5} \times 250}{42 \times 10^{-3}} \times 100\%=98.9\%$$

(2)对乙酰氨基酚片、对乙酰氨基酚咀嚼片、对乙酰氨基酚胶囊和对乙酰氨基酚颗粒等采用紫外 - 可见分光光度法测定含量,结果可按下式计算:

$$标示量,\%=\frac{\dfrac{A \times 1\%}{E_{1cm}^{1\%}} \times D \times V}{m_S} \times \frac{平均片重}{标示量} \times 100\%$$

例题 9-3:取标示量为 0.3g 的对乙酰氨基酚片 10 片,总重为 3.366 0g,研细,称出 44.9mg,按《中国药典》(2020 年版)规定用紫外 - 可见分光光度法测定,在 257nm 波长处的吸光度为 0.583,求此片剂中对乙酰氨基酚为标示量的多少?

解:

$$标示量,\%=\frac{\dfrac{A \times 1\%}{E_{1cm}^{1\%}} \times D \times V}{m_S} \times \frac{平均片重}{标示量} \times 100\%$$

$$=\frac{\dfrac{0.583 \times 1\%}{715} \times \dfrac{100}{5} \times 250}{44.9 \times 10^{-3}} \times \frac{\dfrac{3.366\ 0}{10}}{0.3} \times 100\%$$

$$=101.9\%$$

知识链接

## UV-2300 紫外 - 可见分光光度计单点测定操作规程

1. 开机 打开电源开关后,仪器自检,仪器自动对各项目进行检查,并显示相应的内容,如检查结果正常显示 <OK>,否则显示 <NG>,自检大约需要 2 分钟,当所有项目检查正常的情况下,自动切换到参数设置界面。

2. 选择模式及参数设置 在"主菜单"下选择 $\boxed{1}$(单点测量),在"单点测量"下选择 $\boxed{1}$(测量参数设置),按 $\boxed{Enter}$ 键,在子菜单下选择 $\boxed{2}$ 波长,输入波长,如:361,按

Enter 键,输入完毕,按 Clear/Return 键,界面转换至"主菜单",在"主菜单"下选择 0 (进入测量界面)。

3. 测量

(1)调零:将空白溶液置样品室中,关闭室门,按 Autozero 键,仪器对该波长处的吸光度进行调零。

(2)测量供试品:打开样品室门,取出1号位上的吸收池,更换供试品溶液,重置样品室光路中,关闭室门,按 Start 键,仪器开始测量。

4. 记录　记录各波长的吸光度。

5. 实验结束　数据记录完毕后,按 Return 键,返回条件测定界面,按 Main menu 键返回"主菜单"。

6. 关闭电源。

## 四、检验记录

| 品名 | | 生产日期 | |
|---|---|---|---|
| 批号 | | 规格 | |
| 检验日期 | | 生产企业 | |
| 检验项目 | | 实验室湿度/温度 | |
| 检验依据 | | | |
| 检验内容 | | | |
| 仪器设备 | 天平型号 | | 编号 | |
| | 校正状态 | 是□　否□ | | |
| | 紫外-可见分光光度计型号 | | 编号 | |
| | 校正状态 | 是□　否□ | | |
| 检验程序及检验记录 | 1.操作过程<br><br>2.实验记录<br>最大吸收波长:<br>吸收系数($E_{1cm}^{1\%}$):<br>规格:<br>总片重:$m_总=$ | | | |

| 检验程序及检验记录 | 取样量: $m_1=$        $m_2=$<br>稀释倍数: $D=$<br>吸光度: $A_1=$        $A_2=$<br>3. 计算过程 |
| --- | --- |
| 检验结果 | 标准规定:<br>测定结果:<br>结论:□符合规定 □不符合规定 |
| 审核员: 复核员: 检验员: | |

## 五、注意事项

1. 测定前,以空气为空白测定溶剂在不同波长处的吸光度,检查所用的溶剂在测定波长附近是否符合药检要求(表 9-1)。

表 9-1 以空气为空白测定溶剂在不同波长处吸光度的范围

| 波长范围 /nm | 220~240 | 241~250 | 251~300 | 300 以上 |
| --- | --- | --- | --- | --- |
| 吸光度 | ≤0.4 | ≤0.2 | ≤0.1 | ≤0.05 |

2. 测定波长应为规定波长 ±1nm 内吸光度最大的波长。

3. 供试品溶液的吸光度在 0.3~0.7 之间为宜。

4. 除另有规定外,选用溶剂作为参比溶液。

5. 吸收池的透光率相差在 0.3% 以下的可配对使用,否则须校正。

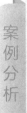

取本品 20 片,精密称定,研细,精密称取适量(约相当于对乙酰氨基酚 40mg),置 250ml 量瓶中,加 0.4% 氢氧化钠溶液 50ml 与水 50ml,振摇 15 分钟,用水稀释至刻度,摇匀,滤过,精密量取续滤液 5ml,置 100ml 量瓶中,加 0.4% 氢氧化钠溶液 10ml,用水稀释至刻度,摇匀。取供试品溶液,在 257nm 的波长处测定吸光度,按 $C_8H_9NO_2$ 的吸收系数($E_{1cm}^{1\%}$)为 715 计算。平行测定 2 次。

## 检验记录

| 品名 | 对乙酰氨基酚片 | 生产日期 | ××年×月×日 |
|---|---|---|---|
| 批号 | ×××× | 规格 | 0.3g |
| 检验日期: | ××年×月×日 | 生产企业 | ×××药业有限公司 |
| 检验项目 | 含量测定 | 实验室湿度/温度 | 20℃ |
| 检验依据 | 《中国药典》(2020年版)387页 | | |
| 检验内容 | 含量测定 | | |

| 仪器设备 | 天平型号 | ×××× | 编号 | ×××× |
|---|---|---|---|---|
| | 校正状态 | 是☑ 否☐ | | |
| | 紫外-可见分光光度计型号 | UV-2300 | 编号 | ×××× |
| | 校正状态 | 是☑ 否☐ | | |

**检验程序及检验记录**

1. 操作过程

取20片,总重为6.827 4g,研细,称取细粉,置250ml量瓶中,溶解,定容,过滤,精密量取滤液5ml稀释成100ml,照紫外-可见分光光度法测定。

2. 实验记录

最大吸收波长:257nm

吸收系数($E_{1cm}^{1\%}$):715

总片重:$m_{总}$=6.827 4g

取样量:$m_1$=0.045 2g,$m_2$=0.044 6g

吸光度:$A_1$=0.582,$A_2$=0.575

3. 计算过程

$$(标示量,\%)_1 = \frac{\dfrac{A \times 1\%}{E_{1cm}^{1\%}} \times D \times V}{m_S} \times \frac{平均片重}{标示量} \times 100\%$$

$$= \frac{\dfrac{0.582 \times 1\%}{715} \times \dfrac{100}{5} \times 250}{0.045\ 2} \times \frac{\dfrac{6.827\ 4}{20}}{0.3} \times 100\%$$

$$= 102.45\%$$

续表

| 检验程序及检验记录 | $$(标示量,\%)_2=\dfrac{\dfrac{A\times1\%}{E_{1cm}^{1\%}}\times D\times V}{m_S}\times\dfrac{平均片重}{标示量}\times100\%$$ $$=\dfrac{\dfrac{0.575\times1\%}{715}\times\dfrac{100}{5}\times250}{0.044\,6}\times\dfrac{\dfrac{6.827\,4}{20}}{0.3}\times100\%$$ $$=102.58\%$$ $$(标示量,\%)_{平均}=\dfrac{102.45\%+102.58\%}{2}=102.5\%$$ $$相对偏差=\dfrac{A-B}{A+B}\times100\%=\dfrac{102.58\%-102.45\%}{102.58\%+102.45\%}\times100\%=0.07\%$$ |
|---|---|
| 检验结果 | 标准规定:应为标示量的 95.0%~105.0%。<br>测定结果:102.5%。<br>结论:☑符合规定　□不符合规定 |

审核员:张××　　　　　　复核员:李××　　　　　　检验员:王××

## 知 识 小 结

| 性状 | 外观 | 本品为白色片、薄膜衣或明胶包衣片,除去包衣后显白色 |
|---|---|---|
| 鉴别 | 三氯化铁反应 | 取残渣适量(约 10mg),置试管中,加水 1ml,振摇,使溶解,加三氯化铁试液 1 滴,即显蓝紫色 |
| | 芳香第一胺鉴别反应 | 取残渣约 0.1g,加稀盐酸 5ml,置水浴中加热 40 分钟,放冷;取 0.5ml,滴加亚硝酸钠试液 5 滴,摇匀,用水 3ml 稀释后,加碱性β- 萘酚试液 2ml,振摇,即显红色(或猩红色) |
| | 红外分光光度法 | 本品的红外光吸收图谱应与对照的图谱(光谱集 131 图)一致 |
| 检查 | 有关物质(对氨基酚) | 1. 质量标准　按外标法以峰面积计算,含对氨基酚不得过对乙酰氨基酚标示量的 0.1%。<br>2. 检验方法　高效液相色谱法。<br>3. 杂质限度　含对氨基酚不得过对乙酰氨基酚标示量的 0.1% |

| 检查 | 溶出度 | 1. 质量标准　对乙酰氨基酚片的溶出限度为标示量的 80%,应符合规定。<br>2. 检验方法　溶出度测定法第一法(篮法) |
|------|--------|------|
| 含量测定 | 质量标准 | 对乙酰氨基酚片含对乙酰氨基酚($C_8H_9NO_2$)应为标示量的 95.0%~105.0% |
| | 检验原理 | 对乙酰氨基酚分子有共轭结构,具有紫外吸收特征,最大吸收波长 257nm,吸收系数为 715 |
| | 检验方法 | 1. 测定法　紫外 - 可见分光光度法(吸收系数法)。<br>2. 计算公式<br>$$标示量,\% = \frac{\dfrac{A \times 1\%}{E_{1cm}^{1\%}} \times D \times V}{m_S} \times \frac{平均片重}{标示量} \times 100\%$$ |
| | 检验记录 | 按要求规范书写 |

# 目 标 检 测

## 一、填空题

1. 具有潜在芳伯氨基的药物可经水解产生芳伯氨基后用＿＿＿＿＿＿反应进行鉴别。

2. 重氮化 - 偶合反应中所用的重氮化试剂是＿＿＿＿＿,偶合试剂是＿＿＿＿＿。

## 二、单项选择题

1. 下列药物可直接用三氯化铁法鉴别的是(　　)

　　A. 对乙酰氨基酚　　　　　　　　　B. 阿司匹林

　　C. 盐酸普鲁卡因　　　　　　　　　D. 硫酸阿托品

2. 对乙酰氨基酚加稀盐酸水浴加热水解后能与哪种试剂反应生成重氮盐(　　)

　　A. HCl　　　　　　　　　　　　　B. KBr

　　C. 碱性 β- 萘酚　　　　　　　　　D. 亚硝酸钠

3. 对乙酰氨基酚与三氯化铁试液反应,呈(　　)

　　A. 橙红色　　　　　　　　　　　　B. 蓝紫色

　　C. 猩红色　　　　　　　　　　　　D. 无色

4.《中国药典》(2020 年版)中测定对乙酰氨基酚片含量的方法是(　　)

　　A. 酸碱滴定法

B. 高效液相色谱法

C. 紫外 - 可见分光光度法

D. 红外分光光度法

5.《中国药典》(2020 年版)中对乙酰氨基酚片溶出度测定法是采用(　　)

A. 篮法
B. 桨法

C. 小杯法
D. 流池法

6. 检查对乙酰氨基酚片中有关物质时采用的高效液相色谱法,其使用的流动相为(　　)

A. 乙腈 - 水

B. 甲醇 - 磷酸盐缓冲液

C. 甲醇 - 水

D. 乙腈 - 四氢呋喃 - 冰醋酸 - 水

7. 检查对乙酰氨基酚片中有关物质时采用的高效液相色谱法,其使用的检测器是(　　)

A. 氢火焰离子化检测器
B. 光电倍增管检测器

C. 电子捕获检测器
D. 电化学检测器

8. 采用紫外 - 可见分光光度法测定对乙酰氨基酚片的含量是因为其分子结构中具有(　　)

A. 酚羟基
B. 芳伯氨基

C. 酰胺基
D. 苯环

## 三、计算题

1. 称取对乙酰氨基酚 41.6mg,按《中国药典》(2020 年版)规定用适当溶剂配成 250ml 溶液,再精密量取 5ml 稀释为 100ml,照紫外 - 可见分光光度法,在 257nm 的波长处测定吸光度为 0.593,吸收系数($E_{1cm}^{1\%}$)为 715,计算其百分含量。

2. 取标示量为 0.3g 的对乙酰氨基酚片 20 片,总重为 6.761 4g,精密称取 45.1mg 和 45.9mg,分别置 250ml 量瓶中,加 0.4% 氢氧化钠溶液 50ml 与水 50ml,振摇 15 分钟,用水稀释至刻度,摇匀,滤过,精密量取续滤液 5ml 稀释为 100ml,加 0.4% 氢氧化钠溶液 10ml,用水稀释至刻度,摇匀。取供试品溶液,在 257nm 的波长处测定吸光度为 0.572 和 0.580,按 $C_8H_9NO_2$ 的吸收系数($E_{1cm}^{1\%}$)为 715 计算。

(1)计算对乙酰氨基酚片的标示百分含量。

(2)计算相对偏差(相对偏差≤0.5%)。

(3)如果相对偏差符合要求,判断标示百分含量是否符合规定。

3. 取标示量为 0.3g 的对乙酰氨基酚片 6 片,按《中国药典》(2020 年版)溶出度测定法第一法测定溶出度,以稀盐酸 24ml 加水至 1 000ml 为溶剂,转速为 100r/min,依法操作,经 30 分钟时,取溶液 5ml 滤过,精密量取续滤液 1ml,加 0.04% 氢氧化钠溶液稀释至 50ml,摇匀,照紫外 - 可见分光光度法(通则 0401),在 257nm 的波长处测定吸光度分别为 0.352、0.358、0.354、0.356、0.357 和 0.349,按吸收系数($E_{1cm}^{1\%}$)为 715 计算出每片的溶出量,限度为标示量的 80%。并判断该产品的溶出度是否符合规定。

项目九
自测题

# 项目十
## 葡萄糖酸钙口服溶液的检验

项目十
课　件

**知识目标**

1. 掌握葡萄糖酸钙口服溶液含量测定的原理、方法及含量计算公式的使用。

2. 熟悉葡萄糖酸钙口服溶液的性状观测、鉴别和检查。

3. 了解葡萄糖酸钙的结构特点及性质。

**技能目标**

1. 会通过性状观测判断葡萄糖酸钙口服溶液是否符合规定。

2. 能通过化学鉴别法判断葡萄糖酸钙口服溶液的真伪。

3. 会使用相关仪器检查葡萄糖酸钙口服溶液，并正确判断结果。

4. 能测定葡萄糖酸钙口服溶液的含量，正确计算含量，并正确填写检验记录。

**素养目标**

1. 培养具备科学严谨和吃苦耐劳的工作态度。

2. 培养互学互教的合作学习态度。

情景导入

药用葡萄糖酸钙，为 D-葡萄糖酸钙一水合物，结构式为 $C_{12}H_{22}CaO_{14}\cdot H_2O$，为白色颗粒，无臭无味，易溶于沸水，在水中缓缓溶解，在无水乙醇、三氯甲烷或乙醚中不溶。

$$Ca^{2+} \begin{bmatrix} COO^- \\ H-C-OH \\ HO-C-H \\ H-C-OH \\ H-C-OH \\ CH_2OH \end{bmatrix}_2, H_2O$$

葡萄糖酸钙是一种钙补充药。钙能促进骨骼与牙齿的钙化形成,可用于预防和治疗钙缺乏症,如骨质疏松、佝偻病,以及特殊人群钙的补充;钙可协助调节神经介质及激素的释放与储存,维持神经肌肉的正常兴奋性,可作为强心剂,用于心脏复苏;钙还能改善细胞膜的通透性,增加毛细血管壁的致密性,使渗出减少,起到抗过敏的作用;高浓度钙与镁离子之间存在竞争性拮抗作用,可用于镁离子中毒的解救,也可与氟生成不溶性的氟化钙,可用于解救氟中毒。

口服葡萄糖酸钙口服溶液时,要注意与食物的相互作用,如麦麸会降低胃肠对钙的吸收,会减弱补钙的效果。大量吸烟、大量饮用含酒精和咖啡因的饮料均会抑制葡萄糖酸钙的吸收。钙与纤维素能够结合成不易吸收的化合物,大量进食富含纤维素的食物能抑制钙的吸收。

葡萄糖酸钙易溶于沸水,但在常温下的溶解度只有3.3%,所以规格为10%的葡萄糖酸钙口服溶液是一种过饱和溶液,不够稳定,当温度降低或震动后,容易产生结晶。结晶不是变质现象,出现结晶后,可加温溶解后再服用,产品的有效成分和质量都没有变化。

# 任务一　性　状

## 一、质量标准

本品为无色至淡黄色液体或黏稠液体。

## 二、检验方法

1. 除去葡萄糖酸钙口服溶液包装,将内容物倒入烧杯中,观察其颜色。
2. 轻转烧杯,观察溶液的流动性,判断其黏稠度。

## 三、检验记录

| 品名 | | 生产日期 | |
| --- | --- | --- | --- |
| 批号 | | 规格 | |
| 检验日期 | | 生产企业 | |
| 检验项目 | | 实验室湿度/温度 | |
| 检验依据 | | | |
| 检验内容 | | | |
| 检验程序及<br>检验记录 | 1. 仪器<br><br>2. 操作过程<br><br>3. 记录 | | |
| 检验结果 | 标准规定：<br>实际测定值：<br>结论：□符合规定　□不符合规定 | | |

审核员：　　　　　复核员：　　　　　　　检验员：

# 任务二　鉴　　别

## 一、与三氯化铁反应

### （一）质量标准

取本品适量,加水 5ml 溶解后,加三氯化铁试液 1 滴,显深黄色。

### （二）检验原理

葡萄糖酸钙与三氯化铁作用,生成黄色的碱式葡萄糖酸铁。

### （三）检验方法

**1. 取样**　取适量葡萄糖酸钙口服液,约相当于 0.1g 的葡萄糖酸钙,取样量按下列公式进行计算:

$$取样体积 = \frac{0.1}{样品浓度}$$

《中国药典》(2020年版)规定葡萄糖酸钙口服溶液的规格为10%,故应取1ml的葡萄糖酸钙口服溶液。

**2. 鉴别** 量取1ml葡萄糖酸钙口服溶液置于试管,加入5ml纯化水混匀后,加三氯化铁试液1滴,观察溶液颜色变化。

（四）检验记录

| 品名 | | 生产日期 | |
|---|---|---|---|
| 批号 | | 规格 | |
| 检验日期 | | 生产企业 | |
| 检验项目 | | 实验室湿度/温度 | |
| 检验依据 | | | |
| 检验内容 | | | |
| 检验程序及检验记录 | 1. 仪器<br><br>2. 操作过程<br><br>3. 记录 | | |
| 检验结果 | 标准规定:<br>测定结果:<br>结论:□符合规定　□不符合规定 | | |

（五）注意事项

记录简要的操作过程、供试品的取用量、所加试剂的名称与用量、反应结果。

## 二、钙盐的鉴别反应

（一）质量标准

1. 取铂丝,用盐酸湿润后,蘸取供试品,在无色火焰中燃烧,火焰即显砖红色。

2. 取供试品溶液(1→20),加甲基红指示液2滴,用氨试液中和,再滴加盐酸至恰呈酸性,加草酸铵试液,即生成白色沉淀;分离,沉淀不溶于醋酸,但可溶于稀盐酸。

（二）检验原理

**1. 焰色反应**　钙的焰色反应是钙的火焰光谱,以622nm波长的谱线最强,故钙盐的燃烧火焰显砖红色,可用于葡萄糖酸钙口服溶液的鉴别。

**2. 草酸铵反应**　利用草酸铵[$(NH_4)_2C_2O_4 \cdot H_2O$]与钙盐发生反应,产生白色细小结晶草酸钙[$CaC_2O_4 \cdot H_2O$]沉淀。在醋酸中,草酸钙不溶,草酸锶微溶,草酸钡可溶,据此可区别钙、锶和钡离子。草酸钙在盐酸中因发生分解反应而呈溶解现象。

$$(NH_4)_2C_2O_4+Ca^{2+}\Longrightarrow CaC_2O_4\downarrow +2NH_4^+$$

（三）检验方法

**1. 焰色反应**

（1）将铂丝烧红,趁热浸入盐酸中,如此反复处理,直至火焰无色。

（2）铂丝蘸取供试品,置于无色火焰中燃烧,观察火焰颜色。

**2. 与草酸铵反应**

（1）取10ml葡萄糖酸钙口服液(约相当于1g的葡萄糖酸钙),置于烧杯中,加水使成20ml的溶液,即为供试品溶液(1→20)。往供试品溶液中加2滴甲基红指示液,逐滴加入氨试液直至溶液显黄色,再逐滴加入盐酸至显红色。逐滴加入草酸铵试液,观察是否生成白色沉淀。

（2）用离心机分离出沉淀,分别加入醋酸和稀盐酸,观察沉淀溶解情况。

（四）检验记录

| 检验内容 | |
|---|---|
| 检验程序及检验记录 | 1. 仪器<br><br>2. 操作过程<br><br>3. 记录 |
| 检验结果 | 标准规定:<br>测定结果:<br>结论:□符合规定　□不符合规定 |
| 审核员:　　　　　复核员:　　　　　检验员: | |

（五）注意事项

1. 将铂丝蘸稀盐酸在无色火焰上灼烧至无色,以消除杂质干扰。

2. 蘸取试样(固体也可以直接蘸取)在无色火焰上灼烧观察火焰颜色。

3. 若检验钾要透过蓝色钴玻璃观察,因为大多数情况下制钾时需要用到钠,因此钾离子溶液中常含有钠离子,而钠的焰色反应为黄色,黄色与少量的紫色无法分别出来。

4. 将铂丝再蘸稀盐酸灼烧至无色,就可以继续做新的实验了。

5. 记录简要的操作过程、供试品的取用量、所加试剂的名称与用量、反应结果。

# 任务三　检　　查

## 一、相对密度

### (一)质量标准

相对密度应为 1.10~1.15(通则 0601)(无糖型不作此项检查)。

### (二)检验方法

葡萄糖酸钙口服溶液的相对密度可反映其含糖量,葡萄糖酸钙口服溶液可使用比重瓶法测定相对密度。

**1. 比重瓶重量的称定**　准备洁净干燥的比重瓶,称定其重量,准确至毫克(mg)数。

**2. 供试品重量的测定**

(1)提前平衡葡萄糖酸钙口服溶液的温度,保持在 20℃ 以下。

(2)除去口服溶液瓶盖,取上述已称定重量的比重瓶,装满温度低于 20℃ 的葡萄糖酸钙口服溶液,插入中心有毛细孔的瓶塞,用滤纸将从塞孔溢出的液体擦干,置 20℃ 的恒温水浴中,放置若干分钟,随着供试液温度的升高,过多的液体不断从塞孔溢出,随时用滤纸将瓶塞顶端擦干,待液体不再由塞孔溢出,即此时温度已平衡。

(3)迅速将比重瓶自水浴中取出,用滤纸擦干瓶塞外的水,迅速称定重量,准确至毫克(mg)数,记录。

(4)称得重量减去比重瓶的重量,即得供试品重量。

**3. 水重量的测定**　将比重瓶中的供试品倾去,洗净比重瓶,装满新沸过的冷水,再照供试品重量的测定法测定同一温度时水的重量。

**4. 计算公式**

$$相对密度 = \frac{供试品重量}{水重量}$$

### (三)检验记录

| 品　名 | | 生产日期 | |
|---|---|---|---|
| 批　号 | | 规　格 | |

续表

| 检验日期 | | 生产企业 | |
|---|---|---|---|
| 检验项目 | | 实验室湿度/温度 | |
| 检验依据 | | | |
| 检验内容 | | | |
| 仪器设备 | 天平型号 | | 编号 | |
| | 校正状态 | 是□　否□ | | |
| | 比重瓶型号 | | 编号 | |
| 检验程序及检验记录 | 1. 操作过程<br><br><br>2. 记录<br>（1）比重瓶重：<br>（2）比重瓶＋供试品重：<br>（3）供试品重：<br>（4）水重： | | | |
| 检验结果 | 标准规定：<br>测定结果：<br>结论：□符合规定　　□不符合规定 | | | |

### （四）注意事项

1. 供试品及水装瓶时,应小心沿壁倒入比重瓶内,避免产生气泡,如有气泡,应稍放置待气泡消失后再调温称重。

2. 将比重瓶从水浴取出时,应用手指拿住瓶颈,而不是拿瓶肚,以免液体因手温影响体积膨胀外溢。

3. 调节环境温度至略低于 20℃。否则,易造成比重瓶内的液体在称重过程中因环境温度高于规定温度而膨胀外溢,从而导致误差。

## 二、pH

### （一）质量标准

pH 应为 4.0~7.5（通则 0631）。

（二）检验方法

**1. 实验前准备**

（1）缓冲液的选择与配制：按要求配制邻苯二甲酸盐标准缓冲液（pH 4.00）和磷酸盐标准缓冲液（pH 6.86）。

（2）安装电极：根据电极说明书要求将事先处理好的电极安装在电极支架上，并与酸度计连接。

（3）开机预热：打开电源开关预热 30 分钟。

（4）温度补偿：调节温度补偿按钮，使显示温度与溶液温度一致。

（5）准备供试品溶液：取供试品 10 支，置洁净干燥的烧杯中，摇匀，备用。

**2. 实验操作**

（1）酸度计的校正：①定位：用纯化水冲洗电极后，用滤纸将水吸尽，磷酸盐标准缓冲液置小烧杯中，将电极浸入缓冲液中，轻摇缓冲液待平衡稳定后，调节仪器定位按钮至 pH 为 6.86，按确定键，取出电极；②校定斜率：用纯化水冲洗电极后，用滤纸将水吸尽，将邻苯二甲酸盐缓冲液倒入另一小烧杯中，将电极浸入缓冲液中，轻摇缓冲液待平衡稳定后，仪器示值为 4.00 ± 0.02。

（2）样品 pH 的测量：取供试品溶液倒入另一小烧杯中，用供试品淋洗电极 3~5 次后，再将电极浸入供试品中，轻摇供试品待平衡稳定后，读数，记录数据；重复测定 3 次。

（3）测定结束：将 pH 计各开关复位，关闭电源；用纯化水冲洗电极后，用滤纸将水吸尽，复合电极装入盒中放好。

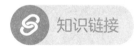

## 标准缓冲液的配制

取标准邻苯二甲酸盐缓冲液和磷酸盐标准缓冲液各 1 包，分别置于烧杯中，加水 100ml 使其溶解，转移至 250ml 的量瓶中，用水洗小烧杯和玻璃棒 3 次，每次 20ml，洗液并入量瓶中，加水至刻度，摇匀备用。

（三）检验记录

记录酸度计型号、供试品溶液的制备过程、测定时的温度、使用的标准缓冲液，以及重复测定 2 次的数据及其平均值。

| 检验内容 | | | | |
|---|---|---|---|---|
| 仪器设备 | 酸度计型号 | | 编号 | |
| | 校正状态 | 是□　否□ | | |

续表

| 检验程序及检验记录 | 1. 操作过程<br><br>2. 记录<br>（1）定位用标准缓冲液：<br>（2）校准用标准缓冲液：　　　　　　　校准结果：<br>（3）供试品测定结果：<br>（4）平均值：<br>3. 计算过程 |
|---|---|
| 检验结果 | 标准规定：<br>测定结果：<br>结论：□符合规定　　□不符合规定 |

### （四）注意事项

1. 每次更换标准缓冲液或供试液前，电极必须用纯化水充分洗涤，然后将水吸干。

2. 甘汞电极不用时应将加液口塞住，下面用胶套封好。新加入饱和氯化钾溶液后应等几个小时，待电极电位稳定后再用。使用时应将电极加液口塞子和下端胶套拿掉。氯化钾溶液干涸后的电极，加氯化钾溶液后应核对电极电位是否准确后再使用。

3. 温度对电极电阻有很大影响，因此注意操作时的环境温度，测定时校正温度，使温度示值与被测溶液温度一致。

4. 玻璃电极底部的球膜极易破损，有时破损的玻璃电极从外观看不出来，可用放大镜观察，或用不同缓冲液核对其电极响应，有些玻璃电极虽然未破损，但玻璃球膜内溶液混浊，使电极响应值不符合要求，亦不能使用。有些玻璃电极在使用时玻璃膜被污染，可放在四氯化碳中泡几天，然后再用乙醚、三氯甲烷、乙醇、水和 0.1mol/L 盐酸、水，依次洗之，处理后的玻璃电极，其响应值必须符合规定。

5. 标准缓冲液最好新鲜配制，在抗腐蚀密闭的容器中一般可保存 2~3 个月，但发现有混浊、发霉或沉淀等现象时，不能继续使用。

## 三、溶液的澄清度

### （一）质量标准

取本品 10ml，用水稀释至 50ml，溶液应澄清。

### （二）检验方法

1. **配制供试品溶液** 精密量取葡萄糖酸钙口服溶液 10ml，置于 50ml 量瓶中，加入纯化水稀释至刻度，摇匀。

2. **制备浊度标准液** 临用前，精密量取 2.50ml 浊度标准原液与 97.50ml 纯化水，置于 100ml 量瓶中，摇匀，配制 0.5 号浊度标准液。

3. **观察判断** 在浊度标准液制备 5 分钟后、供试品溶解后应立即检视。将供试品溶液和 0.5 号浊度标准液分别加入 2 支配对的比浊用玻璃管至刻度，在暗室内垂直同置于伞棚灯下，照度为 1 000lx，从水平方向观察、比较供试品溶液的浊度是否超过 0.5 号浊度标准液。

### （三）检验记录

记录供试品溶液的制备方法、浊度标准原液的吸光度值、浊度标准液的级号、比较结果等信息。

| 检验内容 | |
| --- | --- |
| 检验程序及检验记录 | 1. 仪器<br><br>2. 操作过程<br><br>3. 记录 |
| 检验结果 | 标准规定：<br>测定结果：<br>结论：□符合规定　□不符合规定 |

| 审核员： | 复核员： | 检验员： |
| --- | --- | --- |

# 任务四　含 量 测 定

## 一、质量标准

本品含葡萄糖酸钙（$C_{12}H_{22}CaO_{14} \cdot H_2O$）应为 9.00%~10.50%（g/ml）。

## 二、检验原理

葡萄糖酸钙口服溶液采用配位滴定法进行含量测定。配位滴定法是以滴定剂与被测物发生配位反应生成稳定配合物为基础的滴定分析法,也称为络合滴定法。在药物检验中,主要用于测定无机和有机金属盐类药物。乙二胺四乙酸二钠(EDTA)能与许多金属离子定量反应,形成1:1的稳定的可溶性配合物,且反应快速准确,因此常用已知浓度的EDTA作为配位滴定剂测定含金属离子的药物。葡萄糖酸钙口服溶液在水中可解离出大量的 $Ca^{2+}$,能与 EDTA 发生配位反应,故可用该法测定本品的含量。本法指示剂为钙紫红素,钙紫红素与 $Ca^{2+}$ 形成紫色配合物,终点变为纯蓝色,变色敏锐,常用作在 pH 12~13 时滴定 $Ca^{2+}$ 的指示剂。

## 三、检验方法

1. 取适量葡萄糖酸钙口服溶液,除去盖子,倒入干燥洁净烧杯中。

2. 用移液管精密量取 5ml 葡萄糖酸钙口服溶液,置锥形瓶中,加水稀释至 100ml,再加入氢氧化钠试液 15ml 与钙紫红素指示剂 0.1g,旋摇至溶解。

3. 用乙二胺四乙酸二钠滴定液(0.05mol/L)滴定至溶液自紫色转变为纯蓝色,读数,记录。

4. 平行操作 2 次,计算得含量平均值和相对平均偏差。含量计算公式如下:

$$标示量,\% = \frac{TVF}{V_S} \times 100\%$$

式中,$T$ 为滴定度,22.42mg/ml;$F$ 为浓度校正因子;$V$ 为消耗滴定液的体积;$V_S$ 为供试品的取样体积。

例题 10-1:求某批葡萄糖酸钙口服溶液含量,标准规定该品种含葡萄糖酸钙( $C_{12}H_{22}CaO_{14} \cdot H_2O$ )应为 9.00%~10.50%(g/ml)。精密量取本品5ml,置锥形瓶中,用水稀释使成100ml,加氢氧化钠试液15ml与钙紫红素指示剂0.1g,用乙二胺四乙酸二钠滴定液(0.050 10mol/L)滴定至溶液自紫色转变为纯蓝色。每1ml乙二胺四乙酸二钠滴定液(0.05mol/L)相当于22.42mg的 $C_{12}H_{22}CaO_{14} \cdot H_2O$。平行测定2次,实验数据如下:

| | 样品 1 | 样品 2 |
| --- | --- | --- |
| 取样量 $V_S$/ml | 5 | 5 |
| 消耗滴定液体积 $V$/ml | 22.26 | 22.28 |

解：

$$(葡萄糖酸钙口服溶液,\%)_1 = \frac{0.022\,42 \times \dfrac{0.050\,10}{0.05} \times 22.26}{5} \times 100\% = 10.001\%$$

$$(葡萄糖酸钙口服溶液,\%)_2 = \frac{0.022\,42 \times \dfrac{0.050\,10}{0.05} \times 22.28}{5} \times 100\% = 10.010\%$$

$$葡萄糖酸钙口服溶液平均值 = \frac{10.001\% + 10.010\%}{2} = 10.01\%$$

$$相对平均偏差,\% = \frac{10.010\% - 10.001\%}{10.010\% + 10.001\%} \times 100\% = 0.04\%$$

结论：相对平均偏差 <0.2%，滴定结果可作为判定依据。葡萄糖酸钙口服溶液平均含量为 10.01%，结果符合规定。

## 四、检验记录

| 品名 | | 生产日期 | |
|---|---|---|---|
| 批号 | | 规格 | |
| 检验日期 | | 生产企业 | |
| 检验项目 | | 实验室湿度/温度 | |
| 检验依据 | | | |
| 检验内容 | | | |
| 检验程序及检验记录 | 1. 仪器<br><br>2. 操作过程<br><br>3. 实验记录<br>滴定液浓度:$c=$<br>取样量:$V_S=$<br>滴定液消耗体积:$V_1=$     $V_2=$<br>4. 计算过程 | | |

续表

| 检验结果 | 标准规定：<br>测定结果：<br>结论：□符合规定　□不符合规定 |
|---|---|
| 审核员：　　　　　　复核员：　　　　　　检验员： | |

## 五、注意事项

1. 钙指示剂在水溶液中不稳定,通常与 NaCl 固体粉末配成(1+100)混合物使用。

2. 钙指示剂能与 $Ca^{2+}$ 形成红色配合物,在pH=13时,可用于钙镁混合物中钙的测定,终点由红色变为蓝色,在此条件下 $Mg^{2+}$ 生成 $Mg(OH)_2$ 沉淀,不被滴定。

## 知 识 小 结

| 性状 | 外观 | 本品为无色至淡黄色液体或黏稠液体 | |
|---|---|---|---|
| 鉴别 | 与三氯化铁反应 | 1. 取样量计算<br><br>$$取样体积 = \frac{0.1}{样品浓度}$$<br><br>2. 现象　深黄色 | |
| | 钙盐 | 1. 焰色反应现象　火焰呈砖红色。<br>2. 与草酸铵反应现象　出现白色草酸钙沉淀 | |
| 检查 | 相对密度 | 1. 测定条件　20℃<br>2. 检验操作<br>3. 计算公式。<br><br>$$相对密度 = \frac{供试品重量}{水重量}$$ | |
| | pH | 1. 标准缓冲溶液的选择　标准缓冲液pH 相差约3个单位,使供试品溶液的 pH 在它们之间。<br>2. 酸度计的操作 | |
| | 溶液的澄清度 | 1. 将药品溶液与规定的浊度标准液相比较。《中国药典》(2020 年版)收载第一法(目视法)和第二法(浊度仪法)。<br>2. 澄清系指供试品溶液的澄清度与所用溶剂相同,或不超过 0.5 号浊度标准液的浊度。<br>3. 装有供试品溶液和浊度标准液的比浊用玻璃管,在暗室内垂直同置于伞棚灯下,照度为 1 000lx,从水平方向观察、比较 | |

续表

| 含量测定 | 质量标准 | 本品含葡萄糖酸钙（$C_{12}H_{22}CaO_{14} \cdot H_2O$）应为 9.00%~10.50%（g/ml） |
| | 检验原理 | 配位滴定法：乙二胺四乙酸二钠（EDTA）能与许多金属离子定量反应，形成 1:1 的稳定的可溶性配合物 |
| | 检验方法 | 1. 滴定液　乙二胺四乙酸二钠（EDTA）。<br>2. 指示剂　钙紫红素。<br>3. 终点　紫色转变为纯蓝色。<br>4. 含量计算公式。<br><br>$$标示量,\% = \frac{TVF}{V_S} \times 100\%$$ |
| | 检验记录 | 按要求规范书写 |

# 目 标 检 测

## 一、单项选择题

1. 取铂丝，用盐酸湿润后，蘸取葡萄糖酸钙口服溶液，在无色火焰中燃烧，火焰即显（　　）

　　A. 鲜黄色　　　　　　　　　　　　　　B. 砖红色

　　C. 蓝绿色　　　　　　　　　　　　　　D. 紫色

2. 葡萄糖酸钙口服溶液加三氯化铁试液 1 滴，溶液颜色显（　　）

　　A. 红色　　　　　　　　　　　　　　　B. 深黄色

　　C. 紫堇色　　　　　　　　　　　　　　D. 橙红色

3. 葡萄糖酸钙与三氯化铁反应显黄色，是因为其结构中含有（　　）

　　A. 羧基　　　　　　　　　　　　　　　B. 手性碳原子

　　C. 羟基　　　　　　　　　　　　　　　D. 钙离子

4. 取葡萄糖酸钙口服溶液（1→20），加甲基红指示液 2 滴，用氨试液中和，再滴加盐酸至恰呈酸性，加草酸铵试液，即生成白色沉淀，该白色沉淀为（　　）

　　A. 碳酸钙　　　　　　　　　　　　　　B. 葡萄糖酸铵

　　C. 草酸铵　　　　　　　　　　　　　　D. 草酸钙

5. 在测定葡萄糖酸钙口服溶液相对密度时，将比重瓶从水浴中取出时，应用手指拿住（　　）

　　A. 瓶塞　　　　　B. 瓶颈　　　　　C. 瓶肚　　　　　D. 瓶底

6. EDTA 能与许多金属离子定量反应，形成（　　）的稳定的可溶性配合物

　　A. 1:1　　　　　　B. 1:2　　　　　C. 2:1　　　　　D. 1:3

7. 葡萄糖酸钙口服溶液含量测定方法为（　　）

  A. 酸碱滴定法       B. 氧化还原滴定法

  C. 紫外 - 可见分光光度法   D. 配位滴定法

8. 下列药物可以用配位滴定法进行含量测定的是（　　）

  A. 葡萄糖注射液      B. 葡萄糖酸钙

  C. 维生素 C        D. 阿司匹林

9. 标定 EDTA 时所用的氧化锌,应选用（　　）等级

  A. 基准试剂        B. 分析纯

  C. 化学纯         D. 实验试剂

10. 根据《中国药典》(2020 年版)规定,葡萄糖酸钙口服溶液进行含量测定时所用的指示剂是（　　）

  A. 铬黑 T         B. 酚酞

  C. 钙紫红素        D. 甲基百里酚蓝

**二、判断题（正确的√,错误的 ×）**

1. 葡萄糖酸钙口服溶液加三氯化铁试液 1 滴,显深黄色。（　　）

2. 葡萄糖酸钙口服溶液的相对密度可鉴别其真伪,无糖型和有糖型均需测定。（　　）

3. 品种项下规定的"澄清",系指供试品溶液的澄清度与所用溶剂相同,或不超过 1 号浊度标准液的浊度。（　　）

4. 将比重瓶从水浴取出时,应用手指拿住瓶颈,而不是拿瓶肚,以免液体因手温影响体积膨胀外溢。（　　）

5. 葡萄糖酸钙口服溶液采用配位滴定法进行含量测定,其原理是葡萄糖酸钙在水中可解离出大量葡萄糖。（　　）

**三、计算题**

1. 测定某批葡萄糖酸钙口服溶液相对密度,标准规定应为 1.10~1.15,检验数据如下:比重瓶重量 21.610g,比重瓶和供试品重量 35.109g,比重瓶和水重量 33.663g,请算出该批葡萄糖酸钙口服溶液的相对密度,并作出判断。

2. 标定 EDTA 滴定液,取于恒重的基准氧化锌 0.120 3g,精密称定,置于锥形瓶中,加稀盐酸 3ml 溶解,加水 25ml,加 0.025% 甲基红的乙醇溶液 1 滴,逐滴加入氨试液至溶液显微黄色,加水 25ml 与氨 - 氯化铵缓冲液(pH 10.0)10ml,再加铬黑 T 指示剂少量,用 EDTA 滴定液滴定至溶液由紫色变为纯蓝色,消耗滴定液 29.54ml,空白试验消耗滴定液 0.10ml。每 1ml 乙二胺四乙酸二钠滴定液(0.05mol/L)相当于 4.069mg 的氧化锌。请算出 EDTA 滴定液的实际浓度。

3. 精密量取葡萄糖酸钙口服溶液 5ml,置锥形瓶中,用水稀释使成 100ml,加氢氧化钠试液 15ml 与钙紫红素指示剂 0.1g,用乙二胺四乙酸二钠滴定液(0.050 21mol/L)滴

定至溶液自紫色转变为纯蓝色。每 1ml 乙二胺四乙酸二钠滴定液（0.05mol/L）相当于 22.42mg 的 $C_{12}H_{22}CaO_{14} \cdot H_2O$。平行测定 2 次,实验数据如下:

|  | 样品1 | 样品2 |
| --- | --- | --- |
| 取样量 /ml | 5 | 5 |
| 消耗滴定液体积 /ml | 21.95 | 21.96 |

求葡萄糖酸钙口服溶液含量并作出判断,标准规定该品种含葡萄糖酸钙（$C_{12}H_{22}CaO_{14} \cdot H_2O$）应为 9.00%~10.50%（g/ml）。

项目十
自测题

# 项目十一
# 维生素 C 泡腾颗粒的检验

## 学习目标

### 知识目标

1. 掌握维生素 C 泡腾颗粒含量测定的原理、方法和制剂计算公式的使用。

2. 熟悉维生素 C 泡腾颗粒的性状观测、鉴别和检查。

3. 了解维生素 C 的化学结构特点及性质。

### 技能目标

1. 会通过性状观测判断维生素 C 泡腾颗粒是否符合规定。

2. 能鉴别维生素 C 泡腾颗粒的真伪。

3. 会检查药物的酸度及常规检查。

4. 能测定维生素 C 泡腾颗粒的含量,并正确使用计算公式,正确填写检验报告书。

### 素养目标

1. 培养实事求是的工作作风。

2. 养成有计划性、前瞻性、善于询问或查询相关资料的工作习惯。

## 情景导入

维生素 C 是一种水溶性维生素,能够治疗坏血病并且具有酸性,所以称为抗坏血酸。维生素 C 在新鲜的水果和蔬菜中含量丰富,它影响胶原蛋白的形成,参与人体多种氧化还原反应。维生素 C 主要作用是维持血管弹性,增强毛细血管抵抗力,降低其脆性与通透性,并促进其细胞增殖和防止血细胞凝集。在提高免疫力,预防癌症、心脏病、脑卒中,保护牙齿和牙龈等方面具有很重要的医疗保健作用。

维生素C分子结构中的烯二醇基,主要表现为一元酸,其酸性是由于$C_3$-OH和$\alpha,\beta$-不饱和酮形成共轭状态,让其羟基上的氢表现极为活泼,呈较强的酸性($pK_1$=4.17)。同时,由于共轭效应的存在使得$C_2$上的电子云密度增加,使得$C_2$-OH上的氢难以解离,所以表现极弱的酸性($pK_2$=11.57)。故维生素C能与碳酸氢钠作用成钠盐。

维生素C在化学结构上与糖类十分相似,具有糖的性质和特征反应。分子中有2个手性碳原子,故有4个光学异构体,其中以L-(+)-抗坏血酸生物活性最强。分子中的烯二醇基具有强还原性,易被氧化为烯二酮结构而成为去氢抗坏血酸,去氢抗坏血酸在氢碘酸等还原剂作用下,又可逆转为抗坏血酸。

泡腾颗粒系指含有碳酸氢钠和有机酸,遇水可放出大量气体而呈泡腾状的颗粒剂。

维生素C泡腾颗粒成分:本品每包含维生素C 200mg。辅料为蔗糖、柠檬酸、碳酸氢钠、羧甲基纤维素钠、糖精钠、柠檬黄、食用香精。

# 任务一 性 状

## 一、质量标准

本品为淡黄色颗粒;气芳香,味酸甜。

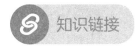
知识链接

### 维生素C性状

维生素C为白色结晶或结晶性粉末;无臭,味酸;久置色渐变微黄;水溶液显酸性反应。本品在水中易溶,在乙醇中略溶,在三氯甲烷或乙醚中不溶。

维生素C及其制剂在贮存期间易变色,且颜色随贮存时间的延长而逐渐加深。在空气、光线、温度等的影响下,氧化成去氢维生素C,分子中的内酯环发生水解,并进一步发生脱羧反应生成糠醛聚合呈色。

## 二、检验方法

1. 取供试品适量,除去外包装,置白色背景下观察,呈淡黄色颗粒。

2. 其气味为芳香气味。

3. 其味为酸甜。

## 三、检验记录

| 品名 | | 生产日期 | |
| --- | --- | --- | --- |
| 批号 | | 规格 | |
| 检验日期 | | 生产企业 | |
| 检验项目 | | 实验室湿度 / 温度 | |
| 检验依据 | | | |
| 检验内容 | | | |
| 检验程序及<br>检验记录 | 1. 仪器<br><br>2. 操作过程<br><br><br><br>3. 记录<br>(1)颜色观察_____,结果_____。<br>(2)气味_____,结果_____。<br>(3)味_____,结果_____ | | |
| 检验结果 | 标准规定:<br>测定结果:<br>结论:□符合规定　□不符合规定 | | |
| 审核员: | 复核员: | | 检验员: |

# 任务二  鉴  别

## 一、化学鉴别反应

### (一)质量标准

取本品细粉适量(约相当于维生素 C 0.2g),加水 10ml 使维生素 C 溶解,滤过,滤液照维生素C鉴别(1)项试验,显相同的反应。

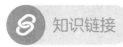

## 维生素C化学鉴别反应

取本品0.2g,加水10ml溶解后,分成两等份,在一份中加硝酸银试液0.5ml,即生成银的黑色沉淀;在另一份中,加二氯靛酚钠试液1~2滴,试液的颜色即消失。

### (二) 检验原理

1. **与$AgNO_3$反应**  本品能将硝酸银试液还原为银的黑色沉淀。反应式如下:

$$\text{(ascorbic acid)} + 2AgNO_3 \longrightarrow \text{(dehydroascorbic acid)} + 2HNO_3 + 2Ag\downarrow$$

2. **与2,6-二氯靛酚反应**  2,6-二氯靛酚为一染料,其氧化型在酸性介质中为玫瑰红色,在碱性介质中为蓝色。与维生素C作用后生成还原型的无色的酚亚胺。反应式如下:

### (三) 检验方法

取维生素C泡腾颗粒(约相当于维生素C 0.2g)于100ml烧杯中,加水10ml溶解,滤过,滤液分成两等份,分别置于两个试管中。

$$\text{取样量} = \frac{0.2 \times \text{装量}}{\text{规格}}$$

1. **硝酸银反应**  取第一份溶液,加硝酸银试液0.5ml,即生成银的黑色沉淀。

2. **2,6- 二氯靛酚反应** 取第二份溶液,滴加 2,6- 二氯靛酚试液 1~2 滴,试液的颜色即消失。

### (四)检验记录

| 品名 | | 生产日期 | |
|---|---|---|---|
| 批号 | | 规格 | |
| 检验日期 | | 生产企业 | |
| 检验项目 | | 实验室湿度 / 温度 | |
| 检验依据 | | | |
| 检验内容 | | | |
| 检验程序及<br>检验记录 | 1. 仪器<br><br>2. 操作过程<br><br><br>3. 记录<br>(1)硝酸银反应<br>溶液产生:<br>(2) 2,6- 二氯靛酚反应<br>溶液出现: | | |
| 检验结果 | 标准规定:<br>测定结果:<br>结论:□符合规定 □不符合规定 | | |

## 二、薄层色谱法

### (一)质量标准

照薄层色谱法(通则 0502)试验,供试品溶液所显主斑点的位置和颜色应与对照品溶液的主斑点相同。

### (二)检验方法

1. **供试品溶液** 取本品细粉适量(约相当于维生素 C 10mg),加水 10ml,振摇使维生素 C 溶解,滤过,取滤液。

2. **对照品溶液** 取维生素 C 对照品,加水溶解并稀释制成每 1ml 中约含 1mg 的溶液。

3. **色谱条件** 采用硅胶 $GF_{254}$ 薄层板,以乙酸乙酯 - 乙醇 - 水(5∶4∶1)为展开剂。

4. **测定法** 吸取供试品溶液与对照品溶液各 2μl,分别点于同一薄层板上,展开,取出,晾干,立即(1 小时内)置紫外光灯(254nm)下检视。

**5. 结果判定** 供试品溶液所显主斑点的位置和颜色应与对照品溶液的主斑点相同。

**（三）检验记录**

| 检验内容 | |
|---|---|
| 检验程序及检验记录 | 1. 仪器<br><br><br>2. 操作过程<br><br><br>3. 记录<br>（1）供试品溶液：<br>（2）对照品溶液：<br>（3）色谱条件：<br>（4）测定法： |
| 检验结果 | 标准规定：<br>测定结果：<br>结论：□符合规定　　□不符合规定 |
| 审核员：　　　　　　复核员：　　　　　　检验员： | |

# 任务三　检　　查

## 一、酸度

### （一）质量标准

取本品 7.5g，加水 100ml，待溶解完全无气泡后，依法测定（通则 0631），pH 应为 4.5~5.5。

### （二）检验方法

**1. 供试品溶液** 取维生素 C 泡腾颗粒 7.5g，置烧杯中，加水 100ml，待溶解完全无气泡后，即得。

**2. 测定** 按照 pH 测定法测定供试品溶液的 pH。

### （三）检验记录

记录酸度计型号、供试品溶液的制备过程、测定时的温度、使用的标准缓冲液，以及重复测定 2 次的数据及其平均值。

| 品名 | | | 生产日期 | | |
|---|---|---|---|---|---|
| 批号 | | | 规格 | | |
| 检验日期 | | | 生产企业 | | |
| 检验项目 | | | 实验室湿度 / 温度 | | |
| 检验依据 | | | | | |
| 检验内容 | | | | | |
| 仪器设备 | 天平型号 | | | 编号 | |
| | 校正状态 | 是□　否□ | | | |
| | 酸度计型号 | | | 编号 | |
| | 校正状态 | 是□　否□ | | | |
| 检验程序及检验记录 | 1. 操作过程<br><br>2. 记录<br>(1) 定位用标准缓冲液：<br>(2) 校准用标准缓冲液：　　　　　　　　校准结果：<br>(3) 供试品测定结果：<br>(4) 平均值：<br>3. 计算过程 | | | | |
| 检验结果 | 标准规定：<br>测定结果：<br>结论：□符合规定　　□不符合规定 | | | | |

## 二、粒度

### (一) 质量标准

除另有规定外, 照粒度和粒度分布测定法 (通则 0982 第二法双筛分法) 测定, 不能通过一号筛与能通过五号筛的总和不得超过 15%。

### (二) 检验方法

双筛分法：取单剂量包装的 5 袋 (瓶) 或多剂量包装的 1 袋 (瓶), 称定重量, 置该剂型或品种项下规定的上层 (孔径大的) 药筛中 (下层的筛下配有密合的接收容器), 保持水平状态过筛, 左右往返, 边筛动边拍打 3 分钟。取不能通过大孔径筛和能通过小孔径筛的颗粒及粉末,称定重量,计算其所占比例(%)。

### (三)检验记录

| 检验内容 | |
|---|---|
| 检验程序及<br>检验记录 | 1. 仪器<br><br>2. 操作过程<br><br>3. 记录<br><br>4. 计算过程 |
| 检验结果 | 标准规定:<br>测定结果:<br>结论:□符合规定　□不符合规定 |

## 三、溶化性

### (一)质量标准

取供试品3袋,将内容物分别转移至盛有200ml水的烧杯中,水温为15~25℃,应迅速产生气体而呈泡腾状,5分钟内颗粒均应完全分散或溶解在水中。

### (二)检验方法

1. **溶剂的准备**　3个盛装200ml水的烧杯,水温为15~25℃。

2. **测定**　取供试品3袋,将内容物分别转移至烧杯中,应迅速产生气体而呈泡腾状,5分钟内颗粒均应完全分散或溶解在水中。

### (三)检验记录

| 检验内容 | |
|---|---|
| 检验程序及<br>检验记录 | 1. 仪器<br><br>2. 操作过程 |

| 检验程序及<br>检验记录 | 3. 记录 |
|---|---|
| 检验结果 | 标准规定:<br>测定结果:<br>结论:□符合规定　□不符合规定 |

## 四、装量差异

### (一)质量标准

见表 11-1。

表 11-1　颗粒剂装量差异限度

| 平均装量或标示装量 | 装量差异限度 |
|---|---|
| 1.0g 及 1.0g 以下 | ±10% |
| 1.0g 以上至 1.5g | ±8% |
| 1.5g 以上至 6.0g | ±7% |
| 6.0g 以上 | ±5% |

每袋装量与平均装量相比较(凡无含量测定的颗粒剂或有标示装量的颗粒剂,每袋装量应与标示装量比较),超出装量差异限度的颗粒剂不得多于 2 袋,并不得有 1 袋超出装量差异限度 1 倍。

### (二)检验方法

取供试品 10 袋,除去包装,分别精密称定每袋内容物的重量,求出每袋内容物的装量与平均装量。

### (三)检验记录

| 检验内容 | |
|---|---|
| 检验程序及<br>检验记录 | 1. 仪器 |
| | 2. 操作过程 |

| 检验程序及<br>检验记录 | 3. 记录 |
|---|---|
| 检验结果 | 标准规定：<br>测定结果：<br>结论：□符合规定　　□不符合规定 |

审核员：　　　　　　　复核员：　　　　　　　检验员：

# 任务四　含量测定

## 一、质量标准

本品含维生素 C（$C_6H_8O_6$）应为标示量的 93.0%~107.0%。

## 二、检验原理

碘量法：维生素 C 在酸性溶液中，可被碘直接定量氧化。根据碘滴定液消耗的体积可计算维生素 C 的含量。其反应式如下：

## 三、检验方法

1. **供试品溶液**　取装量差异项下的内容物，混合均匀，精密称取适量（约相当于维生素 C 0.2g），加新沸过的冷水 100ml 与稀醋酸 10ml 使维生素 C 溶解，加淀粉指示液 1ml，即得。

2. **测定**　立即用碘滴定液（0.05mol/L）滴定至溶液显蓝色并持续 30 秒不褪色。每 1ml 碘滴定液（0.05mol/L）相当于 8.806mg 的 $C_6H_8O_6$。

3. **含量计算**　按以下公式计算维生素 C 泡腾颗粒的含量：

$$标示量，\% = \frac{TVF}{m_S} \times \frac{平均装量}{标示量} \times 100\%$$

例题 11-1：取维生素 C 泡腾颗粒 10 袋，规格为 15g，每袋含维生素 C 200mg，除去包装后，总重量为 150.542 8g，精密称取 14.983 5g 置锥形瓶中，加新沸过的冷水 100ml 与稀醋酸 10ml 使维生素 C 溶解，加淀粉指示液 1ml，立即用碘滴定液（0.050 24mol/L）滴定至溶液显蓝色并持续 30 秒不褪色，消耗碘滴定液 22.54ml。每 1ml 碘滴定液（0.05mol/L）相当于 8.806mg 的 $C_6H_8O_6$。计算维生素 C 的标示百分含量。

解：

$$维生素 C 标示量,\% = \frac{TVF}{m_S} \times \frac{平均装量}{标示量} \times 100\%$$

$$= \frac{8.806 \times 10^{-3} \times 22.54 \times \dfrac{0.050\ 24}{0.05}}{14.983\ 5} \times \frac{\dfrac{150.542\ 8}{10}}{200 \times 10^{-3}} \times 100\%$$

$$= 99.4\%$$

## 四、检验记录

| 品名 | | 生产日期 | |
|---|---|---|---|
| 批号 | | 规格 | |
| 检验日期 | | 生产企业 | |
| 检验项目 | | 实验室湿度 / 温度 | |
| 检验依据 | | | |
| 检验内容 | | | |
| 仪器设备 | 天平型号 | | 编号 | |
| | 校正状态 | 是□　否□ | | |
| 含量测定 | 1. 操作过程<br>2. 记录<br>滴定液浓度：$c=$<br>取样量：$m_1=$ 　　　　　　$m_2=$<br>滴定液消耗体积：$V_1=$ 　　　　　　$V_2=$<br>3. 计算过程 | | | |

续表

| 检验结果 | 标准规定：<br>测定结果：<br>结论：□符合规定　　□不符合规定 |
|---|---|
| 审核员：　　　　　　　复核员：　　　　　　　检验员： | |

## 五、注意事项

1. 在酸性介质中维生素C受空气中氧的氧化速率减慢，加入稀醋酸后迅速进行滴定。

2. 加新沸过冷水的目的是减少水中溶解的氧气对测定的影响。

3. 为消除制剂中辅料对测定的干扰，滴定前要进行必要的处理，如片剂溶解后应滤过，取续滤液测定；注射剂测定前加丙酮2ml，以消除注射剂中抗氧剂亚硫酸氢钠对测定的影响。

## 知 识 小 结

| 结构与<br>性质 | 结构特点 | 分子中有两个手性碳原子，烯二醇基具有强还原性，易被氧化为烯二酮结构而成为去氢抗坏血酸；烯醇型羟基具有弱酸性 |
|---|---|---|
| | 化学性质 | 与硝酸银反应；与2,6-二氯靛酚反应 |
| 性状 | 外观 | 为淡黄色颗粒 |
| | 臭 | 气芳香 |
| | 味 | 味酸甜 |
| 鉴别 | 硝酸银反应 | 本品能将硝酸银试液还原为银的黑色沉淀 |
| | 2,6-二氯<br>靛酚反应 | 2,6-二氯靛酚为一染料，其氧化型在酸性介质中为玫瑰红色，在碱性介质中为蓝色。与维生素C作用后生成还原型的无色的酚亚胺 |
| | 薄层色谱法 | 供试品溶液所显主斑点的位置和颜色应与对照品溶液的主斑点相同 |
| 检查 | 酸度 | 按照pH测定法测定供试品溶液的pH。pH应为4.5~5.5 |
| | 粒度 | 双筛分法：不能通过一号筛与能通过五号筛的总和不得超过15% |

| | | |
|---|---|---|
| 检查 | 溶化性 | 取供试品 3 袋,将内容物分别转移至盛有 200ml 水的烧杯中,水温为 15~25℃,应迅速产生气体而呈泡腾状,5 分钟内颗粒均应完全分散或溶解在水中 |
| | 装量差异 | 取供试品 10 袋,超出装量差异限度的颗粒剂不得多于 2 袋,并不得有 1 袋超出装量差异限度 1 倍 |
| 含量测定 | 质量标准 | 本品含维生素 C($C_6H_8O_6$)应为标示量的 93.0%~107.0% |
| | 检验原理 | 维生素 C 在酸性溶液中,可被碘直接定量氧化。根据碘滴定液消耗的体积可计算维生素 C 的含量 |
| | 检验方法 | 碘量法<br>1. 溶剂　稀醋酸与新沸过的冷水。<br>2. 滴定液　碘滴定液(0.05mol/L)。<br>3. 指示剂　淀粉指示液。<br>4. 终点　显蓝色并持续 30 秒不褪。<br>5. 计算公式<br>$$标示量,\%=\frac{TVF}{m_S}\times\frac{平均装量}{标示量}\times100\%$$ |
| | 检验记录 | 按要求规范书写 |

# 目 标 检 测

## 一、单项选择题

1. 维生素 C 又名(　　)

　　A. 生育酚　　　　　　　　　　　　B. 抗坏血酸

　　C. 盐酸硫胺　　　　　　　　　　　D. 骨化醇

2. 维生素 C 分子结构中有烯二醇基,因此具有(　　)

　　A. 强还原性　　　　　　　　　　　B. 强氧化性

　　C. 弱还原性　　　　　　　　　　　D. 弱氧化性

3.《中国药典》(2020 年版)中维生素 C 鉴别反应,采用的试剂有(　　)

　　A. 乙醇　　　　　　　　　　　　　B. 硝酸银

　　C. 碘化铋钾　　　　　　　　　　　D. 乙酰丙酮

4. 维生素 C 可与硝酸银作用生成(　　)

　　A. 红色胶体银　　　　　　　　　　B. 白色氯化银

　　C. 黄色银　　　　　　　　　　　　D. 黑色银沉淀

5. 加入硝酸银试液后生成黑色沉淀的药物是（　　）

    A. 维生素 A                         B. 维生素 E

    C. 维生素 B$_1$                      D. 维生素 C

6. 鉴别某一维生素药物时,加二氯靛酚试液,试液的颜色即消失,该药物是（　　）

    A. 维生素 A                         B. 维生素 B$_1$

    C. 维生素 C                         D. 维生素 E

7. 维生素 C 溶液中加入二氯靛酚试液后,试液颜色（　　）

    A. 蓝色→无色                     B. 玫瑰红色→无色

    C. 无色→蓝色                     D. 无色→玫瑰红色

8. 维生素 C 的鉴别试验主要是基于它的（　　）

    A. 氧化性          B. 还原性          C. 酸性          D. 碱性

9. 《中国药典》(2020 年版)中维生素 C 泡腾颗粒采用的鉴别方法为（　　）

    A. 三氯化锑反应                 B. 三氯化铁反应

    C. 硝酸反应                     D. 与 2,6- 二氯靛酚反应

10. 维生素 C 久置变色是由于生成了（　　）

    A. 糠醛          B. 糠醇          C. 糖醛          D. 糖醇

11. 为保证维生素 C 的质量,《中国药典》(2020 年版)规定用测定（　　）的方法控制其有色杂质限量

    A. 吸光度                       B. 熔点

    C. 比旋度                       D. 细菌内毒素

12. 维生素 C 泡腾颗粒含量测定中加新煮沸放冷的蒸馏水的目的是（　　）

    A. 使维生素 C 溶解            B. 除去水中微生物的影响

    C. 使终点敏锐                  D. 除去水中氧气的影响

## 二、多项选择题

1. 下列不属于维生素 C 所具有的性质是（　　）

    A. 酸性              B. 具强还原性              C. 碱性

    D. 在酸性溶液中成盐       E. 具有糖的性质

2. 《中国药典》(2020 年版)观测维生素 C 泡腾颗粒性状主要有（　　）

    A. 颜色              B. 臭                 C. 溶解度

    D. 味                 E. 稳定性

3. 《中国药典》(2020 年版)中维生素 C 的鉴别方法包括（　　）

    A. 与硝酸银反应生成黑色银沉淀

    B. 与二氯靛酚试液反应试液颜色褪色

    C. 与三氯化铁试液反应显紫色

D. 加盐酸生成白色沉淀

E. 使淀粉试液变蓝

4.《中国药典》(2020 年版)对维生素 C 泡腾颗粒检查的项目包括（　　）

A. 酸度　　　　　　　　B. 粒度　　　　　　　　C. 装量差异

D. 溶化性　　　　　　　E. 重金属

5. 采用碘量法测定维生素 C 泡腾颗粒含量需要的条件是（　　）

A. 在弱酸性溶液中进行　　　　　　B. 使用不含氧气新沸过的冷水

C. 以硫代硫酸钠为滴定液　　　　　D. 用淀粉为指示剂

E. 终点时溶液呈无色并保持 30 秒

## 三、计算题

1. 维生素 C 含量测定方法如下：精密称取维生素 C 0.202 0g，加新沸过的冷水 100ml 和稀醋酸 10ml 使溶解，加 1ml 淀粉指示液，立即用碘滴定液（0.102 0mol/L）进行滴定，消耗 22.49ml。已知 1ml 的碘滴定液（0.1mol/L）相当于 8.806mg 的 $C_6H_8O_6$。求维生素 C 的含量。

2. 取维生素 C 泡腾颗粒 10 袋，规格为 15g，每包含维生素 C 200mg，除去包装后，总重量为 150.542 8g，精密称取 14.882 5g、15.257 0g 分别置锥形瓶中，各加新沸过的冷水 100ml 与稀醋酸 10ml 使维生素 C 溶解，各加 1ml 淀粉指示液，立即使用碘滴定液（0.050 14mol/L）滴定至溶液显蓝色并持续 30 秒不褪，消耗碘滴定液 22.44ml、23.07ml。每 1ml 碘滴定液（0.05mol/L）相当于 8.806mg 的 $C_6H_8O_6$。计算维生素 C 的标示百分含量。

项目十一

自测题

# 项目十二
# 萘普生胶囊剂的检验

项目十二
课件

## 学习目标

**知识目标**

1. 掌握萘普生胶囊剂含量测定的原理、检验方法及含量计算公式的使用。

2. 熟悉萘普生胶囊剂的鉴别和检查。

3. 了解萘普生的结构特点及性质。

**技能目标**

1. 能通过仪器分析法鉴别真伪。

2. 会进行药物的特殊杂质限量检查及胶囊剂的常规检查。

3. 能测定萘普生胶囊剂的含量,正确使用计算公式,并正确填写检验记录。

**素养目标**

1. 培养具备严谨科学的工作态度。

2. 培养精益求精的工匠精神。

## 情景导入

  萘普生为白色或类白色结晶性粉末;无臭或几乎无臭。本品在甲醇、乙醇或三氯甲烷中溶解,在乙醚中略溶,在水中几乎不溶。结构中有羧基,呈酸性,可溶于氢氧化钠、碳酸钠溶液。

萘普生化学结构式

萘普生为环氧合酶抑制剂,抗炎作用约为保泰松的 11 倍,镇痛作用约为阿司匹林的 7 倍,解热作用约为阿司匹林的 22 倍,为一种高效低毒的消炎、镇痛及解热药物。临床上用于治疗类风湿关节炎、骨关节炎、强直性脊柱炎、痛风、运动系统(如关节、肌肉及肌腱)的慢性变性疾病,以及轻、中度疼痛,如痛经。可制成片剂、胶囊剂、颗粒剂和栓剂。

# 任务一  鉴  别

## 一、高效液相色谱法

### (一)质量标准

在含量测定项下记录的色谱图中,供试品溶液主峰的保留时间应与对照品溶液主峰的保留时间一致。

### (二)检验原理

高效液相色谱法(HPLC)用于药物鉴别的基础是两个结构相同的化合物,其保留时间也相同。保留时间($t_R$)是指被分离组分从进样到柱后出现该组分最大响应值时的时间,也即从进样到出现某组分色谱峰的顶点时为止所经历的时间,常以分钟(min)为时间单位,用于反映被分离的组分在性质上的差异。通常以在相同的色谱条件下待测成分的保留时间与对照品的保留时间是否一致作为待测成分定性的依据。为简化操作,用高效液相色谱法测定含量的药品,多同时用高效液相色谱法进行鉴别。

### (三)检验方法

照含量测定,观察色谱图中供试品和对照品主峰的保留时间是否一致。

### (四)检验记录

| 品名 | | 生产日期 | |
|---|---|---|---|
| 批号 | | 规格 | |
| 检验日期 | | 生产企业 | |
| 检验项目 | | 实验室湿度/温度 | |
| 检验依据 | | | |
| 检验内容 | | | |
| 仪器设备 | 天平型号 | | 编号 | |
| | 校正状态 | 是□ 否□ | | |
| | 高效液相色谱仪型号 | | 编号 | |
| | 校正状态 | 是□ 否□ | | |

| 检验程序及检验记录 | 1. 操作过程 |
| | 2. 记录 |

| 检验结果 | 标准规定： |
| | 测定结果： |
| | 结论：□ 符合规定　　□ 不符合规定 |

**（五）注意事项**

1. 温度会影响色谱柱分离效果，《中国药典》（2020 年版）品种正文中未指明色谱柱温度时系指室温，应注意室温变化的影响。为改善分离效果可适当调整色谱柱的温度。

2. 流动相使用的溶剂、缓冲盐等应选用色谱纯试剂，用 0.45μm 或 0.22μm 滤膜过滤并脱气；样品进样前也需用 0.45μm 或 0.22μm 滤膜过滤。

3. 若采用手动进样，应使用适宜的试剂清洗微量注射器并用待进样溶液润洗至少 3 次。

4. 在相同的色谱条件下，供试品主峰和对照品主峰的保留时间一致作为定性的依据。

5. 本品种鉴别与含量测定项下的色谱条件及系统适用性要求一致。

6. 本实验流动相含盐，实验完成后应先用 10% 甲醇 / 水冲洗 30 分钟，除去柱子中的盐，再用甲醇冲洗 30 分钟。

# 二、紫外 - 可见分光光度法

## （一）质量标准

取本品的细粉适量，加甲醇制成每 1ml 中含萘普生 30μg 的溶液，滤过，滤液照紫外 - 可见分光光度法（通则 0401）测定，在 262nm、271nm、317nm 与 331nm 的波长处有最大吸收。

## （二）检验原理

很多药物在一定溶剂中的紫外 - 可见光谱特征是固定的，包括吸收光谱形状、吸收峰数目、各吸收峰的最大吸收波长和最小吸收波长、吸光度和相应的吸收系数等，这些光谱特征可作为鉴别的参数。本品是通过测定比较最大吸收波长的一致性进行鉴别，将供试品用规定的溶剂配成一定浓度的供试液,测定最大吸收波长,然后与药品质量标准中规定的波长对比,如果在规定范围内(样品吸收峰波长应在该品种规定的波长 ±2nm 以内),该项检查符合规定。

### (三)检验方法

1. 供试品配制

(1)取出本品内容物,研磨成细粉,取细粉适量,约相当于 0.03g 的萘普生。取样量按下列公式进行计算:

$$取样量 = \frac{0.03 \times 胶囊装量}{规格}$$

(2)称得细粉置于 100ml 量瓶中,加甲醇溶解并稀释至刻度,摇匀,滤过,精密量取续滤液 10ml,置 100ml 量瓶中,加甲醇稀释至刻度,即可。

2. 测定

(1)开机,预热 20 分钟,仪器自检。

(2)选择光谱模式,设定检测波长范围为 250~340nm(设定的波长范围应包括 262nm、271nm、317nm 与 331nm)。

(3)在样品室内将参比及检测光路同时放入装有空白溶液的比色皿,进行基线校正以扣除空白的背景吸收。

(4)将检测光路中的空白溶液换成供试品溶液,点击"开始"进行测定。

(5)测定结束,打印或记录数据谱图,观察是否在 262nm、271nm、317nm 与 331nm 波长处有最大吸收,判断检测结果。

### (四)检验记录

| 检验内容 | | | | |
|---|---|---|---|---|
| 仪器设备 | 天平型号 | | 编号 | |
| | 校正状态 | 是□ 否□ | | |
| | 紫外 - 可见分光光度计型号 | | 编号 | |
| | 校正状态 | 是□ 否□ | | |
| 检验程序及检验记录 | 1. 操作过程<br><br>2. 记录<br>最大吸收波长:<br>相应吸光度(*A*): | | | |

| 检验结果 | 标准规定: <br> 测定结果: <br> 结论:□符合规定　□不符合规定 |
|---|---|

### （五）注意事项

1. 记录仪器型号与狭缝宽度、供试品的称量（平行试验 2 份）及其干燥失重或水分、溶剂名称、供试液的溶解稀释过程、测定波长与吸光度（或附仪器自动打印记录），以及检查结果等。

2. 测定前仪器应预热 30 分钟。

3. 比色皿内溶液量为皿高度的 2/3~4/5 为宜。

4. 测定时应手拿毛玻璃面,比色皿外壁应干燥,透光面应干净无污渍。

## 三、红外分光光度法

### （一）质量标准

取本品（约相当于萘普生 0.2g）,研细,加甲醇 10ml,使充分溶解后,滤过,滤液水浴蒸干,105℃干燥 1 小时,残渣经减压干燥,依法测定。本品的红外光吸收图谱应与对照的图谱（光谱号 432）一致。如图 12-1 所示。

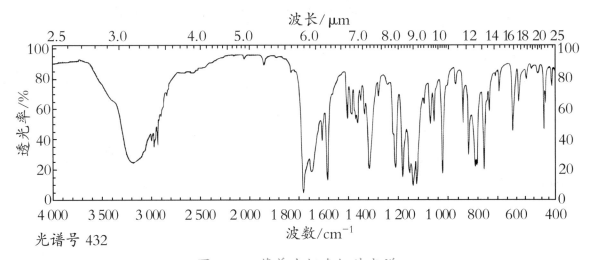

图 12-1　萘普生标准红外光谱

### （二）检验原理

红外分光光度法用于制剂鉴别时,应按照质量标准要求进行前处理,通常采用溶剂提取法,再经适当方法干燥后进行红外光谱鉴别。提取时应选择适宜的溶剂,以尽量减少辅料的干扰,并避免导致晶型转变。《中国药典》（2020 年版）采用标准图谱对照法进行鉴别,即按药典指定条件绘制供试品红外吸收光谱后,与《药品红外光谱集》中的相应标准图谱进行比较,以判断是否符合规定。

### (三) 检验方法

#### 1. 制剂前处理

(1) 取出本品内容物,研磨成细粉,取细粉适量,约相当于 0.2g 的萘普生。取样量按下列公式进行计算:

$$取样量 = \frac{0.2 \times 胶囊装量}{规格}$$

(2) 将上述样品置于烧杯中,加甲醇 10ml,充分溶解后,滤过,滤液置 98~100℃水浴锅中蒸干。

(3) 蒸干残渣置于烘箱内,105℃干燥 1 小时。

(4) 烘干后残渣置减压干燥器中,室温干燥至恒重,即得。

#### 2. 测定

(1) 空白压片:取干燥的溴化钾细粉 200~300mg,置玛瑙研钵中,研细,置于直径为 13mm 的压片模具中,铺展均匀,抽真空约 2 分钟,加压至 $0.8 \times 10^6$ kPa,保持压力约 2 分钟,撤去压力并放气后取出空白片,目视检测,空白片应呈透明状。

(2) 供试品压片:取干燥后的供试品 1~1.5mg,置于玛瑙研钵中,加入干燥的溴化钾细粉 200~300mg (与供试品比例约为 200:1) 作为稀释剂,充分研磨混匀,置于直径为 13mm 的压片模具中,操作同空白压片,取出供试品片后目视检测,应呈透明状,供试品分布均匀,无明显颗粒。

(3) 打开红外主机和计算机,预热 30 分钟。

(4) 进入红外测试系统,设置实验参数。

(5) 参比光束中放置参比物(空白片),样品光束中放置供试品片。

(6) 扫描,并将图谱(图 12-2)与《药品红外光谱集》中的对照图谱(图 12-1)进行比较并判断。

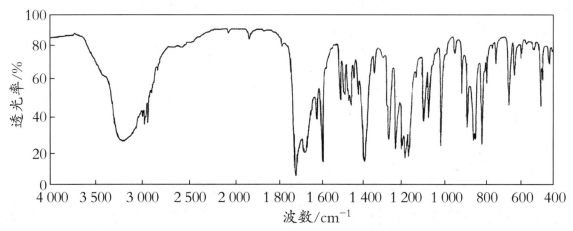

图 12-2　萘普生胶囊红外光谱

（7）保存并打印图谱，退出系统，关机。

## （四）检验记录

| 检验内容 | | | | | |
|---|---|---|---|---|---|
| 仪器设备 | 天平型号 | | | 编号 | |
| | 校正状态 | 是□ 否□ | | | |
| | 红外分光光度计型号 | | | 编号 | |
| | 校正状态 | 是□ 否□ | | | |
| 检验程序及检验记录 | 1. 操作过程<br><br>2. 记录 | | | | |
| 检验结果 | 标准规定：<br>实际测定值：<br>结论：□符合规定　□不符合规定 | | | | |
| 审核员： | 复核员： | | | 检验员： | |

## （五）注意事项

1. 制剂的前处理通常采用溶剂提取法，提取时应选择适宜的溶剂，以尽可能减少辅料的干扰。

2. 红外实验室的室温应控制在 15~30℃，相对湿度应小于 65%，适当通风换气，以避免积聚过量的二氧化碳、水蒸气和有机溶剂蒸气。

3. 提取后活性成分的纯度达到 90%~95%，基本能满足制剂红外鉴别的要求。

4. 药品粉末和溴化钾必须干燥，压片要厚薄均匀，厚度 1mm 左右。

# 任务二　检　查

## 一、有关物质

### （一）质量标准

照高效液相色谱法（通则 0512）测定。避光操作。供试品溶液色谱图中如有与杂质 I 峰保留时间一致的色谱峰，按外标法以峰面积计算，不得过萘普生标示量的 0.1%，其他单个杂质峰面积不得大于对照溶液中萘普生峰面积的 0.2 倍（0.2%），杂质总量不得过

1.0%。

（二）检验方法

**1. 流动相的配制**　将甲醇和 0.01mol/L 磷酸二氢钾溶液以 75∶25 的比例混合均匀，用磷酸调节 pH 至 3.0，用 0.45μm 滤膜抽滤，超声脱气 15 分钟。

**2. 供试品溶液的配制**　取装量差异项下的内容物，混匀，精密称取适量（约相当于萘普生 25mg），计算公式为

$$取样量 = \frac{0.025 \times 胶囊装量}{规格}$$

称得样品置 50ml 量瓶中，加流动相适量，振摇使萘普生溶解，用流动相稀释至刻度，摇匀，滤过，取续滤液。

**3. 配制对照溶液**

（1）对照品溶液：取杂质 I 对照品（6- 甲氧基 -2- 萘乙酮）0.1g，精密称定，置于 100ml 量瓶中，加流动相溶解并稀释至刻度，摇匀，精密量取 5ml，置 100ml 量瓶中，加流动相稀释至刻度。

（2）对照溶液：分别精密量取供试品溶液与对照品溶液各 1ml，置同一 100ml 量瓶中，用流动相稀释至刻度，摇匀。

**4. 测定**

（1）开机：接通高效液相色谱仪电源，依次开启泵、柱温箱、自动进样器、检测器、系统控制器，待泵和检测器自检结束后，打开电脑显示器、主机，启动工作站软件。

（2）泵清洗排空。

（3）设定各项参数：检测波长为 240nm，流速 1.0ml/min，柱温 25℃。

（4）系统适应性试验：进样检测供试品溶液，获取色谱图，计算萘普生峰理论板数、萘普生峰与各相邻杂质峰之间的分离度。要求理论板数不得低于 5 000，萘普生峰与各相邻杂质峰之间的分离度均应不小于 1.5。

（5）进样分析：供试品和对照品用 0.45μm 滤膜滤过后，取续滤液依次进样，进样体积 20μl，记录色谱图至主成分峰保留时间的 2.5 倍时停止。

（6）色谱数据的收集和处理。

（7）清洗和关机。

**5. 数据处理**

（1）杂质 I：若供试品溶液色谱图中出现与杂质 I 峰保留时间一致的色谱峰，按外标法以峰面积计算，不得过萘普生标示量的 0.1%。公式为：

$$杂质\ I\ 标示含量,\% = \frac{c_R \times \dfrac{A_X}{A_R} \times D \times V \times \overline{W}}{m \times 标示量} \times 100\%$$

例题 12-1:对一批萘普生胶囊(规格 0.25g)进行有关物质检查。精密称取 0.1g,置 50ml 量瓶中,加流动相适量,振摇使萘普生溶解,用流动相稀释至刻度,摇匀,滤过,精密量取续滤液 20μl 进样。分别精密量取供试品溶液与杂质 I 对照品溶液(浓度 50μg/ml)各 1ml,置同一 100ml 量瓶中,用流动相稀释至刻度,摇匀,制得对照溶液,同法测定。计算杂质 I 的标示含量。

系统适用性试验:理论板数按萘普生峰计算不低于 5 000,萘普生峰与各相邻杂质峰之间的分离度均应符合要求。

实验数据:平均装量为 0.566 7g,对照品杂质 I 峰面积为 457 1,供试品取样量为 0.100 5g,供试品杂质 I 峰面积为 656 6。

解:

$$\text{杂质 I 标示含量},\% = \frac{c_R \times \dfrac{A_X}{A_R} \times D \times V \times \overline{W}}{m \times \text{标示量}} \times 100\%$$

$$= \frac{50 \times 10^{-6} \times \dfrac{6\ 566}{4\ 571} \times 50 \times 0.566\ 7}{0.100\ 5 \times 0.25} \times 100\%$$

$$= 0.081\%$$

(2)其他单个杂质峰面积不得大于对照溶液中萘普生峰面积的 0.2 倍(0.2%),杂质总量不得过 1.0%。

## (三)检验记录

| 品名 | | 生产日期 | |
|---|---|---|---|
| 批号 | | 规格 | |
| 检验日期 | | 生产企业 | |
| 检验项目 | | 实验室湿度 / 温度 | |
| 检验依据 | | | |
| 检验内容 | | | |
| 仪器设备 | 天平型号 | | 编号 | |
| | 校正状态 | 是□  否□ | | |
| | 高效液相色谱仪型号 | | 编号 | |
| | 校正状态 | 是□  否□ | | |
| 检验程序及检验记录 | 1. 操作过程 | | | |

| 检验程序及检验记录 | 2. 记录 |
| --- | --- |
| 检验结果 | 标准规定：<br>测定结果：<br>结论：□符合规定　　□不符合规定 |

### （四）注意事项

同本项目鉴别项下"高效液相色谱法"。

## 二、溶出度

### （一）质量标准

照溶出度与释放度测定法（通则 0931 第一法）测定。萘普生胶囊的溶出限度为标示量的 80%，应符合规定。

### （二）检验方法

1. **仪器调试**　对溶出仪各项装置进行调试，并使转篮底部距溶出杯的内底部 25mm±2mm。

2. **溶出介质的准备**

（1）溶出介质的配制：取磷酸二氢钠 2.28g、磷酸氢二钠 11.50g，加水至 1 000ml，得磷酸盐缓冲液（pH 7.4）。配制溶出介质不得少于 5 400ml。

（2）脱气：取溶出介质，在缓慢搅拌下加热至约 41℃，并在真空条件下不断搅拌 5 分钟以上。也可采用煮沸、超声、抽滤等方法脱气。

（3）装液及调节温度：每个溶出杯加入 900ml 溶出介质。开启仪器设置温度，使溶出杯中溶出介质的温度保持在 37℃±0.5℃，用温度计测量每个溶出杯的温度，确保 6 个溶出杯温度差异不超过 0.5℃。

3. **溶出**　取供试品 6 粒，分别投入 6 个干燥的转篮内，将转篮降入溶出杯中，注意避免供试品表面产生气泡。设置转速为 100r/min，启动仪器，计时。在 45 分钟时，吸取溶出液 10ml（取样位置应在转篮顶端至液面的中点，距溶出杯内壁 10mm 处），立即用适当的微孔滤膜滤过，取澄清滤液为供试品溶液。自取样至滤过应在 30 秒内完成。

4. **溶出量的测定**

（1）对照品溶液的配制：取萘普生对照品，精密称定，用溶出介质溶解并定量稀释制

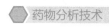

成每 1ml 中约含 0.1mg(规格 0.1g)或 0.125mg(规格 0.125g)或 0.2mg(规格 0.2g)或 0.25mg(规格 0.25g)的溶液。

 课堂活动

> 请以规格为 0.1g 的萘普生胶囊为例,设计一个对照品溶液配制方案。

(2)测定及数据处理:取供试品溶液澄清滤液与对照品溶液,照紫外 - 可见分光光度法(通则 0401),在 331nm 的波长处分别测定吸光度,计算每粒的溶出量。计算公式:

$$溶出量,\%=\dfrac{c_R \times \dfrac{A_X}{A_R} \times D \times V}{标示量} \times 100\%$$

5. **结果判定** 溶出限度($Q$)为标示量的 80%。根据溶出度与释放度测定法(通则 0931)判断供试品是否符合规定。

## (三)检验记录

| 检验内容 | | | | | | | |
|---|---|---|---|---|---|---|---|
| 仪器设备 | 天平型号 | | | | 编号 | | |
| | 校正状态 | 是□ 否□ | | | | | |
| | 溶出仪型号 | | | | 编号 | | |
| | 校正状态 | 是□ 否□ | | | | | |
| | 紫外 - 可见分光光度计型号 | | | | 编号 | | |
| | 校正状态 | 是□ 否□ | | | | | |
| 检验程序及检验记录 | 序号 | 1 | 2 | 3 | 4 | 5 | 6 |
| | 吸光度 | | | | | | |
| | 溶出量 | | | | | | |
| | 平均溶出量 | | | | | | |
| | 溶出限度($Q$) | | | | | | |
| | 低于 $Q$-10% 个数 | | | | | | |
| | 低于 $Q$-20% 个数 | | | | | | |
| | 是否复试 | | | | | | |
| 检验结果 | 标准规定: | | | | | | |
| | 测定结果: | | | | | | |
| | 结论:□符合规定　□不符合规定 | | | | | | |

### （四）注意事项

注意事项参照项目六中的"溶出度测定法"。

## 三、装量差异

### （一）质量标准

应符合胶囊剂项下有关的各项规定（通则0103）。

### （二）检验方法

1. 取供试品20粒，分别精密称定每粒重量后，取开囊帽，倾出内容物（不得损失囊壳），用小毛刷或其他适宜用具将囊体和囊帽内外拭净，并依次精密称定每一囊壳（囊体和囊帽）重量，根据每粒胶囊重量与囊壳重量之差求每粒内容物重量，20粒胶囊内容物重量之和除以20，得平均装量。数据保留3位有效数字。

2. 根据平均装量（标示装量）和装量差异限度（表12-1），计算允许装量范围。

表 12-1　胶囊剂的装量差异限度

| 平均装量或标示装量 | 装量差异限度 |
| --- | --- |
| 0.30g 以下 | ±10% |
| 0.30g 及 0.30g 以上 | ±7.5% |

3. 每粒的装量与允许装量范围相比较，均未超出范围的，或超出范围的胶囊不多于2粒，且未超出限度1倍，判为符合规定。

### （三）检验记录

记录每粒胶囊及其自身囊壳的重量、每粒内容物重量、20粒胶囊总装量和平均装量、限度范围、超过限度的粒数、结果判断。

| 检验内容 | | | | | | | | | | | |
| --- | --- | --- | --- | --- | --- | --- | --- | --- | --- | --- | --- |
| 仪器设备 | 天平型号 | | | | | 编号 | | | | | |
| | 校正状态 | 是□　否□ | | | | | | | | | |
| 检验程序及检验记录 | 序号 | 1 | 2 | 3 | 4 | 5 | 6 | 7 | 8 | 9 | 10 |
| | 胶囊重 | | | | | | | | | | |
| | 胶囊壳重 | | | | | | | | | | |
| | 内容物重 | | | | | | | | | | |
| | 序号 | 11 | 12 | 13 | 14 | 15 | 16 | 17 | 18 | 19 | 20 |
| | 胶囊重 | | | | | | | | | | |
| | 胶囊壳重 | | | | | | | | | | |
| | 内容物重 | | | | | | | | | | |

| 检验程序及<br>检验记录 | 总装量 | |
|---|---|---|
| | 平均装量 | |
| | 超出限度范围<br>个数 | |
| | 超出限度范围<br>1倍个数 | |
| 检验结果 | 标准规定： | |
| | 测定结果： | |
| | 结论：□符合规定　　□不符合规定 | |
| 审核员：　　　　　　复核员：　　　　　　　　检验员： | | |

**（四）注意事项**

1. 每粒胶囊的称量过程，应注意编号顺序以及囊体和囊帽的对号，避免混淆。

2. 称量过程中，不得用手直接接触供试品。

# 任务三　含量测定

## 一、质量标准

照高效液相色谱法（通则0512）测定。本品含萘普生（$C_{14}H_{14}O_3$）应为标示量的90.0%~110.0%。

## 二、检验原理

本品采用高效液相色谱法（HPLC）进行含量测定，HPLC用于药品含量测定是基于待测组分的色谱峰面积或峰高与待测组分的量相关，通过比较供试品中待测组分的色谱峰面积或峰高与对照品色谱峰面积或峰高的大小来确定供试品待测组分的量。

本品采用外标法测定含量，按各品种项下的规定，精密称（量）取对照品和供试品，配制成溶液，分别精密取一定量，进样，记录色谱图，测量对照品溶液和供试品溶液中待测物质的峰面积或峰高，按外标法计算供试品的含量。

## 三、检验方法

1. **流动相的配制**　配制方法同"有关物质"。

2. **供试品溶液的配制**　取装量差异项下的内容物，混匀，精密称取适量（约相当于萘

普生 0.1g),计算公式为

$$取样量 = \frac{0.1 \times 胶囊装量}{规格}$$

置 100ml 量瓶中,加流动相适量,超声使萘普生溶解,放冷,用流动相稀释至刻度,摇匀,滤过,精密量取续滤液 5ml,置 250ml 量瓶中,用流动相稀释至刻度,摇匀。平行配制 2 份。

**3. 对照品溶液的配制** 取萘普生对照品 0.1g,精密称定,置于 100ml 量瓶中,加流动相溶解并稀释至刻度,摇匀,精密量取 2ml,置 100ml 量瓶中,加流动相稀释至刻度,得 20μg/ml 的对照品溶液。平行配制 2 份。

**4. 测定** 仪器操作步骤同"有关物质",记录色谱图,测定条件如下:

(1)设定各项参数:检测波长为 272nm,流速 1.0ml/min,柱温 25℃。

(2)系统适应性试验:理论板数按萘普生峰计算不得低于 2 000,萘普生峰与相邻杂质峰之间的分离度均应不小于 1.5。

(3)供试品和对照品用 0.45μm 滤膜滤过后,取续滤液依次进样,进样体积 20μl。供试品和对照品每份至少进样 2 次,相对标准偏差(RSD)不大于 1.5%。

**5. 数据处理**

(1)计算公式为:

$$萘普生胶囊标示量,\% = \frac{c_R \times \dfrac{A_X}{A_R} \times D \times V \times \overline{W}}{m \times 标示量} \times 100\%$$

例题 12-2:萘普生胶囊(规格 0.1g)含量测定。取本品 20 粒,精密称定内容物装量为 5.212 4g,研细,精密称取 0.260 6g,置 100ml 量瓶中,加流动相适量,超声使萘普生溶解,放冷,用流动相稀释至刻度,摇匀,滤过,精密量取续滤液 5ml,置 250ml 量瓶中,用流动相稀释至刻度,摇匀。0.45μm 滤膜滤过后精密量取续滤液 20μl 进样,记录色谱图,峰面积平均值 46 751 020;另取萘普生对照品适量,配制成浓度为 20μg/ml 的对照品溶液,同法测定,峰面积平均值为 46 521 998。按外标法以峰面积计算萘普生胶囊标示含量。

解:

$$萘普生胶囊标示量,\% = \frac{c_R \times \dfrac{A_X}{A_R} \times D \times V \times \overline{W}}{m \times 标示量} \times 100\%$$

$$= \frac{20 \times 10^{-6} \times \dfrac{46\ 751\ 020}{46\ 521\ 998} \times 50 \times 100 \times \dfrac{5.212\ 4}{20}}{0.260\ 6 \times 0.1} \times 100\%$$

$$= 100.5\%$$

（2）结果判定：每份至少平行测定 2 次，计算每次测定的标示百分含量，并统计平均标示百分含量和相对标准偏差，应符合规定。

## 四、检验记录

| 品名 | | 生产日期 | |
|---|---|---|---|
| 批号 | | 规格 | |
| 检验日期 | | 生产企业 | |
| 检验项目 | | 实验室湿度 / 温度 | |
| 检验依据 | | | |
| 检验内容 | | | |
| 仪器设备 | 天平型号 | | 编号 | |
| | 校正状态 | 是□　否□ | | |
| | 高效液相色谱仪型号 | | 编号 | |
| | 校正状态 | 是□　否□ | | |
| 检验程序及检验记录 | 1. 操作过程<br><br>2. 记录<br>滴定液浓度：$c=$<br>取样量：$m_1=$　　　　　　　　　$m_2=$<br>滴定液消耗体积：$V_1=$　　　　　　　　　$V_2=$<br>3. 计算过程 | | | |
| 检验结果 | 标准规定：<br>测定结果：<br>结论：□符合规定　　□不符合规定 | | | |

审核员：　　　　　　　复核员：　　　　　　　检验员：

## 五、注意事项

同本项目鉴别项下"高效液相色谱法"。

## 知 识 小 结

<table>
<tr>
<td rowspan="3">鉴别</td>
<td>高效液相<br>色谱法</td>
<td>观察色谱图中供试品和对照品主峰的保留时间是否一致</td>
</tr>
<tr>
<td>紫外 - 可见<br>分光光度法</td>
<td>比较最大吸收波长的一致性</td>
</tr>
<tr>
<td>红外分光<br>光度法</td>
<td>1. 制剂前处理<br>2. 溴化钾压片, 标准图谱对照法</td>
</tr>
<tr>
<td rowspan="4">检查</td>
<td>有关物质</td>
<td>高效液相色谱法<br>1. 不加校正因子的主成分自身对照法<br>2. 外标法<br><br>$$杂质 \mathrm{I} 标示含量, \% = \frac{c_R \times \dfrac{A_X}{A_R} \times D \times V \times \overline{W}}{m \times 标示量} \times 100\%$$</td>
</tr>
<tr>
<td>溶出度</td>
<td>1. 方法 篮法<br>2. 检查条件 溶出介质为磷酸盐缓冲液 pH 7.4, 温度为 37℃ ± 0.5℃<br>3. 溶出量测定方法 紫外 - 可见分光光度法, 限度为标示量的 80%<br><br>$$溶出量, \% = \frac{c_R \times \dfrac{A_X}{A_R} \times D \times V}{标示量} \times 100\%$$</td>
</tr>
<tr>
<td rowspan="2">装量差异</td>
<td>1. 取 20 粒, 每粒胶囊内容物装量 = 胶囊重量 - 囊壳重量<br>2. 胶囊装量差异限度

<table>
<tr>
<th>平均装量或标示装量</th>
<th>装量差异限度</th>
</tr>
<tr>
<td>0.30g 以下</td>
<td>±10%</td>
</tr>
<tr>
<td>0.30g 及 0.30g 以上</td>
<td>±7.5%</td>
</tr>
</table>
</td>
</tr>
</table>

续表

| 含量测定 | 质量标准 | 照高效液相色谱法测定。本品含萘普生（$C_{14}H_{14}O_3$）应为标示量的90.0%~110.0% |
| | 检验原理 | 通过比较供试品中待测组分的色谱峰面积或峰高与对照品色谱峰面积或峰高的大小来确定供试品待测组分的量 |
| | 检验方法 | 1. 方法　高效液相色谱法的外标法<br>2. 计算公式<br><br>$$萘普生胶囊标示量，\% = \frac{c_R \times \dfrac{A_X}{A_R} \times D \times V \times \overline{W}}{m \times 标示量} \times 100\%$$<br><br>3. 相对标准偏差（RSD）不大于1.5% |
| | 检验记录 | 按要求规范书写检验记录 |
| | 注意事项 | 流动相使用的溶剂、缓冲盐等应选用色谱纯试剂；正确清洗色谱柱 |

# 目 标 检 测

## 一、单项选择题

1. 高效液相色谱法鉴别萘普生胶囊真伪的参数是（　　）

 A. 峰高         B. 峰面积

 C. 保留时间        D. 分离度

2.《中国药典》（2020年版）规定，紫外-可见分光光度法鉴别萘普生胶囊的方法是（　　）

 A. 比较吸收光谱的一致性    B. 比较吸收系数的一致性

 C. 比较吸光度比值的一致性   D. 比较最大吸收波长的一致性

3. 用红外分光光度法鉴别萘普生胶囊，压片时溴化钾与供试品的比例为（　　）

 A. 200∶1         B. 150∶1

 C. 100∶2         D. 20∶1

4. 高效液相色谱法检查萘普生胶囊有关物质，要求萘普生峰与各相邻杂质峰之间的分离度应不小于（　　）

 A. 1.0     B. 1.5     C. 2.0     D. 2.5

5.《中国药典》（2020年版）规定，萘普生胶囊溶出度测定方法为（　　）

 A. 篮法          B. 桨法

C. 小杯法　　　　　　　　　　　　D. 转筒法

6. 测定萘普生胶囊进行溶出度时,溶出杯中溶出介质的温度保持在(　　)

　　A. 20℃　　　　　　　　　　　　B. 25℃

　　C. 37℃　　　　　　　　　　　　D. 50℃

7. 某萘普生胶囊的平均装量为 0.258 7g,其装量差异限度为(　　)

　　A. ±2%　　　　　　　　　　　　B. ±5%

　　C. ±7.5%　　　　　　　　　　　D. ±10%

8. 萘普生胶囊装量差异在哪种情况下可被判定为不符合规定(　　)

　　A. 20 粒全部在限度范围内

　　B. 20 粒中有 1 粒小于限度范围,且未超出限度 1 倍

　　C. 20 粒中有 2 粒小于限度范围,且未超出限度 1 倍

　　D. 20 粒中有 1 粒 1 小于限度范围,且超出限度 1 倍

9. 采用高效液相色谱法测定萘普生胶囊的含量时,由于实验流动相含盐,实验完成后应先用 10% 甲醇／水和后用甲醇分别冲洗(　　)

　　A. 10 分钟　　　　　　　　　　　B. 20 分钟

　　C. 30 分钟　　　　　　　　　　　D. 40 分钟

10. 萘普生胶囊含量测定方法采用的是高效液相色谱法中的(　　)

　　A. 内标法　　　　　　　　　　　B. 外标法

　　C. 面积归一法　　　　　　　　　D. 主成分自身对照法

**二、判断题(正确的√,错误的 ×)**

1. 红外分光光度法对实验室的温度和湿度要求不高。(　　)

2. HPLC 用于药品含量测定是基于待测组分的色谱峰面积或峰高与待测组分的量相关。(　　)

3. 当采用内标法测定含量时,以手动进样器定量环或自动进样器进样为宜。(　　)

4. 溶出仪设置温度,使溶出杯中溶出介质的温度保持在 37℃±0.5℃。(　　)

5. 采用高效液相色谱法测定萘普生胶囊含量时,其检测波长为 262nm。(　　)

**三、计算题**

1. 配制萘普生胶囊(规格 0.125g)供试品溶液,要求精密称取内容物适量(约相当于萘普生 25mg),平均装量为 0.345 2g,计算内容物的取样量。

2. 取萘普生胶囊(规格 0.125g)20 粒,去除胶囊壳,精密称定内容物总重为 6.852 0g,精密称取内容物(约相当于萘普生 0.1g)0.272 2g,置 100ml 量瓶中,加流动相适量,超声使萘普生溶解,放冷,用流动相稀释至刻度,摇匀,滤过,精密量取续滤液 5ml,置 250ml 量瓶中,用流动相稀释至刻度,摇匀。取萘普生对照品适量,精密称定,加流动相溶解并定量稀释成每 1ml 中含 20μg 的溶液。精密量取供试品溶液与对照品溶液,分别 20μl 注入液相

色谱仪,记录色谱图。供试品的峰面积为 48 751 220,对照品的峰面积为 48 853 040,按外标法以峰面积计算萘普生的标示百分含量。

项目十二
自测题

# 项目十三
# 维生素 B$_{12}$ 注射液的检验

项目十三
课件

◆ 情景导入 ◆

维生素 B$_{12}$ 又称钴胺素或氰钴胺,是一种由含钴的卟啉类化合物组成的 B 族维生素,是结构最复杂也是唯一含金属元素钴的维生素。维生素 B$_{12}$ 呈深红色针状结晶,引湿性强,在水或乙醇中略溶,在中性和弱酸性条件下稳定,在强酸强碱下易分解,阳光照射易被破坏。维生素 B$_{12}$ 主要来源于动物性食物,植物中的大豆以及一些草药也含有维生素 B$_{12}$,肠道细菌可以合成。人体维生素 B$_{12}$ 贮藏于肝脏中,需要量极少,只要饮食正常,一般情况下不缺乏,但消化道疾病者容易缺乏。维生素 B$_{12}$ 是红细胞生成不可缺少的重要物质,如果严重缺乏,将导致恶性贫血。维生素 B$_{12}$ 用于治疗恶性贫血以及巨幼细胞贫血,也用于神经炎和神经萎缩等。

# 任务一　性　　状

## 一、质量标准

本品为粉红色至红色的澄明液体。

## 二、检验方法

1. 取供试品溶液适量,置干燥洁净小烧杯中。
2. 置白色背景下观察其颜色。
3. 溶液显粉红色至红色的澄明液体。

## 三、检验记录

| 品名 | | 生产日期 | |
|---|---|---|---|
| 批号 | | 规格 | |
| 检验日期 | | 生产企业 | |
| 检验项目 | | 实验室湿度／温度 | |
| 检验依据 | | | |
| 检验内容 | | | |
| 检验程序及检验记录 | 1. 仪器<br><br>2. 操作过程<br><br>3. 记录 | | |
| 检验结果 | 标准规定：<br>测定结果：<br>结论：□符合规定　□不符合规定 | | |
| 审核员： | 复核员： | | 检验员： |

# 任务二　鉴　　别

## 维生素 B₁₂ 结构式

## 一、质量标准

《中国药典》(2020 年版)规定,取含量测定项下的供试品溶液,照紫外 - 可见分光光度法(通则 0401)测定,在 361nm 与 550nm 的波长处有最大吸收;361nm 波长处的吸光度与 550nm 波长处的吸光度的比值应为 3.15~3.45。

## 二、检验方法

### 1. 供试品溶液的配制

例题 13-1:供试品取样量的计算。维生素 B₁₂ 注射液的规格为 1ml:0.25mg,需配制每 1ml 中约含维生素 B₁₂ 25μg 的溶液 10ml,计算供试品溶液的取样量。

解:

已知 $c_1=0.25\text{mg/ml}$,$c_2=25\mu\text{g/ml}=0.025\text{mg/ml}$,$V_2=10\text{ml}$

根据计算公式:$c_1V_1=c_2V_2$

$$V_1 = \frac{c_2 V_2}{c_1} = \frac{0.025 \times 10}{0.25} = 1\text{ml}$$

取维生素 B$_{12}$ 注射液（规格为 1ml : 0.25mg）若干，开启安瓿，将注射液倒入小烧杯中，精密量取本品 1ml 置 10ml 量瓶中，加水定容至刻度，摇匀，作为供试品溶液。

**2. 供试品溶液的测定** 照紫外 - 可见分光光度法，维生素 B$_{12}$ 在 361nm 与 550nm 波长处有最大吸收。

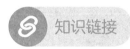 知识链接

## UV-2300 紫外 - 可见分光光度计波长扫描操作规程

1. 开机 打开电源开关后，仪器自检，仪器自动对各项目进行检查，并显示相应的内容，如检查结果正常显示 <OK>，否则显示 <NG>，自检大约需要 2 分钟，当所有项目检查正常的情况下，自动切换到参数设置界面。

2. 选择模式及参数设置 在"主菜单"下选择 2（波长扫描），在"波长扫描"下选择 1（测量参数设置），按 Enter 键，在子菜单下选择 2（开始波长）输入波长，如 600nm，按 Enter 键，在子菜单下选择 3（停止波长）输入波长，如 240nm，按 Enter 键，输入完毕，按 Clear/Return 键，界面转换至"主菜单"。

3. 测量

（1）基线校正：将空白溶液置样品室中，关闭室门，在主菜单下选择 6（基线校正），按 Enter 键，在子菜单下选择 2（用户 1），按 Start 键，仪器对基线进行校正。

（2）绘制吸收光谱：打开样品室门，取出 1 号位上的吸收池，更换供试品溶液，重置样品室光路中，关闭室门，选择 0（进入测量界面），按 Start 键，待扫描完毕后，在屏幕下方选择 2（数据显示），选择 1（峰值），屏幕显示吸收峰的实际波长及相应的吸光度，选择 2（谷值），屏幕显示最小吸收的实际波长及相应的吸光度。

4. 记录 按要求记录相关数据，如最大吸收波长、最小吸收波长、肩峰及其相应的吸光度。

5. 实验结束 数据记录完毕后，按 Return 键，使屏幕转换至"主菜单"。

6. 关闭电源。

7. 清场。

## 三、检验记录

| 品名 | | 生产日期 | |
|---|---|---|---|
| 批号 | | 规格 | |
| 检验日期 | | 生产企业 | |
| 检验项目 | | 实验室湿度 / 温度 | |
| 检验依据 | | | |
| 检验内容 | | | |
| 仪器设备 | 紫外 - 可见分光光度计型号 | | 编号 | |
| | 校正状态 | 是□   否□ | | |
| 检验程序及检验记录 | 1. 操作过程<br><br>2. 记录<br>最大吸收波长：<br>相应吸光度($A$)：<br>吸光度比值：$A_{\lambda 361}/A_{\lambda 550}=$ | | | |
| 检验结果 | 标准规定：<br>测定结果：<br>结论：□符合规定    □不符合规定 | | | |
| 审核员： | 复核员： | | 检验员： |

## 四、注意事项

1. 空白溶液和供试品溶液需澄清，不得有浑浊。

2. 易腐蚀、易挥发试样测定时比色皿必须加盖。

3. 比色皿外面的残留液体需用滤纸吸干，以免污染比色槽。

4. 样品溅入比色室后应立即用滤纸或软棉纱布擦拭干净。

5. 开关试样室暗箱盖时动作要轻缓。

6. 不要在仪器上方倾倒测试样品溶液，以免样品溶液污染仪器表面，损坏仪器。

# 任务三　检　　查

## 一、pH

### （一）质量标准

本品 pH 应为 4.0~6.0。

### （二）检验方法

1. **取样**　取供试品溶液置一小烧杯中。

2. **测定**　按照 pH 测定法测定供试品溶液的 pH。

3. **测定结束**　将 pH 计各开关复位,关闭电源;用纯化水冲洗电极后,用滤纸将水吸尽,复合电极装入盒中放好。

### （三）检验记录

记录仪器型号、室温、定位用标准缓冲液的名称、校准用标准缓冲液的名称及其校准结果、供试品溶液的制备、测定结果。

| 品名 | | 生产日期 | |
|---|---|---|---|
| 批号 | | 规格 | |
| 检验日期 | | 生产企业 | |
| 检验项目 | | 实验室湿度 / 温度 | |
| 检验依据 | | | |
| 检验内容 | | | |
| 仪器设备 | 酸度计型号 | | 编号 | |
| | 校正状态 | 是□　否□ | | |
| 检验程序及检验记录 | 1. 操作过程<br><br>2. 记录<br>（1）定位用标准缓冲液：<br>（2）校准用标准缓冲液：<br>（3）供试品测定结果：<br>（4）平均值：<br>3. 计算过程 | | 校准结果： | |

续表

| 检验结果 | 标准规定：<br>测定结果：<br>结论：□符合规定 □不符合规定 |
|---|---|

## 二、其他检查

### （一）装量

**1. 质量标准** 应符合注射剂项下有关的各项规定（通则0102）。

**2. 检验方法** 在注射剂生产过程中，由于生产工艺、设备和管理等原因，都会引起注射剂装量的差异，检查注射剂的装量，其目的在于保证单剂量注射的注射用量不少于标示量，以达到临床用药剂量的要求。

（1）仪器与用具：①注射器及注射针头；②量筒（量入型），规格1ml、2ml、5ml、10ml、20ml及50ml，经定期检定合格。

（2）操作方法

1）按表13-1规定抽取供试品。

表13-1 不同装量的供试品取用量

| 标示装量 | 供试品取用量/支 |
|---|---|
| 2ml 或 2ml 以下 | 5 |
| 2ml 以上至 50ml | 3 |

2）取供试品，擦净安瓿外壁，轻弹安瓿颈部使液体全部下落，折断安瓿颈（开启时注意避免损失），将每支内容物分别用相应体积的干燥注射器（配有适宜针头）抽尽，注入预经标化的量筒内，在室温下检视，读出每支装量。

3）如供试品为油溶液或混悬液时，检查前应先微温摇匀，再用干燥注射器及注射针头抽尽后，同前法操作，并冷却至室温后检视。

4）结果与判定：每支注射液的装量均不得少于其标示装量；如有少于其标示装量者，即判为不符合规定。

**3. 检验记录** 主要记录室温、抽取供试品支数、供试品的标示装量、每支供试品的实测装量。

| 检验内容 | |
|---|---|
| 检验程序及<br>检验记录 | 1. 仪器 |

续表

| 检验程序及检验记录 | 2. 操作过程<br><br>3. 记录 |
|---|---|
| 检验结果 | 标准规定：<br>测定结果：<br>结论：□符合规定　　□不符合规定 |

### 4. 注意事项

（1）所用注射器及量筒必须洁净、干燥并经定期校正；其最大容量应与供试品的标示装量相一致，量筒的大小应使待测体积至少占其额定体积的 40%，不排尽针头中的液体。

（2）注射器应配上适宜号数的注射针头，其大小与临床使用情况相近为宜。

### （二）可见异物

1. **质量标准**　应符合注射剂项下有关的各项规定（通则 0102）。

2. **检验方法**　可见异物检查法第一法（灯检法），本法应在暗室中进行。

（1）取样：取供试品 20 支，擦净容器外壁。

（2）检查：将供试品置遮光板边缘处，在明视距离（指供试品至人眼的清晰观测距离，通常为 25cm），手持容器颈部，轻轻旋转和翻转容器（但应避免产生气泡），使药液中可能存在的可见异物悬浮，分别在黑色和白色背景下目视检查，重复观察，总检查时限为 20 秒。

（3）结果判定：供试品中不得检出金属屑、玻璃屑、长度超过 2mm 的纤维、最大粒径超过 2mm 的块状物以及静止一定时间后轻轻旋转肉眼可见的烟雾状微粒沉积物、无法计数的微粒群或摇不散的沉淀，以及在规定时间内较难计数的蛋白质絮状物等明显可见异物。

供试品中如检出点状物、2mm 以下的短纤维和块状物等微细可见异物，除另有规定外，应分别符合表 13-2 的规定。

表 13-2　非静脉用注射液微细可见异物限度结果判定

| 类别 | | 微细可见异物限度 | |
|---|---|---|---|
| | | 初试 20 支（瓶） | 初、复试 40 支（瓶） |
| 注射液　非静脉用 | | 如 1~2 支（瓶）检出，复试<br>如 2 支（瓶）以上检出，不符合规定 | 超过 2 支（瓶）检出，不符合规定 |

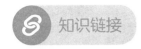 知识链接

# 可 见 异 物

微粒是指注射剂在生产和使用过程中经由各种途径产生的微小颗粒杂质。注射剂在生产过程中可能会带入纤维、玻璃屑、炭化块、金属微粒等,在临床使用过程中可能会产生纤维、橡皮屑、药液配伍的不溶物等微粒。

《中国药典》(2020 年版)对注射剂中微粒按粒径大小分为两步检查,即可见异物检查和不溶性微粒检查两种。可见异物检查为注射剂成品逐一检查,不溶性微粒检查为可见异物检查符合规定后,对注射剂抽取样品进行不溶性微粒的大小及数量的检查。

可见异物系指存在于注射剂、眼用液体制剂和无菌原料药中,在规定条件下目视可以观测到的不溶性物质,其粒径或长度通常大于 50μm。

注射剂、眼用液体制剂应在符合 GMP 的条件下生产,产品在出厂前应采用适宜的方法逐一检查并同时剔除不合格产品。

临用前,需在自然光下目视检查(避免阳光直射),如有可见异物,不得使用。

可见异物检查法有灯检法和光散射法。一般常用灯检法。

灯检法不适用的品种,如用深色透明容器包装或液体色泽较深(一般深于各标准比色液 7 号)的品种可选用光散射法;混悬型、乳状液型注射液和滴眼液不能使用光散射法。

实验室检测时应避免引入可见异物。当制备注射用无菌粉末和无菌原料药供试品溶液时,或供试品的容器不适于检查(如透明度不够、不规则形状容器等),需转移至适宜容器中时,均应在 B 级的洁净环境(如层流净化台)中进行。用于本试验的供试品,必须按规定随机抽样。

可见异物检查不但可以保证用药安全,而且可以发现生产中的问题。例如,白点多为原料或安瓿产生;纤维多半因环境污染所致;玻璃屑往往是由于割口灌封不当所造成。

3. **检验记录** 记录检查的总支(瓶)数、观察到的异物名称和数量、不合格的支(瓶)数、结果判断(保留不合格的检品作为留样,以供复查)。

| 检验内容 | |
|---|---|
| 检验程序及<br>检验记录 | 1.仪器 |

| 检验程序及检验记录 | 2. 操作过程 |
| --- | --- |
| | 3. 记录 |

| 检验结果 | 标准规定： |
| --- | --- |
| | 测定结果： |
| | 结论：□符合规定　□不符合规定 |

| 审核员： | 复核员： | 检验员： |
| --- | --- | --- |

**4. 注意事项**

（1）检查人员条件：远距离和近距离视力测验，均应为 4.9 及以上（矫正后视力应为 5.0 及 5.0 以上）；应无色盲。

（2）供试品装量每支（瓶）在 10ml 及 10ml 以下的，每次检查可手持 2 支（瓶）。10ml 以上的每次检查拿取 1 支（瓶）。50ml 或 50ml 以上大容量注射液按直、横、倒三步法旋转检视。供试品溶液中有大量气泡产生影响观察时，需静置足够时间至气泡消失后检查。

# 任务四　含量测定

## 一、质量标准

本品为维生素 $B_{12}$ 的灭菌水溶液。含维生素 $B_{12}$（$C_{63}H_{88}CoN_{14}O_{14}P$）应为标示量的 90.0%~110.0%。

## 二、检验原理

采用紫外 - 可见分光光度法的吸收系数法测定维生素 $B_{12}$ 注射液的含量。维生素 $B_{12}$ 吸收光谱上有 3 个特征吸收峰，最大吸收波长分别为 278nm、361nm、550nm。维生素 $B_{12}$ 在 361nm 的吸收峰干扰少，吸收最强，因此，在 361nm 的波长处测定维生素 $B_{12}$ 注射液的吸光度，按吸收系数法计算含量。

## 三、检验方法

**1. 供试品溶液的配制**　避光操作。精密量取本品适量，用水定量稀释成每 1ml 中约

含维生素 $B_{12}$ 25μg 的溶液,作为供试品溶液。

2. **测定**　照紫外 - 可见分光光度法,在 361nm 的波长处测定吸光度,按 $C_{63}H_{88}CoN_{14}O_{14}P$ 的吸收系数($E_{1cm}^{1\%}$)为 207 计算,即得。

3. **计算公式**　注射剂的含量测定结果用标示百分含量表示。

$$标示量,\%= \frac{\dfrac{A \times 1\%}{E_{1cm}^{1\%}} \times D \times V}{c_{标示} V_S} \times 100\%$$

例题 13-2:精密量取规格为 1ml:0.5mg 的维生素 $B_{12}$ 注射液 1ml,置 20ml 量瓶中,加水稀释至刻度,摇匀,照紫外 - 可见分光光度法,在 361nm 的波长处测定吸光度为 0.500,按 $C_{63}H_{88}CoN_{14}O_{14}P$ 的吸收系数($E_{1cm}^{1\%}$)为 207 计算,计算维生素 $B_{12}$ 注射液的标示百分含量。

解:

$$标示量,\%= \frac{\dfrac{A \times 1\%}{E_{1cm}^{1\%}} \times D \times V}{c_{标示} V_S} \times 100\%= \frac{\dfrac{0.500 \times 1\%}{207} \times 1 \times 20}{0.5 \times 10^{-3} \times 1} \times 100\%=96.6\%$$

 课堂活动

精密量取规格为 1ml:0.25mg 的维生素 $B_{12}$ 注射液 5ml,置 50ml 量瓶中,加水稀释至刻度,摇匀,照紫外 - 可见分光光度法,在 361nm 的波长处测定吸光度为 0.498,按($C_{63}H_{88}CoN_{14}O_{14}P$)的吸收系数($E_{1cm}^{1\%}$)为 207 计算,计算维生素 $B_{12}$ 注射液的标示百分含量。

## 四、检验记录

记录仪器型号、供试品的称量(平行试验 2 份)、溶剂名称与检查结果、供试液的溶解稀释过程、测定波长(必要时应附波长校正和空白吸光度)与吸光度(或附仪器自动打印记录),以及计算式与结果等。

| 品名 | | 生产日期 | |
|---|---|---|---|
| 批号 | | 规格 | |
| 检验日期 | | 生产企业 | |
| 检验项目 | | 实验室湿度 / 温度 | |

续表

| 检验依据 | | | | | |
|---|---|---|---|---|---|
| 检验内容 | | | | | |
| 仪器设备 | 紫外-可见分光光度计型号 | | | 编号 | |
| | 校正状态 | 是□　否□ | | | |
| 检验程序及检验记录 | 1. 操作过程<br><br><br>2. 实验记录<br>最大吸收波长：<br>吸收系数（$E_{1cm}^{1\%}$）：<br>规格：<br>取样量：$V_S=$<br>稀释倍数：$D=$<br>配制体积：$V_1=$　　　　$V_2=$<br>吸光度：$A_1=$　　　　$A_2=$<br>3. 计算过程 | | | | |
| 检验结果 | 标准规定：<br>测定结果：<br>结论：□符合规定　□不符合规定 | | | | |

审核员：　　　　　　复核员：　　　　　　检验员：

## 五、注意事项

参考项目九中任务四含量测定项下及本项目中任务二鉴别项下的注意事项。

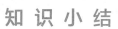

## 知 识 小 结

| 性状 | 外观 | 本品为粉红色至红色的澄明液体 |
|---|---|---|
| 鉴别 | 紫外 - 可见分光光度法 | 在 361nm 与 550nm 的波长处有最大吸收;361nm 波长处的吸光度与 550nm 波长处的吸光度的比值应为 3.15~3.45 |
| 检查 | pH | 本品 pH 应为 4.0~6.0 |
| | 装量 | 供试品标示装量不大于 2ml 者,取供试品 5 支(瓶);2ml 以上至 50ml 者,取供试品 3 支(瓶)。每支注射液的装量均不得少于其标示装量 |
| | 可见异物 | 取供试品 20 支,按规定检查,供试品中不得检出金属屑、玻璃屑、长度超过 2mm 的纤维、最大粒径超过 2mm 的块状物以及静止一定时间后轻轻旋转肉眼可见的烟雾状微粒沉积物、无法计数的微粒群或摇不散的沉淀,以及在规定时间内较难计数的蛋白质絮状物等明显可见异物 |
| 含量测定 | 质量标准 | 含维生素 B<sub>12</sub>（$C_{63}H_{88}CoN_{14}O_{14}P$）应为标示量的 90.0%~110.0% |
| | 检验原理 | 维生素 B<sub>12</sub> 在 361nm 的吸收峰干扰少,吸收最强,在 361nm 的波长处测定吸光度,按吸收系数法计算含量 |
| | 检验方法 | 紫外 - 可见分光光度法,吸收系数法计算公式: $$标示量,\% = \dfrac{\dfrac{A \times 1\%}{E_{1cm}^{1\%}} \times D \times V}{c_{标示}V_S} \times 100\%$$ |
| | 检验记录 | 按要求规范书写 |

## 目 标 检 测

**一、单项选择题**

1. 维生素 B<sub>12</sub> 注射液的外观颜色是（    ）

　　A. 无色　　　　　　　　　　　　B. 黄色

　　C. 棕色　　　　　　　　　　　　D. 红色

2. 维生素 B<sub>12</sub> 具有紫外特征吸收是分子结构中含有（    ）

　　A. 酰胺基　　　　　　　　　　　B. 共轭双键

　　C. 羧基　　　　　　　　　　　　D. 内酰胺结构

3. 可见异物检查时,供试品装量每支(瓶)在 10ml 及 10ml 以下的,每次检查可手持( )

    A. 1支        B. 2支        C. 3支        D. 4支

4. 采用紫外 - 可见分光光度法鉴别维生素 $B_{12}$ 注射液时,最大吸收波长为( )

    A. 254nm 和 361nm        B. 254nm 和 365nm

    C. 361nm 和 550nm        D. 365nm 和 550nm

5.《中国药典》(2020 年版)维生素 $B_{12}$ 注射液含量测定方法为( )

    A. GC                  B. HPLC

    C. TLC                D. UV

6. 紫外 - 可见分光光度法测定维生素 $B_{12}$ 注射液含量的波长为( )

    A. 254nm             B. 278nm

    C. 361nm             D. 550nm

7. 某药厂维生素 $B_{12}$ 注射液规格为 1ml:0.5mg,作装量检查取供试品( )支

    A. 1          B. 3          C. 5          D. 10

8. pH 测定前,按各品种项下的规定,选择两种 pH 约相差( )个单位的标准缓冲液

    A. 1          B. 2          C. 3          D. 4

9. 配制标准缓冲液与溶解供试品的水,应是新沸过并放冷的纯化水,其pH应为( )

    A. 5.5~7.0            B. 4.0~6.0

    C. 3.15~3.45        D. 3.98~4.02

10.《中国药典》(2020 年版)通则中 UV 测定时采用( )cm 的石英吸收池

    A. 1          B. 2          C. 4          D. 10

## 二、多项选择题

1.《中国药典》(2020 年版)通则中 pH 测定法仪器校正用标准缓冲液包括( )

    A. 草酸盐标准缓冲液        B. 邻苯二甲酸盐标准缓冲液

    C. 磷酸盐标准缓冲液        D. 硼砂标准缓冲液

    E. 氢氧化钙标准缓冲液

2.《中国药典》(2020 年版)通则中 UV 含量测定方法包括( )

    A. 对照品比较法        B. 吸收系数法

    C. 计算分光光度法        D. 比色法

    E. 自身稀释对照法

3. 维生素 $B_{12}$ 注射液 UV 鉴别时波长为( )

    A. 254nm        B. 361nm        C. 365nm

    D. 550nm        E. 760nm

4. 对维生素 $B_{12}$ 注射液装量的说法正确的是( )

A. 在注射液生产过程中,由于生产工艺、设备和管理等原因,引起装量的差异

B. 在注射液贮存过程中,由于环境干燥、存放时间长等原因,引起装量的差异

C. 每支注射液的装量均不得少于其标示装量,判为符合规定

D. 维生素 B$_{12}$ 注射液的表示装量小于 2ml,取用量为 5 支

E. 维生素 B$_{12}$ 注射液略少于其标示装量,判为符合规定

5. 可见异物检查法有(　　)

A. 光阻法　　　　　　　　　　　B. 显微计数法

C. 灯检法　　　　　　　　　　　D. 光散射法

E. 目视法

## 三、判断题(正确的√,错误的 ×)

1. 含有苯环或共轭体系的药物在紫外光区多半有特征吸收,所以可以用紫外 - 可见分光光度法鉴别药物的真伪。(　　)

2. 维生素 B$_{12}$ 注射液鉴别,361nm 波长处的吸光度与550nm 波长处的吸光度的比值应为 5.5~7.0。(　　)

3. 可见异物系指存在于注射剂、眼用液体制剂和无菌原料中,在规定条件下目视可以观测到的不溶性物质,其粒径或长度通常小于 50μg。(　　)

4. 灯检法应在光线明亮的室中进行。(　　)

5. 溶液型非静脉用注射液可见异物检查结果标准规定 20 支供试品中,均不得检出明显可见异物。(　　)

6. 可见异物检查分别在黑色和白色背景下目视检查,重复观察 3 次,总检查时限为 20 秒。(　　)

7. 《中国药典》(2020 年版)中规定维生素 B$_{12}$ 注射液性状为:本品为粉红色至红色的澄明液体。(　　)

## 四、计算题

1. 维生素 B$_{12}$ 注射液鉴别实验操作为:取含量测定项下的供试品溶液,照紫外 - 可见分光光度法测定,在 361nm 与 550nm 的波长处有最大吸收;361nm 波长处的吸光度与 550nm 波长处的吸光度的比值应为 3.15~3.45。某同学做实验结果为:$A_{361}$=0.521,$A_{550}$=0.125,计算并作出结果判断。

2. 精密量取规格为 1ml:0.5mg 的维生素 B$_{12}$ 注射液 1ml,置 20ml 量瓶中,加水稀释至刻度,摇匀,照紫外 - 可见分光光度法,在 361nm 的波长处测定吸光度为 0.533,按 C$_{63}$H$_{88}$CoN$_{14}$O$_{14}$P 的吸收系数为 207 计算,计算维生素 B$_{12}$ 注射液的标示百分含量并判断是否符合规定。

3. 精密量取规格为 2ml:0.5mg 的维生素 B$_{12}$ 注射液 5ml,置 50ml 量瓶中,加水稀释至刻度,摇匀,照紫外 - 可见分光光度法,在 361nm 的波长处测定吸光度为 0.511,按

（$C_{63}H_{88}CoN_{14}O_{14}P$）的吸收系数（$E_{1cm}^{1\%}$）为 207 计算，计算维生素 $B_{12}$ 注射液的标示百分含量。

项目十三
自测题

模 块 四

拓展学习部分

# 项目十四
# 氧化锌辅料的检验

**知识目标**

1. 熟悉药用辅料的概念,氧化锌的性状、鉴别、检查和含量测定。
2. 了解药用辅料的用途、氧化锌的性质。

**技能目标**

1. 能按规定进行药用辅料性状观测、化学鉴别和检查的检验操作。
2. 能规范完成辅料含量的测定。
3. 能对检验结果作出判断,并正确填写检验记录。

**素养目标**

培养工匠精神、劳动精神。

　　药用辅料系指生产药品和调配处方时使用的赋形剂和附加剂,在制剂处方设计时,为解决制剂的成型性、有效性、稳定性、安全性,加入处方中除主药以外的药用物料的统称。药用辅料除了赋形、充当载体、提高稳定性外,还具有增溶、助溶、调节释放等重要功能,是可能会影响到制剂的质量、安全性和有效性的重要成分。药物制剂是由活性成分的原料和辅料所组成的,辅料是制剂生产过程中必不可少的重要组成部分。

　　氧化锌是锌的一种氧化物,难溶于水,可溶于酸和强碱。氧化锌是一种常用的化学添加剂,广泛地应用于塑料、硅酸盐制品、合成橡胶、润滑油、油漆涂料、药膏、黏合剂、食品、电池、阻燃剂等产品的制作中。作为药用辅料使用时,用作填充剂和抑菌剂。

　　氧化锌的检验步骤:首先要观察氧化锌的性状,再进行鉴别试验,然后按《中国药典》(2020 年版)规定进行检查,最后进行含量测定。

# 任务一  性  状

## 一、外观

### （一）质量标准

本品为白色至极微黄白色的无砂性细微粉末。

### （二）检验方法

取供试品适量置培养皿中，置亮处观察本品的颜色、状态，记录并判定。

### （三）检验记录

| 品名 | | 生产日期 | |
|---|---|---|---|
| 批号 | | 规格 | |
| 检验日期 | | 生产企业 | |
| 检验项目 | | 实验室湿度／温度 | |
| 检验依据 | | | |
| 检验内容 | | | |
| 检验程序及检验记录 | 1. 仪器<br><br>2. 操作过程<br><br>3. 记录 | | |
| 检验结果 | 标准规定：<br>测定结果：<br>结论：□符合规定　□不符合规定 | | |

## 二、溶解性

### （一）质量标准

本品在水或乙醇中不溶；在稀酸中溶解。

## （二）检验方法

分别取供试品，在 25℃±2℃ 时加入以下规定量的水、稀盐酸，每隔 5 分钟强力振摇 30 秒。观察 30 分钟内的溶解情况，记录试验现象。如无目视可见的溶质颗粒时，即视为完全溶解。

## （三）检验记录

| 检验项目 | | | | | |
|---|---|---|---|---|---|
| 仪器设备 | 天平型号 | | 仪器编号 | | |
| | 校正状态 | 是□　否□ | | | |
| 检验程序及检验记录 | 样品取样量 /g | 溶剂名称 | 溶剂体积 /ml | 溶解情况 | 备注 |
| | 0.1 | 水 | 1 000 | □完全溶解<br>□未完全溶解 | |
| | 1.0 | 稀盐酸 | 29 | □完全溶解<br>□未完全溶解 | |
| 检验结果 | 标准规定：<br>测定结果：<br>结论：□符合规定　□不符合规定 | | | | |
| 审核员： | | 复核员： | | 检验员： | |

# 任务二　鉴　　别

## 一、颜色鉴别反应

### （一）质量标准

取本品，加强热，即变成黄色；放冷，黄色即消失。

### （二）检验原理

氧化锌晶体受热时，会有少量氧原子溢出，ZnO 由白、浅黄逐步变为黄色。当温度下降后晶体则恢复白色。

### （三）检验方法

1. 取本品适量，置蒸发皿中。

2. 把装有氧化锌粉末的蒸发皿置电炉上加热。

3. 观察氧化锌粉末的颜色变化，在高温下氧化锌即变成黄色。

4. 停止加热后，放冷，黄色即消失。

### （四）检验记录

记录简要的操作过程、供试品的取用量、所加试剂的名称与用量、反应结果。

| 品名 | | 生产日期 | |
|------|------|----------|------|
| 批号 | | 规格 | |
| 检验日期 | | 生产企业 | |
| 检验项目 | | 实验室湿度/温度 | |
| 检验依据 | | | |
| 检验内容 | | | |
| 检验程序及检验记录 | 1. 仪器<br><br>2. 操作过程<br><br><br>3. 记录<br>加强热，即变成_____；放冷，_____ | | |
| 检验结果 | 标准规定：<br>测定结果：<br>结论：□符合规定　□不符合规定 | | |

## 二、化学鉴别反应

### （一）质量标准

本品的稀盐酸溶液显锌盐的鉴别反应（通则0301）。

### （二）检验原理

加入亚铁氰化钾试液量少时生成亚铁氰化锌，试剂过量时生成溶解度更小的 $Zn_3K_2[Fe(CN)_6]_2$。沉淀不溶于稀酸及氨试液，但可溶于强碱。

$$2Zn^{2+}+K_4[Fe(CN)_6] \longrightarrow 4K^++Zn_2[Fe(CN)_6] \downarrow （白）$$

$$3Zn_2[Fe(CN)_6]+K_4[Fe(CN)_6] \longrightarrow 2Zn_3K_2[Fe(CN)_6]_2 \downarrow （白）$$

在中性或碱性溶液中，锌盐和硫化钠反应生成白色的硫化锌沉淀。

$$Zn^{2+}+S^{2-} \longrightarrow ZnS \downarrow （白色）$$

### （三）检验方法

1. 取供试品溶液1ml，置试管中，加亚铁氰化钾试液约1ml，即生成白色沉淀，置离心机上分离，弃去上清液，向试管中的沉淀加入稀盐酸2ml，振摇，沉淀不溶解。

2. 取供试品约0.1g，加入0.1mol/L氢氧化钠溶液1ml使成碱性，振摇，使溶解，滴加硫化钠试液,生成白色沉淀。

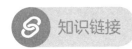

## 试 剂 配 制

亚铁氰化钾试液:取亚铁氰化钾 1g,加水 10ml 使溶解,即得。(临用新制)

稀盐酸:取盐酸 234ml,加水稀释至 1 000ml,即得。

硫化钠试液:取硫化钠 1g,加水使溶解成 10ml,即得。(临用新制)

### (四) 检验记录

记录简要的操作过程、供试品的取用量、所加试剂的名称与用量、反应结果(包括生成物的颜色、气体的产生或异臭、沉淀物的颜色或沉淀物的溶解等)。

采用药典通则中未收载的试液时,应记录其配制方法或出处。多批号供试品同时进行检验时,如结果相同,可只详细记录一个批号的情况,其余批号可记为同编号××××××的情况与结论;遇有结果不同时,则应分别记录。

| 检验内容 | |
|---|---|
| 检验程序及检验记录 | 1. 仪器<br><br>2. 操作过程<br><br>3. 记录 |
| 检验结果 | 标准规定:<br>测定结果:<br>结论:□符合规定　□不符合规定 |
| 审核员:　　　　　　复核员:　　　　　　检验员: | |

### (五) 注意事项

试药试液的加入量、方法和顺序均应按各试验项下的规定;如未作规定,试液应逐滴加入,边加边振摇;并注意观察反应现象。

# 任务三 检 查

## 一、碱度

### （一）质量标准

取本品 1.0g,加新沸的热水 10ml,振摇 5 分钟,放冷,滤过,滤液加酚酞指示液 2 滴,如显粉红色,加盐酸滴定液(0.1mol/L)0.10ml,粉红色应消失。

### （二）检验方法

碱度检查采用酸碱滴定法,是在一定指示剂的条件下,用酸或碱的滴定液滴定样品中的碱性或酸性杂质,用消耗滴定液的体积来测定样品酸碱杂质的量。

1. 称取本品 1.0g,置小烧杯中,加新沸的热水 10ml,振摇 5 分钟,放冷,滤过。

2. 滤液置 50ml 比色管中,加酚酞指示液 2 滴,如显粉红色,用 0.1ml 刻度移液管加盐酸滴定液(0.1mol/L)0.10ml,粉红色应消失。

### （三）检验记录

记录简要的操作过程、供试品的取用量、所加试剂的名称与用量、反应结果。

| 品名 | | 生产日期 | |
|---|---|---|---|
| 批号 | | 规格 | |
| 检验日期 | | 生产企业 | |
| 检验项目 | | 实验室湿度 / 温度 | |
| 检验依据 | | | |
| 检验内容 | | | |
| 检验程序及<br>检验记录 | 1. 仪器<br><br>2. 操作过程<br><br>3. 记录 | | |
| 检验结果 | 标准规定:<br>测定结果:<br>结论:□符合规定　　□不符合规定 | | |

## 二、硫酸盐

### （一）质量标准

取本品 1.0g，加适量稀盐酸溶解，依法检查（通则 0802），与标准硫酸钾溶液 0.5ml 制成的对照溶液比较，不得更深（0.005%）。

### （二）检验方法

1. 按硫酸盐检查法配制标准硫酸钾溶液和对照溶液。

2. 取本品 1.0g，加适量稀盐酸溶解，置 50ml 纳氏比色管中，加水使成约 40ml，摇匀，即得供试品溶液。

3. **比色**　于供试品溶液与对照溶液中，分别加入 25% 氯化钡溶液 5ml，用水稀释至 50ml，充分摇匀，放置 10 分钟，同置黑色背景上，从比色管上方向下观察、比较。

4. **杂质限量**　计算公式：

$$硫酸盐限量，\% = \frac{c_{标} V_{标}}{S} \times 100\%$$

### （三）检验记录

记录标准溶液的浓度和用量、供试品溶液的制备、比较结果。必要时应记录供试品溶液的前处理方法。

| 检验内容 | |
|---|---|
| 检验程序及检验记录 | 1. 仪器 |
| | 2. 操作过程 |
| | 3. 记录 |
| 检验结果 | 标准规定：<br>测定结果：<br>结论：□符合规定　□不符合规定 |

### （四）注意事项

注意事项参照项目五中的硫酸盐检查法。

## 三、碳酸盐与酸中不溶物

### （一）质量标准

取本品 2.0g,加水 10ml 混合后,加稀硫酸 30ml,置水浴上加热,不得发生气泡;搅拌后,溶液应澄清。

### （二）检验方法

1. 称取本品 2.0g,置 100ml 烧杯中,加水 10ml,摇匀。

2. 用量筒加稀硫酸 30ml,摇匀。

3. 将供试品溶液置水浴上加热,不得发生气泡;用玻璃棒轻轻搅拌,静置,溶液应澄清。

### （三）检验记录

记录简要的操作过程、供试品的取用量、所加试剂的名称与用量、反应结果。

| 检验内容 | |
|---|---|
| 检验程序及检验记录 | 1. 仪器<br><br>2. 操作过程<br><br>3. 记录 |
| 检验结果 | 标准规定:<br>测定结果:<br>结论:□符合规定　□不符合规定 |

## 四、炽灼失重

### （一）质量标准

取本品约 1.0g,精密称定,在 800℃炽灼至恒重,减失重量不得过 1.0%。

### （二）检验方法

1. **坩埚恒重**　按炽灼残渣检查法操作。

2. **取样和炽灼**　取本品约 1.0g,置恒重后坩埚中(如供试品分子结构中含有碱金属或氟元素,则应使用铂坩埚),精密称定,按炽灼残渣检查法,在 800℃炽灼至恒重。

### （三）检验记录

记录炽灼温度、空坩埚恒重值、供试品的称量、炽灼后残渣与坩埚的恒重值、计算结果。

| 检验内容 | | | | | |
|---|---|---|---|---|---|
| 仪器设备 | 天平型号 | | | 仪器编号 | |
| | 校正状态 | 是□ 否□ | | | |
| | 高温炉型号 | | | 仪器编号： | |
| | 确认有效期内 | 是□ 否□ | | | |
| 检验程序及检验记录 | 炽灼温度 | | 炽灼前供试品＋坩埚重（$W_1$） | | |
| | 炽灼 | 称重/第一次 | 称重/第二次 | 称重/第三次 | 称重/第四次 |
| | 炽灼后空坩埚重（$W_0$） | ___g/___h | ___g/___h | ___g/___h | ___g/___h |
| | 炽灼后供试品＋坩埚重（$W_2$） | ___g/___h | ___g/___h | ___g/___h | ___g/___h |
| | 炽灼残渣（%）按下式计算：$$炽灼残渣，\% = \frac{W_2 - W_0}{W_1 - W_0} \times 100\%$$ | | | | |
| 检验结果 | 标准规定： | | | | |
| | 测定结果： | | | | |
| | 结论：□符合规定　□不符合规定 | | | | |

### （四）注意事项

注意事项参照项目五中的炽灼残渣检查法。

## 五、铁盐

### （一）质量标准

取本品 0.40g，加稀盐酸 8ml、水 15ml 与硝酸 2 滴，煮沸 5 分钟使溶解，放冷，加水至 50ml，摇匀后，另取 25ml，加水 10ml，依法检查（通则 0807），与标准铁溶液 1.0ml 制成的对

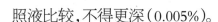

照液比较,不得更深(0.005%)。

### (二)检验方法

**1. 标准铁溶液和对照溶液的配制** 按照铁盐检查法配制标准铁溶液和对照溶液。

**2. 供试液的配制** 取本品0.40g,加稀盐酸8ml、水15ml与硝酸2滴,煮沸5分钟使溶解,放冷,加水适量使成50ml,摇匀后,取出25ml,加水10ml,加稀盐酸4ml与过硫酸铵50mg,用水稀释使成35ml后,加30%硫氰酸铵溶液3ml,再加水适量稀释成50ml,摇匀,即得。

**3. 比色** 供试品溶液与对照溶液比较,不得更深(0.005%)。

**4. 杂质限量计算**

$$铁盐限量,\% = \frac{c_{标}V_{标}}{S} \times 100\%$$

### (三)检验记录

记录采用的方法、供试液的制备、标准溶液的浓度和用量、比较结果。

| 检验内容 | |
|---|---|
| 检验程序及<br>检验记录 | 1. 仪器<br><br>2. 操作过程<br><br>3. 记录 |
| 检验结果 | 标准规定:<br>测定结果:<br>结论:□符合规定　□不符合规定 |

### (四)注意事项

1. 检查法中过硫酸铵为氧化剂,少数药物用硝酸为氧化剂(如葡萄糖、碳酸氢钠等)。

2. 当用硝酸作为氧化剂时,溶液必须加热煮沸,以除去一氧化氮。

3. 当供试液与对照液的色调不一致时,或所呈硫氰酸铁的颜色较浅不便比较时,可分别移入分液漏斗中,各加正丁醇提取,分取醇层比色。

## 六、砷盐

### （一）质量标准

取本品 1.0g，加盐酸 5ml 与水 23ml 使溶解，依法检查（通则 0822 第一法），应符合规定（0.000 2%）。

### （二）检验方法

**1. 砷盐检查法装置准备** 采用第一法（古蔡氏法）检查砷盐。

**2. 标准砷溶液的制备** 按照砷盐检查法制备标准砷溶液。

**3. 标准砷斑制备** 按照砷盐检查法制备标准砷斑。

**4. 供试品砷斑制备** 取本品适量，研细，精密称取 1.0g，加盐酸 5ml 与水 23ml 使溶解，再加碘化钾试液 5ml 与酸性氯化亚锡试液 5 滴，在室温放置 10 分钟后，加锌粒 2g，立即将准备好的导气管 C 密塞于 A 瓶上，并将 A 瓶置 25~40℃水浴中反应 45 分钟，取出溴化汞试纸，即得。

**5. 检查法** 将供试品生成的砷斑与标准砷斑比较。

**6. 杂质限量计算公式**

$$砷盐限量，\%=\frac{c_{标}V_{标}}{S}\times 100\%$$

### （三）检验记录

记录采用的方法、供试液的制备、标准溶液的浓度和用量、比较结果。

| 检验内容 | |
|---|---|
| 检验程序及检验记录 | 1. 仪器<br><br>2. 操作过程<br><br>3. 记录 |
| 检验结果 | 标准规定：<br>测定结果：<br>结论：□符合规定　□不符合规定 |
| 审核员： | 复核员：　　　　　　　　　　检验员： |

### （四）注意事项

1. 本法所用锌粒应无砷,以能通过一号筛的细粒为宜,如使用的锌粒较大时,用量应酌情增加,反应时间亦应延长为 1 小时。

2. 供试品和锌粒中可能含有少量的硫化物,在酸性溶液中产生硫化氢气体,与溴化汞作用生成硫化汞色斑,干扰试验,故须在检砷器的导管中装入醋酸铅棉花以吸收硫化氢,除去干扰。

3. 醋酸铅棉花系取脱脂棉 1.0g,浸入醋酸铅试液与水的等容混合液 12ml 中,湿透后,挤压除去过多的溶液,并使之疏松,在 100℃ 以下干燥后,贮于玻璃塞瓶中备用。

4. 砷斑不够稳定(砷斑遇光、热、湿褪色),在反应中应保持干燥及避光,并立即与标准砷斑比较。

5. 所用仪器和试液等照本法检查,均不应生成砷斑,或至多生成仅可辨认的斑痕。

# 任务四 含 量 测 定

## 一、质量标准

本品按炽灼品计算,含 ZnO 不得少于 99.0%。

## 二、检验原理

当 pH>10 时,EDTA 主要以 $Y^{4-}$ 形式存在,在进行配位反应时,只有阴离子 $Y^{4-}$ 才能与金属离子直接配合。溶液的酸度越低,$Y^{4-}$ 的浓度越大,因此,EDTA 在碱性溶液中配位能力最强。EDTA 与金属离子形成物质的量之比为 1:1 的配合物。铬黑 T 为金属指示剂,其在 pH 7~11 溶液中的颜色为蓝色,与金属 $Zn^{2+}$ 结合后呈红色。EDTA 与 $Zn^{2+}$ 形成配合物比铬黑 T 与 $Zn^{2+}$ 形成配合物的稳定常数大,因此,反应过程中,随着 EDTA 的加入,原与铬黑 T 形成的配合物的 $Zn^{2+}$ 不断解离并与 EDTA 形成更稳定的配合物,反应完全后溶液呈蓝色。

## 三、检验方法

1. 精密称取氧化锌约 0.1g,置 250ml 锥形瓶中。

2. 加稀盐酸 2ml 使溶解,加水 25ml 摇匀,加 0.025% 甲基红乙醇溶液 1 滴,滴加氨试液至溶液显微黄色,加水 25ml、氨 - 氯化铵缓冲液(pH 10.0)10ml 与铬黑 T 指示剂少许。

3. 用乙二胺四乙酸二钠滴定液(0.05mol/L)滴定至溶液由紫色转变为纯蓝色。

4. 每 1ml 乙二胺四乙酸二钠滴定液(0.05mol/L)相当于 4.069mg 的 ZnO。

5. 计算公式

$$氧化锌,\%=\frac{TVF}{m_S}\times100\%$$

例题 14-1:取本品 0.101 2g(炽灼失重 0.3%),精密称定,加稀盐酸 2ml 使溶解,加水 25ml,加 0.025% 甲基红的乙醇溶液 1 滴,滴加氨试液至溶液显微黄色,加水 25ml、氨 - 氯化铵缓冲液(pH 10.0)10ml 与铬黑 T 指示剂少许,用乙二胺四乙酸二钠滴定液(0.050 83mol/L)滴定至溶液由紫色转变为纯蓝色,消耗滴定液体积 24.31ml(滴定容量误差为 +0.03)。每 1ml 乙二胺四乙酸二钠滴定液(0.05mol/L)相当于 4.069mg 的 ZnO。计算氧化锌的含量。

解:

$$氧化锌,\%=\frac{TVF}{m_S}\times100\%=\frac{4.069\times10^{-3}\times(24.31+0.03)\times\dfrac{0.050\ 83}{0.05}}{0.101\ 2(1-0.3\%)}\times100\%=99.8\%$$

## 四、检验记录

记录供试品的称量(平行试验 2 份)、简要的操作过程、指示剂的名称、滴定液的名称及其浓度(mol/L)、消耗滴定液的毫升数、空白试验的数据、计算式与结果。

| 品名 | | | 生产日期 | | |
|---|---|---|---|---|---|
| 批号 | | | 规格 | | |
| 检验日期 | | | 生产企业 | | |
| 检验项目 | | | 实验室湿度 / 温度 | | |
| 检验依据 | | | | | |
| 检验内容 | | | | | |
| 仪器设备 | 天平型号 | | | 仪器编号 | |
| | 校正状态 | 是□ 否□ | | | |
| 检验程序及检验记录 | 1. 操作过程<br><br>2. 记录<br>滴定液浓度:$c=$<br>取样量:$m_1=$      $m_2=$<br>滴定液消耗体积:$V_1=$      $V_2=$ | | | | |

续表

| 检验程序及<br>检验记录 | 3.计算过程 |
| :---: | :--- |
| 检验结果 | 标准规定:<br>测定结果:<br>结论:□符合规定　□不符合规定 |

审核员：　　　　　　　复核员：　　　　　　　检验员：

## 五、注意事项

1. 配位滴定反应速度较慢,故滴定速度不宜太快。

2. 配位滴定法干扰大,滴定时应注意消除各种干扰。

3. 配位滴定通常在一定的酸度下进行,故滴定时应严格控制溶液的酸度。

 知识链接

### 常用的配位滴定试剂

氨试液:取浓氨溶液 400ml,加水使成 1 000ml,即得。

稀盐酸:取盐酸 234ml,加水稀释至 1 000ml,即得。

0.025% 甲基红乙醇溶液:取 0.025g 甲基红,加乙醇稀释至 100ml,即得。

氨 - 氯化铵缓冲液(pH 10.0):取氯化铵 5.4g,加水 20ml 溶解后,加浓氨溶液 35ml,再加水稀释至 100ml,即得。

乙二胺四乙酸二钠滴定液

1. 配制　取乙二胺四乙酸二钠 19g,加适量的水使成 1 000ml,摇匀。

2. 标定　取于约 800℃灼烧至恒重的基准氧化锌 0.12g,精密称定,加稀盐酸 3ml 使溶解,加水 25ml,加 0.025% 甲基红的乙醇溶液 1 滴,滴加氨试液至溶液显微黄色,加水 25ml 与氨 - 氯化铵缓冲液(pH 10.0)10ml,再加铬黑 T 指示剂少量,用本液滴定至溶液由紫色变为纯蓝色,并将滴定的结果用空白试验校正。每 1ml 乙二胺四乙酸二钠滴定液(0.05mol/L)相当于 4.069mg 的氧化锌。根据本液的消耗量与氧化锌的取用量,算出本液的浓度,即得。

计算公式：

$$c = \frac{m \times 1\,000 \times 0.05}{4.069 \times V}$$

式中,$c$ 为标定后的乙二胺四乙酸二钠滴定液浓度(mol/L);$m$ 为基准氧化锌的质量(g);$V$ 为乙二胺四乙酸二钠滴定液的消耗体积(ml)。

3. 贮藏　置玻璃塞瓶中,避免与橡皮塞、橡皮管等接触。

## 知 识 小 结

| | | |
|---|---|---|
| 性状 | 外观、臭味和稳定性 | 本品为白色至极微黄白色的无砂性细微粉末;无臭;在空气中能缓缓吸收二氧化碳 |
| | 溶解性 | 本品在水或乙醇中不溶;在稀酸中溶解 |
| 鉴别 | 颜色鉴别反应 | 取本品,加强热,即变成黄色;放冷,黄色即消失 |
| | 化学鉴别反应 | 本品的稀盐酸溶液显锌盐的鉴别反应(通则 0301) |
| 检查 | 碱度 | 取本品 1.0g,加新沸的热水 10ml,振摇 5 分钟,放冷,滤过,滤液加酚酞指示液 2 滴,如显粉红色,加盐酸滴定液(0.1mol/L)0.10ml,粉红色应消失 |
| | 硫酸盐 | 取本品 1.0g,加适量稀盐酸溶解,依法检查(通则 0802),与标准硫酸钾溶液 0.5ml 制成的对照液比较,不得更深(0.005%) |
| | 碳酸盐与酸中不溶物 | 取本品 2.0g,加水 10ml 混合后,加稀硫酸 30ml,置水浴上加热,不得发生气泡;搅拌后,溶液应澄清 |
| | 炽灼失重 | 取本品约 1.0g,精密称定,在 800℃炽灼至恒重,减失重量不得过 1.0% |
| | 铁盐 | 与标准铁溶液 1.0ml 制成的对照液比较,不得更深(0.005%) |
| | 砷盐 | 取本品 1.0g,加盐酸 5ml 与水 23ml 使溶解,依法检查(通则 0822 第一法),应符合规定(0.000 2%) |
| 含量测定 | 质量标准 | 含 ZnO 不得少于 99.0% |
| | 检验原理 | EDTA 与 $Zn^{2+}$ 形成配合物比铬黑 T 与 $Zn^{2+}$ 形成配合物的稳定常数大,因此,反应过程中,随着 EDTA 的加入,原与铬黑 T 形成的配合物的 $Zn^{2+}$ 不断解离并与 EDTA 形成更稳定的配合物,反应完全后溶液呈蓝色 |
| | 检验方法 | 络合滴定法,铬黑 T 为指示剂 |
| | 检验记录 | 按要求规范书写 |

# 目 标 检 测

## 一、单项选择题

1. 氧化锌的鉴别采用的方法是（ ）

A. 化学鉴别法 B. 紫外 - 可见分光光度法

C. 薄层色谱法 D. 高效液相色谱法

2. 检查硫酸盐时,《中国药典》(2020 年版)使用氯化钡试液的浓度为（ ）

A. 5% B. 10% C. 20% D. 25%

3. 检查药物中的硫酸盐时,所用的标准对照液是（ ）

A. 标准氯化钡 B. 标准醋酸铅溶液

C. 标准硝酸银溶液 D. 标准硫酸钾溶液

4. 检查药物中的硫酸盐时,为除去干扰离子的干扰,应在（ ）条件下进行检查

A. 稀醋酸酸性 B. 碱性

C. 稀硫酸酸性 D. 稀盐酸酸性

5. 检查氧化锌中的碳酸盐与酸不溶物时,加入的试剂是（ ）

A. 稀硝酸 B. 稀醋酸

C. 稀硫酸 D. 稀盐酸

6.《中国药典》(2020 年版)规定,氧化锌中铁盐的检查方法是（ ）

A. 硫氰酸盐法 B. 碳酸盐法

C. 疏普鲁士蓝法 D. 邻二氮菲法

7.《中国药典》(2020 年版)规定,采用硫氰酸盐法检查铁盐的限量时,用来调节酸度的试剂是（ ）

A. 稀 $HNO_3$ B. 稀 $H_2SO_4$

C. 稀 HCl D. 稀 $HClO_4$

8. 铁盐检查法中,为使供试品中 $Fe^{2+}$ 氧化成 $Fe^{3+}$,常用的氧化剂是（ ）

A. 浓硫酸 B. 浓硝酸

C. 过硫酸铵 D. 过氧化氢

9.《中国药典》(2020 年版)收载的铁盐检查,主要是检查（ ）

A. Fe B. $Fe^{2+}$ C. $Fe^{3+}$ D. $Fe^{2+}$ 和 $Fe^{3+}$

10. 检查氧化锌中砷盐的限量时,在检砷器的导管中装入醋酸铅棉花是为了（ ）

A. 吸收 $CO_2$ B. 吸收硫化氢

C. 吸收氢气 D. 吸收砷化氢

## 二、判断题(正确的√,错误的 ×)

1. 氧化锌的性状为白色至极微黄白色的无砂性细微粉末;无臭;在空气中能缓缓吸

收二氧化碳。(　　)

2. 氧化锌的鉴别,取本品,加强热,即变成黄色;放冷,黄色即消失。(　　)

3. 硫酸盐检查中加入 25% 氯化钡溶液放置 10 分钟,同置白色背景上,从比色管上方向下观察、比较,即得。(　　)

4. 氧化锌碳酸盐和酸不溶物检查,取本品 2.0g,加水 10ml 混合后,加稀盐酸 30ml,置水浴上加热,不得发生气泡;搅拌后,溶液应澄清。(　　)

5. 氧化锌含量测定是酸碱中和滴定。(　　)

### 三、计算题

取本品 0.104 0g(炽灼失重 0.3%),精密称定,加稀盐酸 2ml 使溶解,加水 25ml,加 0.025% 甲基红的乙醇溶液 1 滴,滴加氨试液至溶液显微黄色,加水 25ml、氨 - 氯化铵缓冲液(pH 10.0)10ml 与铬黑 T 指示剂少许,用乙二胺四乙酸二钠滴定液(0.050 88mol/L)滴定至溶液由紫色转变为纯蓝色,消耗滴定液体积 24.98ml(滴定容量误差为 +0.02)。每 1ml 乙二胺四乙酸二钠滴定液(0.05mol/L)相当于 4.069mg 的 ZnO。计算氧化锌的含量。

项目十四
自测题

# 项目十五
# 药品包装材料的检验

项目十五
课件

> **学习目标**

**知识目标**

1. 熟悉药品包装材料的概念、性质与分类、质量标准。
2. 了解药品包装材料的风险程度分类、分类管理及作用。

**技能目标**

1. 会对药品外包材纸盒进行检测。
2. 能正确填写检验记录及检验报告,并正确判断检验结果。

**素养目标**

培养创新思维,探究合作精神。

## 任务一 概　述

### 一、药品包装材料的概念、性质与分类

药品包装材料即直接与药品接触的包装材料和容器,系指药品生产企业生产的药品和医疗机构配制的制剂所使用的直接与药品接触的包装材料和容器,简称药包材。药包材是用于制造包装容器、包装装潢、包装印刷、包装运输等满足药品包装要求所使用的材料,它既包括金属、塑料、玻璃、陶瓷、纸、竹木、膜类、天然纤维、化学纤维、复合材料等主要包装材料,又包括涂料、黏合剂、捆扎带、装潢、印刷材料等辅助材料。药包材作为药品的一部分,本身的质量、安全性、使用性能以及药包材与药物之间的相容性对药品质量有着十分重要的影响。药包材由一种或多种材料制成的包装组件组合而成,应具有良好的安

全性、适应性、稳定性、功能性、保护性和便利性,在药品的包装、贮藏、运输和使用过程中起到保护药品质量、安全、有效、实现给药目的的作用。直接接触药品的包装材料和容器应符合国务院药品监督管理部门的有关规定,均应无毒、洁净,与内容药品应不发生化学反应,并不得影响内容药品的质量。

药包材可以按材质、形制和用途进行分类。按材质分类可分为塑料类、金属类、玻璃类、陶瓷类、橡胶类和其他类(如纸、干燥剂)等,也可以由两种或两种以上的材料复合或组合而成(如复合膜、铝塑组合盖等)。按用途和形制分类可分为输液瓶(袋、膜及配件)、安瓿、药用(注射剂、口服或者外用剂型)瓶(管、盖)、药用胶塞、药用预灌封注射器、药用滴眼(鼻、耳)剂瓶、药用硬片(膜)、药用铝箔、药用软膏管(盒)、药用喷(气)雾剂泵(阀门、罐、筒)、药用干燥剂等。

## 二、药品包装材料风险程度分类

根据《中国药典》(2020 年版)四部指导原则中的"9621 药包材通用要求指导原则"和"9622 药用玻璃材料和容器指导原则",药品生产企业选择检验项目应基于药包材风险程度(表 15-1)选择,检验方法依据《国家药包材标准》(2015)。

表 15-1　药包材风险程度分类

| 不同用途药包材的风险程度 | 制剂与药包材发生相互作用的可能性 | | |
| --- | --- | --- | --- |
| | 高 | 中 | 低 |
| 最高 | 1. 吸入气雾剂及喷雾剂<br>2. 注射液、冲洗剂 | 1. 注射用无菌粉末<br>2. 吸入粉雾剂<br>3. 植入剂 | |
| 高 | 1. 眼用液体制剂<br>2. 鼻吸入气雾剂及喷雾剂<br>3. 软膏剂、乳膏剂、糊剂、凝胶剂及贴膏剂、膜剂 | | |
| 低 | 1. 外用液体制剂<br>2. 外用及舌下给药用气雾剂<br>3. 栓剂<br>4. 口服液体制剂 | 散剂、颗粒剂、丸剂 | 口服片剂、胶囊剂 |

## 三、药品包装材料分类管理

《中华人民共和国药品管理法》第四十六条规定,直接接触药品的包装材料和容器,应当符合药用要求,符合保障人体健康、安全的标准。对不合格的直接接触药品的包装材料和容器,由药品监督管理部门责令停止使用。第四十八条规定,药品包装应当适合药品质量的要求,方便储存、运输和医疗使用。

药包材须按法定标准生产,不符合法定标准的药包材不得生产、销售和使用。

药包材产品分为Ⅰ、Ⅱ、Ⅲ三类:

Ⅰ类药包材指直接接触药品且直接使用的药包材、容器。

Ⅱ类药包材指直接接触药品,但便于清洗,在实际使用过程中,经清洗后需要并可以消毒灭菌的药包材、容器。

Ⅲ类药包材指Ⅰ、Ⅱ类以外其他可能直接影响药品质量的药包材、容器。

1. **实施Ⅰ类管理的药包材产品** ①药用丁基橡胶瓶塞;②药品包装用PTP铝箔;③药用PVC硬片;④药用塑料复合硬片、复合膜(袋);⑤塑料输液瓶(袋);⑥固体、液体药用塑料瓶;⑦塑料滴眼剂瓶;⑧软膏管;⑨气雾剂喷雾阀门;⑩抗生素瓶铝塑组合盖;⑪其他接触药品直接使用药包材产品。

2. **实施Ⅱ类管理的药包材产品** ①药用玻璃管;②玻璃输液瓶;③玻璃模制抗生素瓶;④玻璃管制抗生素瓶;⑤玻璃模制口服液瓶;⑥玻璃管制口服液瓶;⑦玻璃(黄料、白料)药瓶;⑧安瓿;⑨玻璃滴眼剂瓶;⑩输液瓶天然胶塞;⑪抗生素瓶天然胶塞;⑫气雾剂罐;⑬瓶盖橡胶垫片(垫圈);⑭输液瓶涤纶膜;⑮陶瓷药瓶;⑯中药丸塑料球壳;⑰其他接触药品便于清洗、消毒灭菌的药包材产品。

3. **实施Ⅲ类管理的药包材产品** ①抗生素瓶铝(合金铝)盖;②输液瓶铝(合金铝)、铝塑组合盖;③口服液瓶铝(合金铝)、铝塑组合盖;④除实施Ⅱ、Ⅲ类管理以外其他可能直接影响药品质量的药包材产品。

## 四、药品包装材料的作用

药包材主要具备以下三方面的作用:

1. **保护作用** 药包材对药品质量起保护作用,以提高药品的稳定性,延缓药品变质,避免储存运输过程中的损失;同时,适宜的药包材可配合药物制剂在临床中的使用,使给药量精准,避免待用过程中药品污染、失效、变质或浪费。

2. **药包材的功能性** 药包材的功能性是指其按照设计方式发挥作用的能力和功用。一方面药包材常设计有一些功能,如改善患者的依从性(如含计数器的瓶盖),方便使用(如预灌封注射器),另一方面某些药包材具有精确给药能力,如预灌封注射器、透皮贴剂、干粉吸入器和定量吸入器。

3. **方便使用、流通和销售** 药包材应适应机械化、专业化、自动化的生产过程,应方便流通过程中仓储、货架、运输及陈列,同时,也应适应临床使用过程中的存储及保管等。药包材应采用绿色环保材料,便于利用回收,并应具有良好的设计。

## 五、国家药品包装材料标准概述

药包材标准是为保证所包装药品的质量而制定的技术要求。药包材质量标准分为方法标准和产品标准,药包材的质量标准应建立在经主管部门确认的生产条件、生产工艺以及原材料牌号、来源等基础上,按照所用材料的性质、产品结构特性、所包装药物的要求和临床使用要求制定试验方法和设置技术指标。制定药包材标准应满足对药品的安全性、适应性、稳定性、功能性、保护性和便利性的要求。不同给药途径的药包材,其规格和质量标准要求亦不相同,应根据实际情况在制剂规格范围内确定药包材的规格,并根据制剂要求、使用方式制定相应的质量控制项目。在制定药包材质量标准时既要考虑药包材自身的安全性,也要考虑药包材的配合性和影响药物的贮藏、运输、质量、安全性和有效性的要求。

《国家药包材标准》是药包材研制、生产(进口)、经营、使用和监督管理等相关单位均应遵循的法定技术标准。《国家药包材标准》(2015)于 2015 年 12 月 1 日起实施。

《国家药包材标准》(2015)由中国食品药品检定研究院组织编写,由国家药典委员会审定,共 1 册,分为 7 个部分,包含 130 个现行有效的药包材标准。7 个部分包括:第一部分为玻璃类药包材标准,第二部分为金属类药包材标准,第三部分为塑料类药包材标准,第四部分为橡胶类药包材标准,第五部分为预灌封类药包材标准,第六部分为其他类药包材标准,第七部分为方法类药包材标准。

药包材产品标准的内容主要包括三部分:①物理性能,主要考察影响产品使用的物理参数、机械性能及功能性指标,如橡胶类制品的穿刺力、穿刺落屑,塑料及复合膜类制品的密封性、阻隔性能等。物理性能的检测项目应根据标准的检验规则确定抽样方案,并对检测结果进行判断。②化学性能,考察影响产品性能、质量和使用的化学指标,如溶出物试验、溶剂残留量等。③生物性能,考察项目应根据所包装药物制剂的要求制定,如注射剂类药包材的检验项目包括细胞毒性、急性全身毒性试验和溶血试验等;滴眼剂瓶应考察异常毒性、眼刺激试验等。

# 任务二　纸盒药品包装材料的检验

## 一、质量标准示例

| 外包装材料 -XXX 小盒质量标准 |
| --- |

小盒(版号:1022-B1);(版号:947-A1)
【外观】完整无破损,字体整齐清晰,不得有歪斜、斑污和褪色现象,彩画色块分明。

续表

**外包装材料 -XXX 小盒质量标准**

【黏结度】在黏结处撕开,残断面有粘连痕迹。

【材质】300g 灰板纸过油磨光。

【规 格】0.15g 装:长 130.0mm±0.5mm,宽 62.0mm±0.5mm,高 30.0mm±0.5mm,厚 0.40mm±0.02mm

　　　　0.3g 装:长 135.0mm±0.5mm,宽 62.0mm±0.5mm,高 20.0mm±0.5mm,厚 0.40mm±0.02mm

【色标】目测检品与标准样板相一致。

【文字内容】目测检品与标准所附样板相一致。

【贮存条件和注意事项】密闭,防潮。

## 二、检验方法

### (一)外观

在自然光线明亮处目测。

完整无破损,字体整齐清晰,不得有歪斜、斑污和掉色现象,彩画色块分明。文字内容与标准样本相一致。

### (二)规格

使用计量器具度量。取供试品 5 份,分别量度尺寸(长、宽、高、厚),具体尺寸按质量标准检验。

### (三)黏结度

取供试品 5 份,在黏结处撕开,残断面有粘连痕迹。

### (四)色标

取供试品 5 份,目测检品与标准样本相一致。

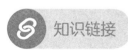 知识链接

## 药品包装鉴别要点

1. 药品的通用名称用中文显著标示,如同时有商品名称,则通用名称与商品名称用字的比例不得小于 1∶2,通用名称与商品名称之间应有一定空隙,不得连用。

2. 大包装标签应注明药品名称、规格、贮藏、生产日期、生产批号、有效期、批准文号、生产企业,以及使用说明书规定以外的必要内容,包括包装装量、运输注意事项或其他标记等。

3. 中包装标签应注明药品名称、主要成分、性状、适应证或者功能主治、用法用量、不良反应、禁忌证、规格、贮藏、生产日期、生产批号、有效期、批准文号、生产企业等内容。

4. 内包装标签要根据其尺寸的大小,尽可能包含药品名称、适应证或者功能主治、用法用量、规格、贮藏、生产日期、生产批号、有效期、生产企业等标示内容,但必须标注药品名称、规格及生产批号。

5. 标签上有效期具体表述形式应为:有效期至 × 年 × 月。

6. 药品的每个最小销售单元的包装必须按照规定印有或贴有标签并附有说明书。

7. 标签或者说明书上必须注明药品的通用名称、成分、规格、生产企业、批准文号、产品批号、生产日期、有效期、适应证或者功能主治、用法、用量、禁忌证、不良反应和注意事项。

8. 麻醉药品、精神药品、医疗用毒性药品、放射性药品、外用药品和非处方药的标签,必须印有规定的标志。

9. 非药品不得在其包装、标签、说明书及有关宣传资料上进行含有预防、治疗、诊断人体疾病等有关内容的宣传;但是,法律、行政法规另有规定的除外。

## 三、记录与计算

外观、黏结度、色标作文字描述。

规格、黏着力记录量度和测试的数据,并与标准比较。

| 检验记录示例 | |
| --- | --- |
| **检验项目** | **检验记录** |
| 外观 | 以下检验按纸类包装品检验操作规程操作。<br>取供检品若干,置亮处观察:<br>□完整无破损,字体整齐清晰,不得有歪斜、斑污和褪色现象,彩画色块分明。<br>(注:符合规定在□内打√,不符合规定在□内打 ×,并在"不符合规定原因"栏描述不符合规定的原因。)<br>不符合规定原因:＿＿＿＿＿＿＿＿＿＿＿＿＿。<br>检验员:　年　月　日　　　　　复核员:　年　月　日 |
| 黏结度 | □在黏结处撕开,残断面有粘连痕迹。<br>检验员:　年　月　日　　　　　复核员:　年　月　日 |

| 检验记录示例 | |
| --- | --- |
| **检验项目** | **检验记录** |
| 材质 | ☐ 250g 灰板纸过油磨光。<br>检验员：　年　月　日　　　　　　复核员：　年　月　日 |
| 规格 | 使用仪器：<br>☐带表游标卡尺（89-792）;☐不锈钢尺（176498）<br>标准：长 18mm±0.5mm，宽 18mm±0.5mm，高 44mm±0.5mm，厚 0.32mm±0.02mm<br>测定值：<br>长 /mm：＿＿＿＿，＿＿＿＿，＿＿＿＿，＿＿＿＿，＿＿＿＿。<br>宽 /mm：＿＿＿＿，＿＿＿＿，＿＿＿＿，＿＿＿＿，＿＿＿＿。<br>高 /mm：＿＿＿＿，＿＿＿＿，＿＿＿＿，＿＿＿＿，＿＿＿＿。<br>厚 /mm：＿＿＿＿，＿＿＿＿，＿＿＿＿，＿＿＿＿，＿＿＿＿。<br>检验员：　年　月　日　　　　　　复核员：　年　月　日 |
| 色标 | ☐目测检品与标准样板相一致。<br>检验员：　年　月　日　　　　　　复核员：　年　月　日 |
| 文字内容 | ☐目测检品与标准所附样板相一致。<br>检验员：　年　月　日　　　　　　复核员：　年　月　日 |
| 审核员：　　　　　复核员：　　　　　　　　检验员： | |

## 四、结果与判定

不合格项目类型分为"极严重、严重、一般"三类:"极严重"项样品中出现即判为不合格;"严重"项占样本量的 8% 即判为不合格;"一般"项占样本量的 10% 即判为不合格。

"极严重"项目:文字内容与样板不一致;有缺字、错字现象。

"严重"项目:彩画色块不分明,同批色泽不一致,有明显的色差。规格尺寸超出允许误差范围;冲剪口位置不准确、粘连、粘贴处裂开。

"一般"项目:外观不够完整有破损,字体歪斜,有斑污和褪色、发黄现象。

以上任何项目检验不合格均判为不符合规定,递交报告书给质量管理部。

# 五、注意事项

根据待检品质量标准的检测项目按规定方法检测,标准无规定的项目不用检测。

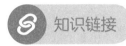 知识链接

YBB00152002-2015

## 药 用 铝 箔

Yaoyonglübo

Aluminium Foils for Medicine

本标准适用于与聚氯乙烯(PVC)、聚偏二氯乙烯(PVCD)等硬片黏合,用于固体药品(片剂、胶囊剂等)包装用的铝箔。本品涂有保护层和黏合层。

【外观】取本品适量(每卷取2m),在自然光线明亮处,正视目测。表面应洁净、平整、涂层均匀;文字、图案印刷应正确、清晰、牢固。

【针孔度】取长400mm、宽250mm(当宽小于250mm时,取卷幅宽)试样10片,逐张置于针孔检查台(800mm×600mm×300mm或适当体积的木箱,木箱内安装30W日光灯,木箱上面放一块玻璃板,玻璃板衬黑纸并留有400mm×250mm空间以检查试样的针孔)上,在暗处检查其针孔。不应有密集的、连续性的、周期性的针孔:每1m²中,直径大于0.3mm的针孔不允许有;直径为0.1~0.3mm的针孔数不得过1个。

【阻隔性能】水蒸气过量　照水蒸气透过量测定法(YBB00092003-2015)第一法试验条件B或第二法试验条件B或第四法试验条件2测定,试验时热封面向低湿度侧,不得过0.5g/(m²·24h)。

【黏合层热合强度】取100mm×100mm的本品2片,另取100mm×100mm的聚氯乙烯固体药用硬片(符合YBB00212005-2015)或聚氯乙烯/聚偏二氯乙烯固体药用复合硬片(符合YBB0022005-2015)2片。将试样的黏合层面向PVC面(或PVC/PVDC复合的硬片的PVDC面)进行叠合。置于热封仪进行热合,热合条件为:温度155℃±5℃,压力0.2MPa,时间1秒,热合后取出放冷,裁取成15mm宽的试样,取中间3条试样,照热合强度测定法(YBB00122003-2015)测定,试验速度为200mm/min±200mm/min,将PVC(或PVDC)片夹在试验机的上夹,铝箔夹在试验机的下夹。开动拉力试验机进行180°方向剥离,热合强度平均值不得低于7.0N/15mm(PVC)、6.0N/15mm(PVDC)。

【保护层黏合性】取一张纵向长90mm、宽为全幅的试样(注意试样不应有皱折)。将试样平放在玻璃板上,保护层向上,取聚酯胶黏带(与铝箔的剥离力不小于

2.94N/20mm)1片,横向均匀地贴压试样表面,以160°~180°方向迅速剥离(图1),保护层表面应无明显脱落。

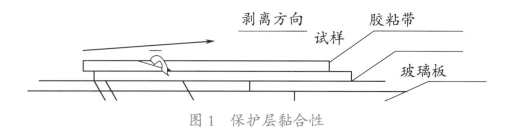

图1 保护层黏合性

【保护层耐热性】取100mm/100mm本品3片,分别将试样的保护层面与铝箔原材叠合,置于热封仪上,进行热封,热封条件:温度200℃,压力0.2MPa,时间1秒,取出放冷至室温,将试样与铝箔原材料分开,观察保护层的耐热情况,保护表面应无明显黏落。

【黏合剂涂布量差异】取100mm×100mm本品5片,分别精密称定($m_1$),用乙酸乙酯或其他溶剂擦去黏合剂,再精密称定($m_2$)。$m_1$与$m_2$之差即为黏合剂的涂布量,同时计算5片涂片涂布量的平均值,各片涂布与平均值之间的差异均应在±10.0%以内。

【开卷性能】取100mm×100mm本品4片,将试样黏合层与保护层叠合,置于一块大小适宜的平板上,依次在试样上放置20mm×20mm的小平板与1.0kg砝码(图2),于40℃烘箱中2小时后,取出,观察,黏合层面与保护层面不得黏合。

【破裂强度】取40mm×40mm本品3片,分别置破裂强度仪上测定,均不得低于98kPa。

【荧光物质】取100mm×100mm本品5片,分别置于紫外灯下,在254nm和365nm波长处观察,其保护层及黏合层的荧光均不得呈片状。

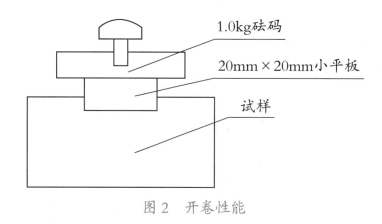

图2 开卷性能

【挥发物】取100mm×100mm本品2片,精密称定($m_a$),130℃干燥20分钟后,置于干燥器中,放置30分钟,再精密称定($m_b$),干燥前后试样质量之差($m_a-m_b$)不得过 4mg。

【溶出物试验】供试液的制备:取本品内表面积 300cm²,切成 3cm×0.3cm 的小片,水洗,室温干燥后,置于 500ml 的锥形瓶中,加水 200ml,以适当的方法封口后,置高压蒸汽灭菌器内,110℃±2℃维持 30 分钟,放冷至室温,作为供试液;另取水同法操作,作为空白液,进行下列试验。

易氧化物　精密量取水浸液 20ml,精密加入高锰酸钾滴定液(0.002mol/L)20ml与稀硫酸 1ml,煮沸 3 分钟,迅速冷却,加入碘化钾 0.1g,在暗处放置 5 分钟,用硫代硫酸钠液(0.01mol/L)滴定至近终点时,加入淀粉指示液 5 滴,继续滴定至无色,另取空白液同法操作,两者消耗硫代硫酸钠滴定液(0.01mol/L)之差不得过 1.5ml。

重金属　精密量取试验液 40ml,加醋酸盐缓冲液(pH 3.5)2ml,依法检查[《中国药典》(2020 年版)四部通则 0821 第一法],含重金属不得过百万分之零点二五。

【微生物限度】取本品用开孔面积为 20cm² 的无菌的金属模板压在内层面上,将无菌棉签用氯化钠注射液稍沾湿,在板孔范围内擦抹 5 次,换 1 支棉签再擦抹 5 次,每个位置用 2 支棉签共擦抹 10 次,共擦抹 5 个位置 100cm²。每支棉签抹完后立即剪断(或烧断),投入盛有 30ml 氯化钠注射液的锥型瓶(或大试管)中。全部擦抹棉签投入瓶中后,将瓶迅速摇晃 1 分钟,即得供试品溶液。供试品溶液进行薄层过滤后,依法检查[《中国药典》(2020 年版)四部通则 1105、1106],细菌数不得过 1 000cfu/100cm²,霉菌、酵母菌不得过 100cfu/100cm²,大肠埃希菌不得检出。

【异常毒性】★ 取本品 500cm²,剪成 3cm×0.3cm 的小片,加入氯化钠注射液 50ml,置高压蒸汽灭菌器中,采用 110℃保持 30 分钟后取出,冷却备用,静脉注射,依法测定[《中国药典》(2020 年版)四部通则 1141],应符合规定。

【贮藏】内包装用药用低密度聚乙烯袋密封,保持于清洁、通风处。

附件:检验规则

1. 产品检验分为全项检验和部分检验。

2. 有下列情况之一时,应按标准的要求进行全项检验。

(1) 产品注册。

(2) 产品出现重大质量事故后,重新生产。

(3) 监督抽验。

(4) 产品停产后,重新恢复生产。

3. 产品批准注册后,药包材生产、使用企业在原料产地、添加剂、生产工艺等没有变更的情形下,可按标准的要求,进行除 ★ 外所有项目的检验。

注:带 ★ 的项目半年内至少检验一次。

4. 规格尺寸及允许偏差见表 1。

表 1　规格尺寸及允许偏差　　　　　　　单位:mm

| 厚度 | | 宽度 | | 长度 | |
|---|---|---|---|---|---|
| 尺寸 | 偏差 | 尺寸 | 偏差 | 尺寸 | 偏差 |
| 0.024 | ±0.003 | 50~800 | ±0.5 | 1 000 | ±20 |

# 知 识 小 结

| 概述 | 药品包装材料的概念与性质 | 药包材即直接与药品接触的包装材料和容器,系指药品生产企业生产的药品和医疗机构配制的制剂所使用的直接与药品接触的包装材料和容器。<br>药包材作为药品的一部分,本身的质量、安全性、使用性能以及药包材与药物之间的相容性对药品质量有着十分重要的影响。在药品的包装、贮藏、运输和使用过程中起到保护药品质量、安全、有效、实现给药目的的作用。<br>药包材可以按材质、形制和用途进行分类 |
|---|---|---|
| | 药品包装材料风险程度分类 | 根据《中国药典》(2020 年版)四部指导原则中的"9621 药包材通用要求指导原则"和"9622 药用玻璃材料和容器指导原则",药品生产企业选择检验项目应基于"药包材风险程度"选择,检验方法依据《国家药包材标准》(2015) |
| | 药品包装材料分类管理 | (一)实施Ⅰ类管理的药包材产品<br>(二)实施Ⅱ类管理的药包材产品<br>(三)实施Ⅲ类管理的药包材产品 |
| | 药品包装材料的作用 | 药包材主要具备以下三方面的作用:<br>1. 保护作用。<br>2. 药包材的功能性。<br>3. 方便使用、流通和销售 |
| | 国家药品包装材料标准概述 | 药包材标准是为保证所包装药品的质量而制定的技术要求。<br>《国家药包材标准》(2015)由中国食品药品检定研究院组织编写,由国家药典委员会审定,共 1 册,分为 7 个部分,包含 130 个现行有效的药包材标准 |

续表

| 包材纸盒检验 | 质量标准示例 | 外包装材料-XXX小盒质量标准 |
|---|---|---|
| | 检验方法 | 外观:在自然光线明亮处目测。文字内容与标准样本相一致。<br>规格:使用计量器具度量。取供试品5份,分别量度尺寸(长、宽、高、厚),具体尺寸按质量标准检验。<br>黏结度:取供试品5份,在黏结处撕开,残断面有粘连痕迹。<br>色标:取供试品5份,目测检品与标准样本相一致。如有1份不符合规定,则另取5份复试,应全部符合规定 |
| | 记录与计算 | 外观、黏结度、色标作文字描述。<br>规格、黏着力记录量度和测试的数据,并与标准比较 |
| | 结果与判定 | 不合格项目类型分为"极严重、严重、一般"三类:"极严重"项样品中出现即判为不合格;"严重"项占样本量的8%即判为不合格;"一般"项占样本量的10%即判为不合格 |
| | 注意事项 | 根据待检品质量标准的检测项目按规定方法检测,标准无规定的项目不用检测 |

# 目 标 检 测

## 一、填空题

1. 药包材是_____的包装材料和容器。

2.《国家药包材标准》(2015)由_____组织编写,由_____审定,包含_____个现行有效的药包材标准,共_____册,分为_____个部分

3. 纸盒检验项目包括_____、_____、_____、_____。

4. 纸盒的外观检查应在_____处目测。

5. 纸盒检验黏结度时,取供试品_____份。

6. 小盒检验中任何项目检验不合格均判为不符合规定,递交报告书给_____。

## 二、单项选择题

1. 口服片剂和胶囊剂使用药包材的风险程度属于(　　)

    A. 最高　　　　　　　　　　　　B. 高

    C. 中　　　　　　　　　　　　　D. 低

2. 实施Ⅲ类管理的药包材产品是(　　)

A. 塑料输液瓶（袋）             B. 玻璃输液瓶

C. 安瓿                         D. 抗生素瓶铝（合金铝）盖

3.《国家药包材标准》(2015)是由（　　）组织编写

     A. 中国食品药品检定研究院

     B. 国家药典委员会

     C. 国家食品药品监督管理局

     D. 药品检验所

4.《国家药包材标准》(2015)共 1 册，分为（　　）个部分

     A. 1                          B. 3

     C. 5                          D. 7

5. 注射液药包材风险程度为（　　）

     A. 最高                  B. 高

     C. 中                   D. 低

## 三、多项选择题

1.《中国药典》(2020 年版)规定：直接接触药品的包装材料和容器应符合国务院药品监督管理部门的有关规定，均应（　　）

     A. 无毒                  B. 洁净

     C. 与内容药品应不发生化学反应      D. 不得影响内容药品的质量

     E. 允许少量进入药品中

2. 药包材可以按材质进行分类的是（　　）

     A. 塑料类               B. 金属类

     C. 玻璃类               D. 陶瓷类

     E. 药用胶塞

3. 不同用途药包材的风险程度包括（　　）

     A. 最高                   B. 高                 C. 中

     D. 低                     E. 极低

4. 下列实施 I 类管理的药包材产品包括（　　）

     A. 药用丁基橡胶瓶塞         B. 塑料输液瓶（袋）

     C. 塑料滴眼剂瓶             D. 软膏管

     E. 抗生素瓶铝（合金铝）盖

5. 制定药包材标准应满足对药品的（　　）的要求

     A. 安全性、适应性           B. 稳定性、功能性

     C. 保护性、便利性           D. 有效性、均一性

     E. 安全性、合理性

6. 药包材主要具备的作用包括(　　)

    A. 保护作用　　　　　　　　　　　B. 功能性

    C. 方便使用　　　　　　　　　　　D. 方便流通

    E. 方便销售

## 四、简答题

1.《国家药包材标准》(2015)包括哪几个部分？

2. 药包材主要具备哪几方面的作用？

项目十五
自测题

# 参考文献

[1] 霍燕兰. 药物分析技术[M]. 北京:化学工业出版社,2005.

[2] 李家庆. 药物分析技术[M]. 2版. 北京:中国医药科技出版社,2016.

[3] 杭太俊. 药物分析[M]. 8版. 北京:人民卫生出版社,2016.

[4] 孙莹,刘燕. 药物分析[M]. 3版. 北京:人民卫生出版社,2018.

[5] 国家药典委员会. 中华人民共和国药典:2020年版. 二部[M]. 北京:中国医药科技出版社,
2020.

[6] 国家药典委员会. 中华人民共和国药典:2020年版. 四部[M]. 北京:中国医药科技出版社,
2020.

[7] 国家药典委员会. 药品红外光谱集:第二、三卷[M]. 北京:化学工业出版社,2000.

[8] 国家药典委员会. 药品红外光谱集:第二、三卷[M]. 北京:化学工业出版社,2005.

[9] 国家药典委员会. 药品红外光谱集:第四卷[M]. 北京:中国医药科技出版社,2010.

[10] 中国食品药品检定研究院. 中国药品检验标准操作规范[M]. 北京:中国医药科技出版社,
2019.

[11] 中国药品生物制品检定所,中国药品检定总所. 药品检验仪器操作规程:2010年版[M]. 北
京:中国医药科技出版社,2010.

[12] 中国食品药品检定研究院. 药用辅料和药品包装材料检验技术[M]. 北京:中国医药科技
出版社,2019.

[13] 戴君武,王军. 药物分析技术[M]. 北京:人民卫生出版社,2015.

[14] 吴美珠. 药物化学基础[M]. 北京:人民卫生出版社,2015.

[15] 刘燕. 药物分析技术[M]. 北京:人民卫生出版社,2015.

[16] 苏勤. 药物质量检验技术[M]. 北京:中国医药科技出版社,2003.

[17] 谢明,田侃. 药事管理与法规[M]. 北京:人民卫生出版社,2021.

[18] 王志勇,刘金权. 现代仪器分析[M]. 北京:化学工业出版社,2013.

## 模块一　基础知识部分

### 项目一　药物分析技术概况

**一、填空题**

1. 性状、真伪、杂质限量、组分含量

2. 取样、性状观测、鉴别、检查、含量测定

3. 抽查、委托、注册、进口药品

**二、单项选择题**

1. D　2. A　3. D　4. B　5. B　6. A　7. B　8. B　9. A　10. B

**三、多项选择题**

1. DE　2. ABCE　3. ABCD　4. CDE　5. ABCDE

**四、简答题**

1. 答:根据取样量的规定,当 $x>300$ 时,按 $\sqrt{x}/2+1$ 随机取样,即: $\sqrt{x}/2+1=\sqrt{400}/2+1=11$

该批次产品的取样量为 11 箱。

2. 答:(1)全面保证、控制与研究提高药品的质量。(2)保证药品的质量稳定与可控。(3)保障药品使用的安全、有效和合理。

### 项目二　药品质量标准

**一、填空题**

1. 2020,ChP

2. 凡例、通用技术要求和品种正文,品名、结构式、分子式与分子量、性状、鉴别、检查、含量或效价测定

3.《美国药典》、《英国药典》、《日本药局方》、《欧洲药典》,USP、BP、JP、EP

4. 安全性、有效性、限度、均一性、纯度

**二、单项选择题**

1. A　2. B　3. C　4. D　5. D　6. B　7. A　8. C　9. D　10. A

**三、多项选择题**

1. ACD　2. ABCD　3. AB　4. ABCDE　5. BCDE

**四、配伍选择题**

1. E  2. B  3. A  4. D  5. C  6. D  7. D  8. A  9. C  10. E

**五、简答题**

1. 药品质量标准是国家对药品的质量、规格、检验方法等所作的技术规定,是药品研制、生产、使用、检验和管理部门共同遵循的法定依据。我国药品质量标准分为国务院药品监督管理部门颁布的《中国药典》和药品标准。

2. 国家药品监督管理局。

3. 凡例是为正确使用《中国药典》,对品种正文、通用技术要求以及药品质量检验和检定中有关共性问题的统一规定和基本要求。

4. 试验结果在运算过程中,可比规定的有效数字多保留一位数,而后根据有效数字的修约规则进舍至规定的有效位。计算所得的最后数值或测定读数值均可按修约规则进舍至规定的有效位,取此数值与标准规定的限度数值比较,以判断是否符合规定的限度。

# 模块二 专业知识与技能部分

## 项目三 药物的性状

### 一、填空题

1. 水,韦氏比重秤法

2. 比旋度,$[\alpha]_D^t$,$t$,$D$

3. 玻璃,饱和甘汞,银 - 氯化银

4. 固体从开始熔化到完全熔化会有一个温度范围

### 二、单项选择题

1. B  2. B  3. C  4. A  5. D  6. A  7. C  8. A  9. B  10. C

### 三、多项选择题

1. ABCE  2. ABC  3. CD  4. ABCE  5. ABCD

### 四、配伍选择题

1. B  2. C  3. D  4. A  5. D  6. A  7. C  8. B

### 五、计算题

1. 1.047。

2. +101.0°,这批药品比旋度不符合规定。

3. +52.8°。

## 项目四 药物的鉴别

### 一、填空题

1. 真伪

2. $R_f$ 值(比移值), $t_R$(保留时间)

3. 标准图谱对照法

4. 紫堇色

5. 亚硝酸钠,碱,粉红至猩红色

## 二、单项选择题

1. C  2. B  3. A  4. A  5. B  6. D  7. C  8. C  9. A  10. D  11. B

## 三、多项选择题

1. ABCDE  2. ABCD  3. ABCDE  4. AB  5. ABCDE  6. BDE

## 四、配伍选择题

1. A  2. C  3. E  4. B  5. D

## 五、简答题

1. 根据药物与化学试剂在一定条件下发生化学反应产生的颜色的改变、沉淀的产生或溶解、荧光的出现或消失、气体的生成等,从而作出定性分析结论。

2. (1)鉴别实验为已知物的确证试验,而不是鉴定未知物的组成和结构。(2)鉴别试验是个别分析,而不是系统分析。(3)通常是利用药物的离子或官能团特征反应、红外或紫外 - 可见光特征吸收、色谱行为、熔点与旋光性等物理性质以及生物活性等进行鉴别,综合分析实验结果,作出判断。(4)鉴别制剂时,要注意消除辅料的干扰。

3. 可根据药物吸收光谱的特征,如吸收系数、吸收光谱的形状、吸收峰数目、各吸收峰位置、最大吸收波长等进行鉴别。

4. 与《药品红外光谱集》中相应的标准红外光谱进行全谱的比较,若供试品光谱的峰数、峰位、峰强和峰形与对照图谱一致,则认为供试品的光谱图与对照光谱图一致,通常可判定两化合物为同一物质。

# 项目五　药物的杂质检查

## 一、填空题

1. 药物纯度,生产过程,贮藏过程

2. 一般杂质,特殊杂质;信号杂质,有害杂质

3. 硫酸肼,乌洛托品

4. 比色用重铬酸钾、比色用硫酸铜、比色用氯化钴

## 二、单项选择题

1. D  2. A  3. D  4. B  5. C  6. D  7. C  8. A  9. A  10. B  11. B  12. A  13. B  14. C
15. B  16. B  17. C  18. B

## 三、多项选择题

1. ABCD  2. ABCD  3. ABC  4. ABCD  5. BCDE

## 四、配伍选择题

1. E  2. B  3. A  4. C  5. D  6. C  7. A  8. B  9. D  10. E  11. B  12. A  13. A  14. D
15. E

## 五、计算题

1. 1.0ml。

2. 0.04%。

3. 0.5%。

4. 2.0ml。

5. 2.0g。

# 项目六  药物制剂常规检查

## 一、填空题

1. 含量均匀度,崩解时限,装量差异

2. 物理检查,化学检验,生物测定

3. 注射液、注射用无菌粉末与注射用浓溶液

4. 注射液、注射用浓溶液

## 二、单项选择题

1. C  2. A  3. C  4. B  5. A  6. C  7. C  8. A  9. A  10. C

## 三、多项选择题

1. ABCDE  2. ABCD  3. ABD  4. ABC  5. ACDE

## 四、配伍选择题

1. B  2. C  3. A  4. E  5. D  6. C  7. A  8. B  9. C  10. D  11. B  12. D  13. A  14. E
15. C

## 五、计算题

1. 解:

(1) 由题可得:对照品溶液浓度为 4.0μg/ml,其对应的吸光度为 0.360,则各片吸光度分别测得为
0.331、0.332、0.368、0.386、0.408、0.343、0.384、0.332、0.331 和 0.368,各片分别对应的药品浓度为 3.68、
3.69、4.09、4.29、4.53、3.81、4.27、3.69、3.68、4.09(μg/ml)。

(2) 由题可得:标示量 2mg 的奋乃静片,稀释后用于测定的浓度为 4μg/ml,则各片对应的百分标
示量分别为 91.9、92.2、102.2、107.2、113.3、95.3、106.7、92.2、91.9、102.2。

(3) $\bar{X}=99.5$,$A=0.5$,$S=7.86$,$A+2.2S=17.8$,$A+S=8.36$

即 $A+2.2S>15.0$,且 $A+S\leq15.0$,应另取供试品 20 片复试。

2. 解:

（1）通过公式 $c=\dfrac{A}{E_{1cm}^{1\%}L}$ 可计算得每片的溶出量为 21.0、21.5、20.0、20.5、22.0、20.9（mg）。

（2）平均溶出量 =（21.0+21.5+20.0+20.5+22.0+20.9）/6=21.0。

（3）每片的百分溶出量分别为：83.9、85.9、80.0、82.0、88.1、83.5。

从结果可知：本品 6 片中，每片的溶出量按标示量计算，均不低于规定限度（本品的溶出限度为 70%）；该片剂的溶出度判为符合规定。

## 项目七  药物的含量测定

### 一、填空题

1. 电位滴定法、永停滴定法

2. 共轭体系结构、苯环和杂环

3. 分离效能高、分析速度快、应用范围广

4. 0.12

5. 0.5

### 二、单项选择题

1. D  2. C  3. B  4. B  5. C  6. B  7. D  8. D

### 三、多项选择题

1. ACE  2. AE  3. ABCD  4. ABE  5. ABCD

### 四、简答题

1. 答:(1)氨基酸类、有机碱及其盐类常用非水溶液酸碱滴定法。(2)终点判断一般可选用指示剂法。当没有合适指示剂,或遇到有色溶液、浑浊溶液的终点判断或滴定突跃不明显时,则可借助电位滴定法判断终点。对指示剂的色系过多,终点颜色变化不明显,为使终点判断更加准确,首次实验时应用电位滴定法配合终点判断。

2. 答:硫酸铈的氧化性比高锰酸钾弱,可根据药物还原性的强弱,分别选用铈量法或高锰酸钾法滴定。

3. 答:通常分子结构中含有共轭体系结构、苯环和杂环的药物在紫外光区有特征吸收光谱,可在近紫外区进行分光光度分析。

4. 答:杂质或其他干扰因素较多的品种其含量测定多选用 HPLC。

### 五、计算题

1. 99.7%。

2. 99.7%。

3. 99.7%。

4. 12.0%。

5. 理论板数为 814,校正因子为 0.957 4,分离度为 2.17,维生素 E 的含量为 97.2%。

6. 96.9%。

# 模块三　综合知识与技能应用部分

## 项目八　阿司匹林的检验

**一、单项选择题**

1. D　2. C　3. C　4. C　5. D　6. C　7. B　8. B　9. A　10. A

**二、多项选择题**

1. ACDE　2. ABDE　3. ABCDE　4. ABD

**三、配伍选择题**

1. C　2. B　3. E　4. A　5. B　6. D

**四、计算题**

解:阿司匹林,%=$\dfrac{TVF}{m_S}\times100\%=\dfrac{0.018\,02\times22.09\times\dfrac{0.100\,5}{0.1}}{0.400\,5}\times100\%=99.9\%$

## 项目九　对乙酰氨基酚片的检验

**一、填空题**

1. 重氮化 - 偶合。

2. 亚硝酸钠 - 盐酸、碱性 β- 萘酚

**二、单项选择题**

1. A　2. D　3. B　4. C　5. A　6. C　7. D　8. D

**三、计算题**

1. 99.7%。

2. (1)99.8%。(2)0.2%。(3)符合规定。

3. (1)82.1%、83.4%、82.5%、83.0%、83.2% 和81.4%。(2)符合规定。

## 项目十　葡萄糖酸钙口服溶液的检验

**一、单项选择题**

1. B　2. B　3. C　4. D　5. B　6. A　7. D　8. B　9. A　10. C

**二、判断题(正确的√,错误的 ×)**

1. √　2. ×　3. ×　4. √　5. ×

**三、计算题**

1. 相对密度为 1.12,该批葡萄糖酸钙口服溶液的相对密度符合规定。

2. 0.050 21mol/L。

3. 含量为 9.89%,该批葡萄糖酸钙口服溶液含量符合规定。

## 项目十一　维生素 C 泡腾颗粒的检验

**一、单项选择题**

1. B　2. A　3. B　4. D　5. D　6. C　7. B　8. B　9. D　10. A　11. A　12. D

**二、多项选择题**

1. CDE　2. ABD　3. AB　4. ABCD　5. ABDE

**三、计算题**

1. 100.0%。

2. 100.4%。

## 项目十二　萘普生胶囊剂的检验

**一、单项选择题**

1. C　2. D　3. A　4. B　5. A　6. C　7. D　8. D　9. C　10. B

**二、判断题(正确的√,错误的 ×)**

1. ×　2. √　3. ×　4. √　5. ×

**三、计算题**

1. 取内容物 0.062~0.076g。

2. 100.5%。

## 项目十三　维生素 $B_{12}$ 注射液的检验

**一、单项选择题**

1. D　2. B　3. B　4. C　5. D　6. C　7. C　8. C　9. A　10. A

**二、多项选择题**

1. ABCDE　2. ABCD　3. BD　4. ACD　5. CD

**三、判断题(正确的√,错误的 ×)**

1. √　2. ×　3. ×　4. ×　5. √　6. √　7. √

**四、计算题**

1. 4.17,不符合规定。

2. 103.0%,符合规定。

3. 98.7%。

# 模块四　拓展学习部分

## 项目十四　氧化锌辅料的检验

### 一、单项选择题

1. A　2. D　3. D　4. D　5. C　6. A　7. C　8. C　9. D　10. B

### 二、判断题(正确的√,错误的 ×)

1. √　2. √　3. ×　4. ×　5. ×

### 三、计算题

99.8%。

## 项目十五　药品包装材料的检验

### 一、填空题

1. 直接与药品接触

2. 中国食品药品检定研究院,国家药典委员会,130,1,7

3. 外观、规格、黏结度、色标

4. 自然光线明亮

5. 5

6. 质量管理部

### 二、单项选择题

1. D　2. D　3. A　4. D　5. A

### 三、多项选择题

1. ABCD　2. ABCD　3. ABD　4. ABCD　5. ABC　6. ABCDE

### 四、简答题

1.《国家药包材标准》(2015)分为 7 个部分:第一部分为玻璃类药包材标准,第二部分为金属类药包材标准,第三部分为塑料类药包材标准,第四部分为橡胶类药包材标准,第五部分为预灌封类药包材标准,第六部分为其他类药包材标准,第七部分为方法类药包材标准。

2. 药包材主要具备以下三方面的作用:①保护作用;②药包材的功能性;③方便使用、流通和销售。